图说眼科系列

总主编　文　峰

图说广角眼底影像

Illustrated Wide-Angle Imaging of the Ocular Fundus

主　编　文　峰　张雄泽　吉宇莹

副主编　米　兰　李妙玲　甘雨虹　苏永悦　曾运考

编　委（以姓氏笔画为序）

文　峰　甘雨虹　吉宇莹　庄雪楠　米　兰　孙艺梦

苏永悦　李妙玲　杨蕤郡　何桂琴　张怡宁　张雄泽

陈雪琳　郝昕蕾　曾运考　蒲家欣

人民卫生出版社

·北　京·

图书在版编目（CIP）数据

图说广角眼底影像 / 文峰，张雄泽，吉宇莹主编.
北京：人民卫生出版社，2024. 10. -- ISBN 978-7-117-
37091-2

Ⅰ. R773. 404-64

中国国家版本馆 CIP 数据核字第 2024GT7061 号

人卫智网	www.ipmph.com	医学教育、学术、考试、健康，购书智慧智能综合服务平台
人卫官网	www.pmph.com	人卫官方资讯发布平台

图说广角眼底影像
Tushuo Guangjiao Yandi Yingxiang

主　　编：文　峰　张雄泽　吉宇莹
出版发行：人民卫生出版社（中继线 010-59780011）
地　　址：北京市朝阳区潘家园南里 19 号
邮　　编：100021
E - mail：pmph @ pmph.com
购书热线：010-59787592　010-59787584　010-65264830
印　　刷：北京盛通印刷股份有限公司
经　　销：新华书店
开　　本：889×1194　1/16　　印张：14
字　　数：383 千字
版　　次：2024 年 10 月第 1 版
印　　次：2024 年 11 月第 1 次印刷
标准书号：ISBN 978-7-117-37091-2
定　　价：139.00 元
打击盗版举报电话：010-59787491　E-mail：WQ @ pmph.com
质量问题联系电话：010-59787234　E-mail：zhiliang @ pmph.com
数字融合服务电话：4001118166　　E-mail：zengzhi @ pmph.com

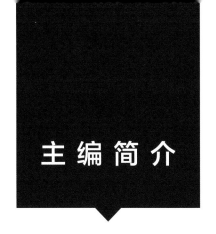

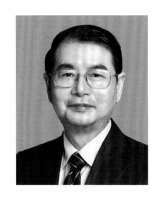

文峰，中山大学中山眼科中心教授，主任医师，博士研究生导师；眼科学国家重点实验室课题组负责人（PI）；历任中山大学中山眼科中心眼底内科主任，视觉生理室主任，兼任中国微循环学会眼微循环专业委员会副主任委员兼眼影像学组主任委员，国家卫生健康委员会"一带一路"眼科联盟副主席，世界中医药学会联合会眼科专业委员会副会长；在PCV、PIC及眼底影像的临床研究上具有创新性成果；担任人民卫生出版社出版的"图说眼科系列"总主编，承担国家重点基础研究发展计划（"973"计划）项目及国家自然科学基金项目；以通信作者发表SCI论文100余篇；以第一完成人荣获教育部科学技术进步奖一等奖。

专注于眼底病的诊断与治疗，尤其在黄斑疾病的诊治、眼底影像与视觉电生理临床释义方面具有深厚造诣。

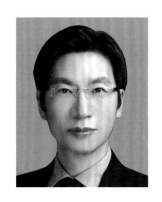

张雄泽，眼科学博士、副主任医师。在中山大学中山眼科中心从事眼底疾病的诊疗和基础研究工作。在眼底影像释义上造诣颇深，执笔中国微循环学会眼微循环专业委员会眼影像学组关于荧光素眼底血管造影的专家共识，提出点状内层脉络膜病变病灶的国际分期，命名了新病种"年龄相关的潴留性视网膜色素上皮脱离"；确认了持续性鳞状黄斑病变的确切病灶位置和进展特征等。主持国家自然科学基金2项，在 *Ophthalmology*、*JAMA Ophthalmology*、*IOVS*、*Retina* 等杂志发表SCI论文60余篇。中国微循环学会眼微循环专业委员会眼影像学组委员兼秘书，广东省眼健康协会眼底病专业委员会副主任委员。

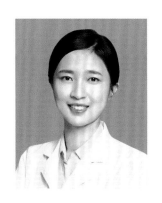

吉宇莹，中山大学中山眼科中心博士，擅长眼底病的多模式影像诊断及药物与激光治疗，现任《眼科学报》责任编辑，广东省眼健康协会眼底病专业委员会委员。

主持广东省基金3项，参与国家自然科学基金4项，以第一作者发表SCI论文8篇。担任《图说视网膜血管疾病》副主编，参编参译《临床眼底病 内科卷》《脉络膜疾病》等专著。

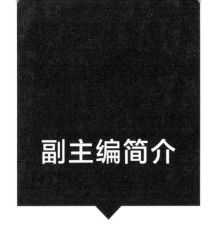

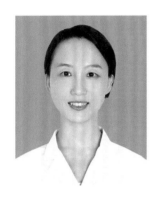

米兰,眼科学博士,现任广东省眼健康协会眼底病专业委员会委员,广东省中西医结合学会眼科专业委员会委员。

参与国家自然科学基金2项,以第一作者在中外期刊发表论文6篇,擅长眼底常见及疑难疾病诊治,尤其在眼底多模式影像分析方面有较丰富的临床经验。

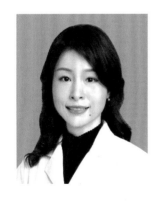

李妙玲,中山大学中山眼科中心博士,眼底科主治医师。美国阿拉巴马大学伯明翰分校(UAB)眼科博士后,从事年龄相关性黄斑变性临床影像与病理关联研究。美国 John A. Moran Eye Center 访问学者。现任中国微循环学会眼微循环专业委员会眼影像学组委员,国际视网膜影像协会(IntRIS)会员,美国眼科与视觉科学研究协会(ARVO)会员并获得旅行基金,欧洲视网膜专科医生协会(EURETINA)会员,多次参与国际会议并进行专题发言。

以第一作者在 Ophthalmology、JAMA Ophthalmology、Retina、IOVS 等杂志发表论文14篇。熟练掌握眼科常见病,尤其是眼底病、黄斑病的诊断和治疗,对眼底疾病的多模式影像及病理有深入认识。

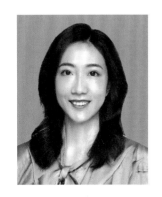

甘雨虹,中山大学中山眼科中心博士,在站博士后。

主持及参与国家自然科学基金4项,广东省自然科学基金2项,中山大学青年教师基金1项。以第一作者在 British Journal of Ophthalmology、Retina 等知名眼科期刊上发表高质量学术论文5篇,在中外学术期刊参与发表论文20余篇。相关学术成果多次在国内外眼科学术会议报告,获2020年"朗视界 沐光明"中文病例演讲大赛全国总决赛一等奖。

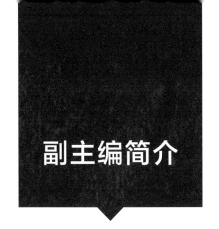

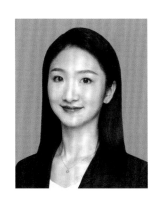

苏永悦，中山大学中山眼科中心博士，现中山大学中山眼科中心博士后。

擅长眼底多模式影像特征分析与解读，具有扎实的理论基础及临床经验。参与国家自然科学基金 3 项，以第一作者于 *Retina* 等中外期刊发表论文 6 篇，获 2020 年"朗视界 沐光明"英文病例演讲大赛全国总决赛一等奖，多次于中国眼底病学术交流会议暨国际视网膜研讨会、亚太黄斑视网膜学会大会等学术会议发言。

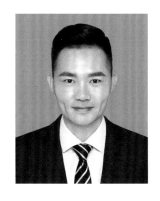

曾运考，中山大学中山眼科中心博士，广州医科大学附属第二医院眼科中心主治医师。现任国际眼循环协会创始委员，广州市医师协会眼科医师分会秘书兼委员，广东省眼健康协会眼底病专业委员会委员。

在国内外期刊杂志上共发表论文 30 余篇，其中以第一作者或共同第一作者在 *British Journal of Ophthalmology*、*Retina* 等 SCI 期刊发表论文 10 篇、《中华眼底病杂志》等中文核心期刊发表论文 3 篇，参编《糖尿病眼病临床防治》等专著。系 *British Journal of Ophthalmology*、*IOVS* 等 10 余本 SCI 杂志审稿人。

"图说眼科系列"

总 序

　　近十余年来，随着科学技术的飞速发展，新的眼科影像检查设备和检查技术层出不穷，眼科影像的诊断与创新已成为眼科发展的前沿领域之一，是眼科临床循证的重要来源，备受众多眼科医生及相关人员的关注与重视。为此，我们在眼科开创眼影像学科，专注于眼科影像学的研究、创新与应用。眼影像学与微循环密切相关，在中国微循环学会眼微循环专业委员会的支持下，我们成立了全国性的眼影像学组，旨在推动中国眼影像学的创新与发展。并于 2017 年 12 月 2 日在广州成功举办了以"协同众基层医生，引领眼影像学术"为主题的第一届全国眼影像学术大会，来自全国 31 个省区市及澳门地区的 600 余位眼科专家出席。全国性眼影像学组的成立及第一届全国眼影像学术大会的成功举办，奠定了中国眼影像学发展的基础，其意义深远。

　　创立与发展眼影像学科是我从事眼科事业三十余年的目标与追求，自己也一直在该领域勤勉钻研。在国人息肉状脉络膜血管病变（PCV）、点状内层脉络膜病变（PIC）、急性黄斑神经视网膜病变（AMN）、局灶脉络膜凹陷、老年非血管性色素上皮脱离、持续性鳞状黄斑病变（PPM）和 Vogt- 小柳 - 原田综合征的脉络膜细皱褶等征象及疾病的影像学研究上有所创新与发现。但眼影像学在临床眼病诊断与指导治疗的价值与意义仍值得竭力推广与实践。对于眼科工作者，尤其是基层眼科医生，更需要眼影像学术会议及眼影像专著去引领及指导。

　　为此，中国微循环学会眼微循环专业委员会眼影像学组牵头，组织学组委员及相关的眼科专家，撰写了一套有关眼影像诊断与治疗指导的丛书——"图说眼科系列"。该系列是各主编及编者多年来临床影像诊断和治疗指导经验的结晶，内容以条文式结构进行描述，以图点评为精华，并凝炼了治疗建议或小结。可以为广大的眼科临床医师和影像技术人员提供有益参考，对眼影像学的发展将产生巨大影响。

　　祝愿眼影像学这门新兴的学科，随着"图说眼科系列"的面世，必将引起更多眼科医务工作者及视觉科学研究者的重视，有效提升我国相关从业人员对眼影像学的认识水平，并结出丰硕的学术果实！

"图说眼科系列"总主编

中国微循环学会眼影像学组主任委员

中山大学中山眼科中心教授、博士研究生导师

2024 年 1 月

眼底成像技术的迅猛发展和临床应用是 30 余年来眼底病领域的重要进展之一。它与玻璃体内注射生物药剂（主要为抗血管内皮生长因子）、微切口玻璃体手术系统一起,不断改变着眼底病临床诊疗实践的传统模式,促进了视网膜内、外科的跨越式发展,为传统疗法不能解决的临床疑难眼底病提供了新的诊疗途径。作为一名高年资眼底病医生,非常庆幸见证了时代和医学的巨大进步。

眼底成像技术的临床应用尤其值得浓墨重彩、大书特书。13 年前,文峰教授就主编出版了《眼底病临床诊治精要》,该书提供了各种眼底病的清晰照片,图文并茂,对疾病的基本概念和特征性表现进行了言简意赅、条理分明、思辨清晰的解读与点评,称为"诊治精要"名符其实。对此我曾写过短序大加赞扬。该书也受到众多读者的喜爱。此后,他主编了多本"图说眼科系列"专著,丰富了"图点评"的内容,形成了更详细的专著系列,拓宽并丰富了对各种模式的眼底影像的诠释,非常有利于学术交流,也便于青年医师们参考学习。

近年来,不同模式的眼底成像技术快速、持续精进,获取的眼底图像像素、色彩、质量与广度不断提高。尤其是宽视场成像系统和相干光断层扫描(OCT),可以获得更为丰富的信息。所谓"一图胜千言",从海量信息的角度看的确如此;但"胜千言"未必能够真实有用,需要有丰富经验的医师从中提取疾病相关的特异性和敏感性征象,得出实用的诊治结论。当前人工智能技术所进行的工作,正是实现这一解读过程的自动化,即采用算法对大量眼底图像中具有生物标志物的影像学特征进行训练与验证,继而用于筛查识别多种眼底病。

文峰教授及其团队在眼底影像学的临床应用研究方面一直走在前列,发表了数十篇高水平 SCI 收录论文,包括多项新发现和首次报告。一些研究成果被写入本书中。例如,糖尿病视网膜病变(DR)的分类法及其依据标准是该病防控的关键问题,2 个或更多象限内有"静脉串珠"是诊断重度非增生期 DR"4-2-1 准则"的第 2 条标准。但文峰教授团队的研究发现,该类患者中仅 2.1% 在 2 个及以上象限出现静脉串珠;相反,在 2 个及以上象限出现静脉串珠的患眼中,超过 95% 已进展到增生期 DR。因此提出,2 个或更多象限的静脉串珠体征可能不是重度非增生期 DR 的一个敏感性分期标准。该研究于 2018 年发表在著名的 *Greafes Arch Clin Exp Ophthalmol* 眼科杂志上,已被包括眼科顶级刊物 *Prog Retin Eye Res* 在《眼科人工智能》综述中及其他多篇文章引用,表明这一发现具有不容忽视的临床意义。

高度近视伴黄斑病变属于病理性近视,严重威胁视力,近年来受到高度关注。文峰教授团队对高度近视单纯黄斑出血伴漆裂纹进行了长期随访,发现这种体征不是高度近视眼发生脉络膜新生血管的危险因素,除非中心凹椭圆体带完整性被破坏,否则对最终视力的影响很小。他们还报告,对眼底炎症性疾病点状内层脉络膜病变（PIC），OCT 血管成像比荧光素眼底血管造影的准确性更高。他们还分别在国际著名期刊上报告了年龄相关的非血管色素上皮脱离的影像学特征、局灶性脉络膜凹陷（FCE）与潜在视网膜脉络膜疾病的相关性等论文。此外，他们还在 2023 年报告了一种特别的眼底影像体征，在 247 例观察对象中，发现 96 例晚期吲哚菁绿血管造影显示周边眼底强荧光线与浅表脉络膜动脉相关。这种强荧光动脉的发生率随年龄增加而增加，可能属于脉络膜动脉壁的局部脂质变性。

需要特别提出的是，文峰团队仅在本年度就已有 12 篇论文在 SCI 收录期刊发表。这些论文涉及多种眼底病与多模影像学特征。例如，他们首次报道和命名了一种罕见且独特的 PIC 亚型，即孤立性点状脉络膜视网膜炎（SPC）12 例，推测可能是某些形式的 FCE 和特发性脉络膜新生血管未被认识的病因。另外，还观察到中心凹下 FCE 与黄斑涡静脉的存在及二者之间的相关性。涡静脉系统是脉络膜静脉引流出眼外的重要通道，以往的概念是涡静脉多分布在眼球赤道后，涡静脉壶腹后缘作为眼底"中周部"的前界。文峰教授团队最近报告，在健康眼中 16.1%（82/510 只眼）存在固有的"后涡静脉"，其发生率随屈光度数加深而增加，高度近视眼的发生率为 26.4%。这一新发现对研究脉络膜血管疾病与近视黄斑病变的发生发展等有重要的启示作用。

文峰教授团队今年还在 *British Journal of Ophthalmology* 发表了关于新生血管性年龄相关性黄斑变性（nAMD）的中国经验。中国人 nAMD 的黄斑新生血管（MNV）亚型发生率与多模影像特征。他们在 389 例患者（460 只眼）研究对象中，确诊 1 型 MNV 的占 61.1%，2 型占 16.3%，3 型最少见，占 2.0%。发现息肉状脉络膜血管病变（PCV）最为常见（58%），PCV 与 2 型 MNV（45.2%）常并发。这组数据对于 nAMD 的临床诊治和防控具有积极的参考价值。文峰教授团队最新的一篇论文发表在今年 8 月 1 日的 *Retina* 期刊：OCT 所观察到的视网膜前巨噬细胞样细胞，可能作为 DR 严重程度的影像学炎症性生物标志物。

以上所提及的只是著者的部分成果，用于说明以文峰教授团队为代表的中国医生在眼底影像学临床应用研究的一些方面已经走在世界前列，发出了中国声音，这是难能可贵的。由这样富有经验和创新精神的专家出书，写出自己的特色和经验，不仅在知识获取的层面值得学习，在潜心研究和求真创新的精神层面，更值得同道们学习。

本书共 7 章。包括总论中对眼底成像、广角、真彩、多模式成像等概念的介绍及举例，强调广角成像已从平面到切面、从结构到功能涵盖了眼底影像的多个方面，可以选择性地有效组合，利用各自的优势，互相印证，了解眼底病理生理的实质与特征。6 章各论包括脉络膜血管 /Bruch 膜疾病、眼底遗传性疾病、眼底炎症性疾病、眼底血管性疾病、眼底肿瘤、视网膜脱离、外伤及先天性疾病等眼底病。对各种病例的介绍以广角真彩眼底图像为主，辅以其他广角多模式影像，以体现不同影像技术整合的优势。文中特别强化了"图点评"的作用，对每个病例的资料和影像进行了综合分析和二次点评，丰富了对疾病特征认识的层次和广度，便于读者全面理解眼底影像的临床意义。

正是由于眼底影像学的巨大进步，近年来对多种眼底病的认识有了质的飞跃。例如，以往一直列为"黄斑疾病"的中心性浆液性脉络膜视网膜病变，数年前已被国际上的权威著作列入"脉络膜血管 /Bruch 膜病"，或直接列入"脉络膜病"。年龄相关性黄斑变性（AMD）作为另一种发生在中老年的主要致盲性眼底病，业已定义为一种光感受器和视网膜色素上皮（RPE）的进行性神经变性性疾病，其特征是 RPE 下或视网膜下的细胞外沉积,包括玻璃膜疣、基底线状与板状沉积,以及视网膜下玻璃膜疣样沉积,可演变为外层视网膜、RPE 和脉络膜萎缩以及脉络膜和 / 或视网膜的新生血管形成。像这类新的认识和疾病定义有待更多的反映。

　　总之,我相信《图说广角眼底影像》一书的出版将对眼科临床医生、研究生、眼科技师,以及与眼病相关的医务工作者学习了解眼底病大有裨益。在今年医师节来临之际,让我们秉承"崇尚人文精神,彰显医者仁心"的主题,弘扬崇高的职业责任心,掌握当代最新的医疗知识技术的进展,包括眼底成像技术的应用与创新,为广大眼病患者提供优良的服务,为全民眼保健事业作出应有的贡献。

空军军医大学西京医院　全军眼科研究所

2024 年 8 月 19 日第七个医师节于西安

前　言

我们团队撰写的《眼底病临床诊治精要》2011年出版至今的13年间，获得不少同仁赞誉和喜爱。其原因在于该书图文并茂，以条文形式归纳分析眼底影像特征及临床意义，每一幅图均由主编点评，凝练简洁，有助于读者理解所述眼底影像的意义、成因，并从相似影像中辨析异同。尤其是"图点评"的精彩和特色为业界广为称道。

这一总览概述性专著的成功以及随之而来的意犹未尽感，引出我们以"图点评"模式进一步拓展"细说"眼底病的设想。所幸的是这一设想也得到业内一些志同道合的专家朋友的认可、赞许和热情参与。于是，"图说眼科系列"应运而生。

自2018年由王雨生教授主编的第一本《图说小儿眼底病》出版以来，已陆续出版了《图说视觉电生理》《图说眼底影像技术　从多模影像到人工智能》《图说超广角荧光素眼底血管造影》《图说视网膜血管疾病》《图说糖尿病视网膜病变》，随着这本《图说广角眼底影像》面世，"图说眼科系列"已经出版了7本专著。编著者的学术见解与人文风采跃然纸上，简洁明了的"图点评"特色书系也由此初步形成。

相较于"图说眼科系列"已经出版的其他各册专著的整体风格，本书特色在于：①内容构建以真彩广角眼底图像为基础，结合其他眼底影像对病例资料进行综合分析与解读，以体现各种影像检查技术整合分析的优势以及发展趋势；②进一步突出强化"图点评"这一图像解读精华，从不同角度分别对每例眼底影像进行了二次"图点评"（图点评1、图点评2），更加丰富了学术见解内容的层次以及深度和广度。以期为读者更全面理解眼底影像的价值和临床意义提供多维度参照和分析指引。

本书经过我们团队3年多时间的病例收集及精心撰写，是我们团队在临床诊疗过程中对广角眼底影像所见、所思、所辨的结晶。在本书即将付梓甚感欣慰之时，仍免不了忐忑惶恐。毕竟眼底影像技术发展日新月异，认知水平不断提升，而限于设备技术、水平经验，书中图文疏漏、认识偏差、有待商榷甚至修正完善之处虽已主观力戒，但客观上一定存在。除了恳请读者鉴谅之外，更祈盼不吝赐教。

作为"图说眼科系列"总主编以及《图说广角眼底影像》本书主编，余欣赏并努力践行"明者远见于未萌""慧者卓识于深思"，乐与"路漫漫其修远兮，吾将上下而求索"共鸣，并与诸君共勉，聚光成塔，跬步致远。谨以此书献给中山大学中山眼科中心60华诞。

文　峰

2024年8月30日于广州

目 录

第一章

总　论

- 眼底的观察需要通过小小的瞳孔，早前很长一段时间人们都不清楚黑暗的眼底活体时的样子。1851年，德国物理学家和医生 Hermann von Helmholtz 发明了检眼镜，眼科医生将检眼镜所见用绘画的形式记录下来，就是最早的眼底彩图，在眼科界甚至医学界都具有划时代的意义。

- 眼科医生一直寻求用新的改进的方法查看、记录眼底结构和疾病特征。1 个世纪前第一代商用眼底照相机运用于临床，人类首次客观地记录了眼底世界。半个世纪前彩色眼底照相机进入临床，用一致的色彩更为准确地记录了临床医生检眼镜下检查所见，自此，眼底照相作为眼科的基本检查之一，广泛用于眼科临床、教学和科研实践。现今，随着远程医学和人工智能技术的发展，眼底照相在眼科诊疗中的作用更为突出。

- 眼底照相机主要由大物镜系统、控制器、照明系统、观察成像系统等组成，以光学成像技术为基础的眼底照相系统，通过接近自然光的白光照亮视网膜，将眼底图像成像于传感器上，获取眼底图像。传统的眼底照相机成像角度多为 45°，若以黄斑为中心成像，包含了视盘、黄斑和颞侧上、下血管弓的眼底后极部范围。1992 年出现了广角眼底成像系统，广角的眼底成像系统对于查看周边部疾病非常有益，也拓展了我们对于疾病的认识。

- 眼底成像角度有 2 种计算方法。传统眼底照相所说的"45°"是眼底视网膜成像区域以角膜处计算的外角。广角成像系统出现后，以眼球中心处计算的眼内角是眼底成像角度的另一种算法（图 1-0-1）。相同的眼底成像区域范围，在正视眼中眼内角约为角膜外角的 1.48 倍，即传统眼底照相范围（角膜外角 45°）的眼内角为 66.6°。

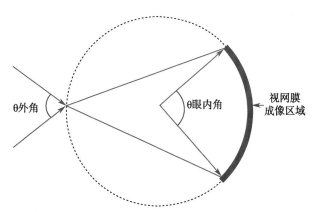

图 1-0-1　眼底相机成像范围的 2 种算法示意图
以角膜处计算的外角和以眼球中心计算的眼内角。

● 国际广角成像研究组推荐的广角成像的分类和指南中,"广角"(wideangle)或"广域"(widefield)成像定义为能显示后极部以外至4个象限涡静脉壶腹的范围(图1-0-2,眼内角约100°),超广角(ultra wideangle)或超广域(ultra widefield)成像定义为能显示4个象限涡静脉壶腹前的范围。目前尚没有一款眼底照相机能实现一次性全视网膜或全眼底成像。

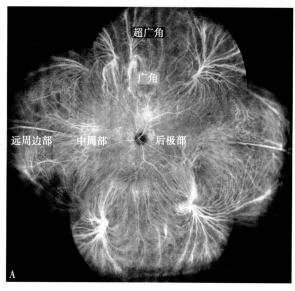 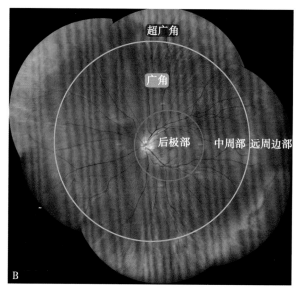

图1-0-2 "广角"成像和"超广角"成像的定义
A. 健康人左眼吲哚菁绿血管造影拼合图显示包含4个象限涡静脉壶腹(黄色圈)的"广角"成像范围和4个象限涡静脉壶腹前的"超广角"成像范围;B. 高度近视患者左眼眼底照相拼合图显示包含4个象限涡静脉壶腹(黄色环)的"广角"成像范围和4个象限涡静脉壶腹前的"超广角"成像范围。

● 目前已有的广角眼底成像系统按镜头与眼表是否接触,可分为接触式和非接触式。接触式广角眼底成像系统可获取单张眼内角130°的眼底真彩照片,可在卧位成像,是新生儿眼底病筛查和诊断的重要工具。非接触式广角眼底成像系统有两个代表:一个是共聚焦激光扫描检眼镜(cSLO)广角眼底成像系统,使用椭球镜和虚拟点技术,进行633nm红光和532nm绿光双波长成像后调色,可获取单张眼内角200°的眼底伪彩照片(图1-0-3);另一个是宽谱光源扫描技术广角眼底成像系统,使用蓝光(435～500nm)、绿光(500～585nm)、红光(585～640nm)的三色发光二极管(LED)光源成像,可获取单张眼内角133°的眼底真彩照片,带有自动拼接和自动去睫毛影响功能(图1-0-4)。

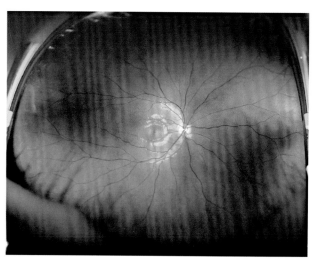

图1-0-3 广角红绿双波长共聚焦激光扫描检眼镜伪彩眼底成像系统获取的小瞳下单张眼内角200°(角膜外角135°)的右眼正常眼底照相
显示范围覆盖约80%的视网膜面积,成像结果的上下周边受睫毛和眼睑影响较大。

● 广角眼底成像系统有广泛、现实的临床应用价值,特别在屈光激光矫正手术前眼底筛查、周边视网膜变性和视网膜脱离、累及范围广的糖尿病视网膜病变和视网膜静脉阻塞等视网膜血管性疾病、儿童眼底病、葡萄膜炎、眼底肿瘤等眼底疾病中价值突出。

● 广角眼底成像共有的问题是将三维的眼底呈现为平面图时,类似于地球展平呈现为地图一样,周边图像会产生不同程度的畸变和放大,导致测量等临床评估欠准确,特别是采用鱼眼镜头的广角成像系统周边畸变会相对明显。

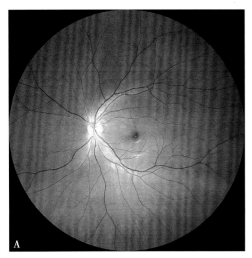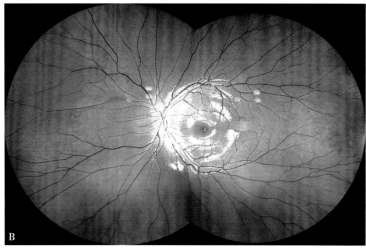

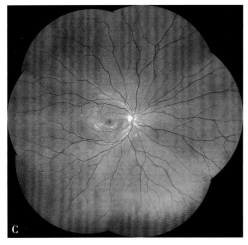

图 1-0-4　广角宽谱光源真彩眼底成像系统获取的眼底照相,成像中自动去除了睫毛对周边成像的影响
A. 小瞳下单张眼内角 133°(角膜外角 90°)的左眼正常眼底照相;B. 2 张自动拼接的眼内角 200°的小瞳下儿童左眼家族性渗出性玻璃体视网膜病变眼底照相;C. 6 张自动拼接的接近全眼底的散瞳后右眼正常眼底照相。

● 传统的彩色眼底照相机照亮眼底的光源使用卤素灯或白光 LED 灯,与裂隙灯、直接和间接检眼镜的光源一致,显色性接近自然光(日光)的可见光谱,显示与检眼镜所见一致的眼底自然的真实颜色,即真彩照相。真彩眼底照相不只显示眼底结构的颜色和层次等信息,还包含眼底结构的质地和光泽等丰富的信息,具有一定临床经验的眼科医生可通过真彩成像信息迅速获取病灶性质和判断疾病诊断方向,从而减少误诊和漏诊。伪彩眼底照相需要眼科医生重新学习和构建不同性质的病灶在图片上的显示特征和规律。同时相较于真彩眼底照相,伪彩照相仅包含 2~3 个波长光的成像,造成信息遗漏导致部分病灶无法进行细致的临床鉴别和区分,特别是呈白色的眼底病灶(图 1-0-5)。因此,真彩眼底照相较伪彩照相对于眼底病诊疗和教学具有更大价值。

● 广角眼底成像系统除了眼底照相功能,大多带有短波长自发荧光成像功能,部分还有荧光素眼底血管造影(FFA)和吲哚菁绿血管造影(ICGA)功能。

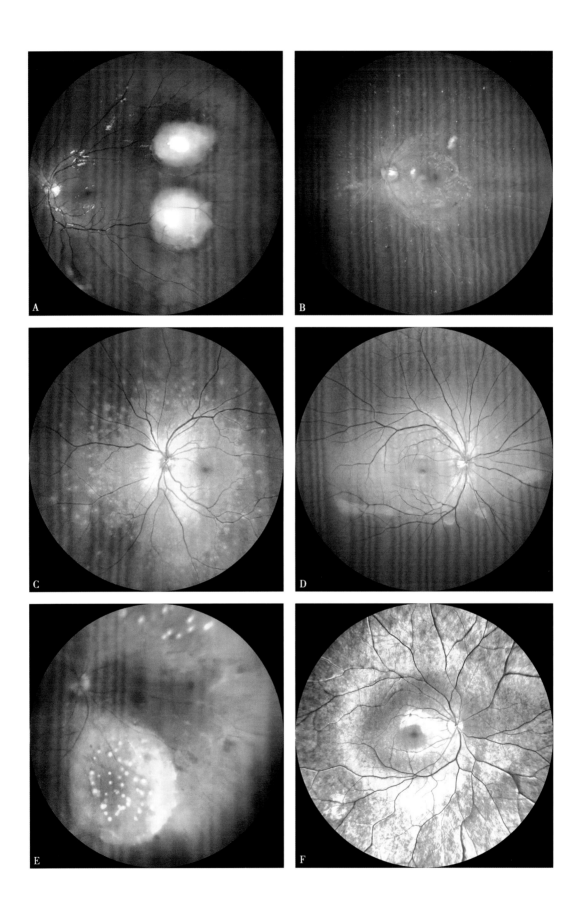

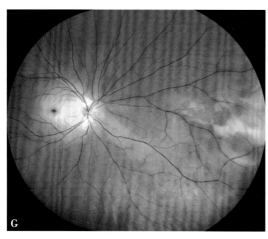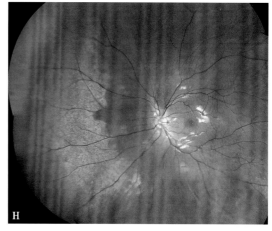

图 1-0-5 不同性质的呈白色的眼底病灶在广角真彩眼底成像上的表现举例

A. 左眼颞侧中周部 2 处视网膜母细胞瘤病灶伴内部局灶钙化；B. 重度非增生期糖尿病视网膜病变合并高甘油三酯血症患者左眼的棉绒斑以及呈粉色的视网膜血管和较多散在呈白色的微血管瘤；C. 左眼多发性一过性白点综合征，视盘周围和黄斑区及其周围病灶大片融合；D. 常染色体隐性遗传 Best 病右眼底视网膜下多形态的卵黄样物质沉积；E. 右眼梅毒性视网膜炎鼻下和鼻上中周部片状视网膜受累呈黄白色伴典型的散在"梅毒点"；F. 静止性夜盲的小口病患者右眼的视网膜下金黄色反光；G. 右眼视网膜中央动脉阻塞合并鼻侧周边局灶的脉络膜梗死，所在处视网膜苍白；H. 左眼鼻侧远中周部的大片视网膜震荡导致的外层视网膜水肿发白和鼻上周边的带状视网膜非压迫白。

● 短波长自发荧光以蓝光或绿光作为激发光，捕获眼底的各种荧光物质受激发后的发射光进行成像。在正常眼底中，视网膜色素上皮（RPE）细胞内的脂褐质是最主要的短波长自发荧光来源，所以，自发荧光可以部分反映 RPE 的状态和功能。cSLO 系统由于其共聚焦功能、单波长激光光源以及部分设备的图像叠加功能，一般获取的自发荧光图像比闪光成像系统在对比度上会更佳。短波长自发荧光在视网膜营养不良、外层视网膜病变（如多发性一过性白点综合征）等一大类累及RPE 的疾病中广泛应用。同时，其对于 RPE 以外的视盘玻璃疣、卵黄样病变等自发荧光成像有特征性诊断价值。广角短波长自发荧光成像（图 1-0-6）对于 RPE 广泛受累的眼底疾病临床应用较多。

● FFA 临床应用已有半个世纪，是蓝绿光激发下使用荧光素钠作为眼底血管造影剂的有创性荧光成像，至今仍然是眼底成像中平面解剖结构（主要是视网膜血管）和视网膜内、外屏障功能综合评估的典范。cSLO 技术的加入有了实时监视、小瞳下眼底造影等功能，解除了传统闪光造影设备的部分限制，配合采集镜头和患者眼位可实现全视网膜成像。手持接触式设备使儿童和婴幼儿造影得以普及。

● ICGA 是红外光激发下使用吲哚菁绿作为眼底血管造影剂的有创性荧光成像，cSLO 的应用提升了ICGA 成像对比度和分辨率。由于对 FFA 中显示为隐匿性脉络膜新生血管的成分显示和亚型分类诊断上的优势，ICGA 在国内被广泛应用于临床。同时，其也适合其他脉络膜疾病诊断，包括脉络膜肿瘤、脉络膜视网膜炎症疾病、脉络膜血管性疾病和 Bruch 膜疾病等。

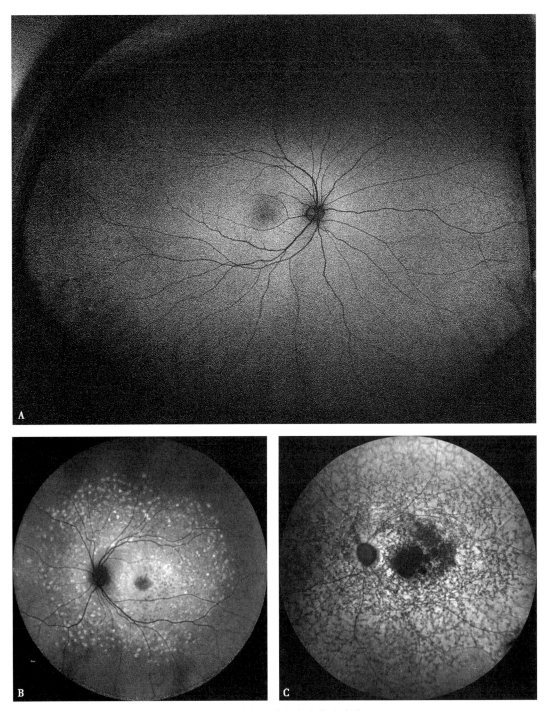

图 1-0-6　广角短波长自发荧光成像

A. 广角 cSLO 对图 1-0-2 中正常右眼底的绿光自发荧光成像，成像角膜外角 135°；B. 带有图像叠加功能的广角 cSLO 对 1 例 10 岁早期 Stargardt 病（萎缩性黄斑营养不良合并眼底黄色斑点症）患者左眼的蓝光自发荧光成像，成像角膜外角 102°，黄斑中心初发的小范围萎缩表现为稍弱荧光，黄色斑点症引起的 RPE 改变表现为强荧光；C. 广角闪光成像系统对 1 例 36 岁偏晚期 Stargardt 病患者左眼的绿光自发荧光成像，成像角膜外角 90°，黄斑区及其周围不规则的 RPE 萎缩灶呈弱荧光，黄色斑点症引起的大部分 RPE 萎缩也表现为弱荧光。

● 广角 FFA 和 ICGA 对于受累范围较大的视网膜脉络膜疾病的全貌显示（图 1-0-7）、不配合的儿童患者、范围大且隆起度高的眼底肿瘤，以及周边视网膜和脉络膜情况（图 1-0-8）的了解有较大价值。

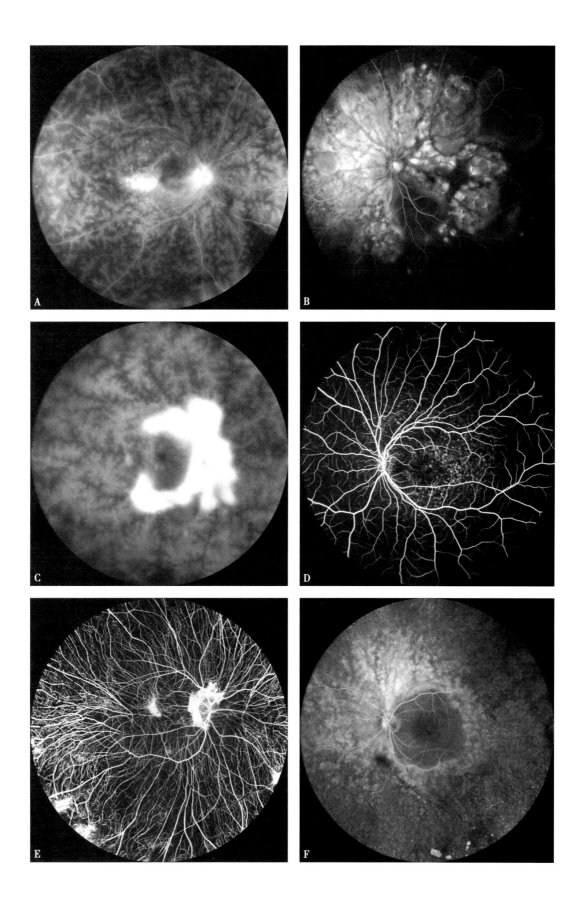

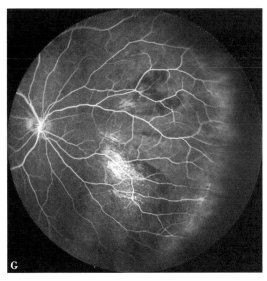
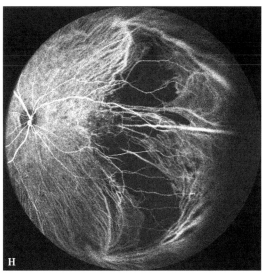

图 1-0-7 广角 FFA 和 ICGA 在受累范围广的眼底疾病中的应用

A．Behçet 病视网膜血管炎患者右眼广角 FFA 中期显示弥漫性的蕨叶样视网膜毛细血管渗漏、视盘染色和颞侧黄斑的染料积存；B．Vogt- 小柳原田综合征急性期患者左眼广角 FFA 晚期显示后极部和中周边部较广泛的多湖状视网膜下染料积存和视盘杯底染色；C．另一例 Behçet 病视网膜血管炎患者右眼广角 FFA 中期显示较 A 图程度更重的弥漫性蕨叶样视网膜毛细血管渗漏，同时患眼视盘及其周围至颞侧上下血管弓有大丛视网膜新生血管渗漏；D．Stargardt 病患者左眼广角 FFA 早期显示广泛的脉络膜湮灭征和眼底黄色斑点症所致的后极部和近中周部的点簇状透见荧光；E．无脉络膜症晚期患者右眼广角 FFA 早期显示广泛的 RPE 和脉络膜毛细血管萎缩，后极部仅视盘颞上半周缘、黄斑中心偏颞侧小灶脉络膜毛细血管残留；F．遗传性杆锥细胞营养不良患者左眼 FFA 中期显示中周部广泛椒盐样 RPE 色素脱失，上方、颞侧和下方中周部视网膜血管稀疏、闭塞，颞侧血管弓外围及鼻侧中周部残留视网膜毛细血管弥漫性轻度渗漏；G、H．一例颜面部玻尿酸注射后右眼脉络膜梗死患者广角 FFA 早期（G）显示鼻侧中周部斑片状脉络膜背景荧光缺损和 RPE 色素脱失，广角 ICGA 早期（H）显示对应处脉络膜血管阻塞所致的带状脉络膜充盈缺损，3:00 方向可见笔直的睫状后长动脉显影。

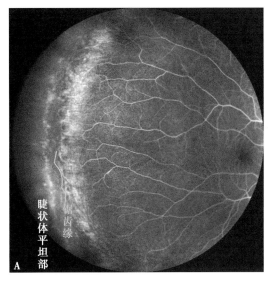
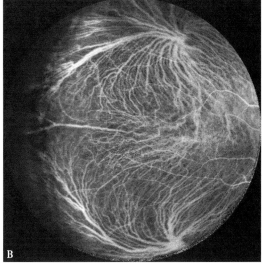

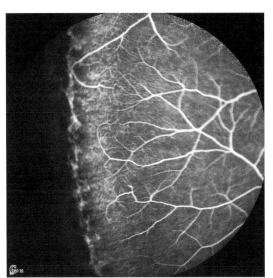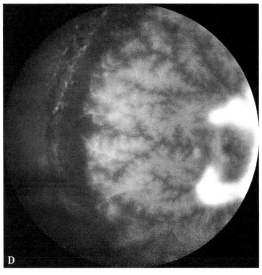

图 1-0-8　广角 FFA 和 ICGA 对周边眼底的成像

A．正常右眼颞侧周边广角 FFA 显示视网膜血管发育截止至锯齿缘（绿线）处有生理性的 RPE 色素脱失带；B．对应处的广角 ICGA，这条带围绕周边视网膜全周；C．正常周边视网膜血管大多数在生理性的 RPE 色素脱失带处发育截止，与锯齿缘之间有窄的无血管带，个别视网膜血管可以接近甚至跨过锯齿缘后折返；在高度近视眼、早产儿视网膜病变和家族性渗出性玻璃体视网膜病变等眼中视网膜血管发育截止 FFA 上显示可能靠后；D．图 1-0-6C 患眼因为 Behçet 病弥漫性视网膜毛细血管渗漏，界限清晰地在颞侧周边广角 FFA 显示视网膜血管发育截止与锯齿缘之间的无血管带。

● 眼底相干光断层扫描（OCT）成像是眼底影像划时代的发明之一。20 世纪 90 年代问世以来，以类似于光学"超声成像"的原理，OCT 无创性的断面成像革命性地改变了眼底影像实践。过去 10 年间已从时域系统更新至频域系统和扫频系统的 OCT，轴向扫描速度可达到 40 万次 /s，轴向分辨率达到 3～5μm，迅速成为与眼底照相并列的最常用的临床眼底影像应用。近年来，广角扫频 OCT 技术的国内设备发展迅速，可以实现长度大于 24mm、深度至 12mm 的眼底断层成像（图 1-0-9）。

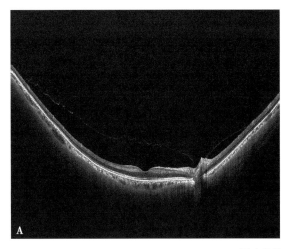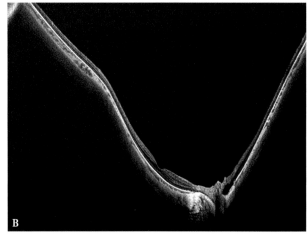

图 1-0-9　广角眼底 OCT

A．一例右眼视网膜中央动脉阻塞患者经过黄斑中心的广角横向 OCT 线扫显示后极部视网膜内层，特别是内核层的反射增强，同时可见患眼部分玻璃体后脱离的游离玻璃体后皮质强反射带；B．一例右眼以视盘为中心的后巩膜葡萄肿的高度近视患者经过黄斑中心的广角横向 OCT 线扫。

● OCT 血管成像(OCTA)是基于 OCT 时序重复图像的差异信号形成的算法成像,可以无创性地分层显示眼底血流。随着国内广角扫频 OCT 的发展,广角 OCTA 也获得了前所未有的突破,可实现较迅速的单次达中周边的眼底血流成像(眼内角 90°～150°),同时能对视网膜无灌注较为准确地显示,使得临床实践上对于视网膜分支静脉阻塞等视网膜血管性疾病 OCTA 可部分替代 FFA(图 1-0-10);但 OCTA 无法对视网膜内、外屏障功能破坏(如视网膜血管渗漏和 RPE 渗漏)进行直接观察。OCTA 的分层血流显示有利于脉络膜新生血管和视网膜新生血管的临床判断,也广泛用于系列疾病治疗前后的随访观察。另外,OCTA 的 en face 图像,即冠状面的分层结构图像,在部分眼底疾病中有特征性显示(图 1-0-11),成为眼底多模式影像的组成部分。但广角 OCTA 应用中需要注意患眼固视配合、影像伪迹、分层错误、低流量血管结构等对临床诊疗的影响。

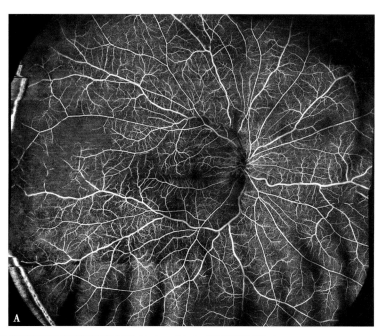

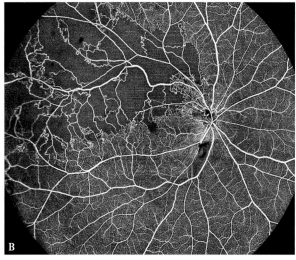

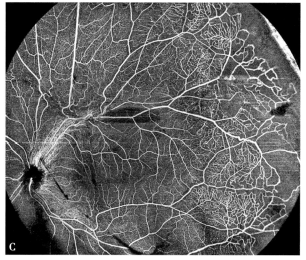

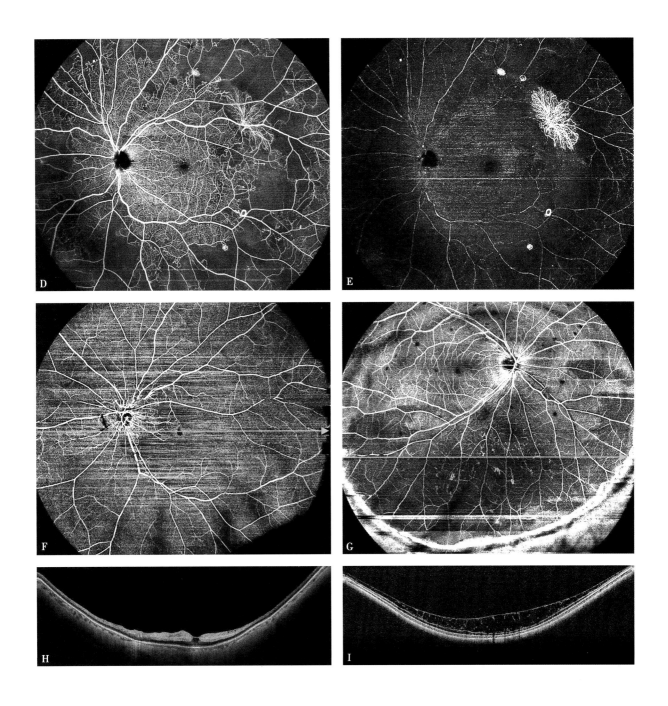

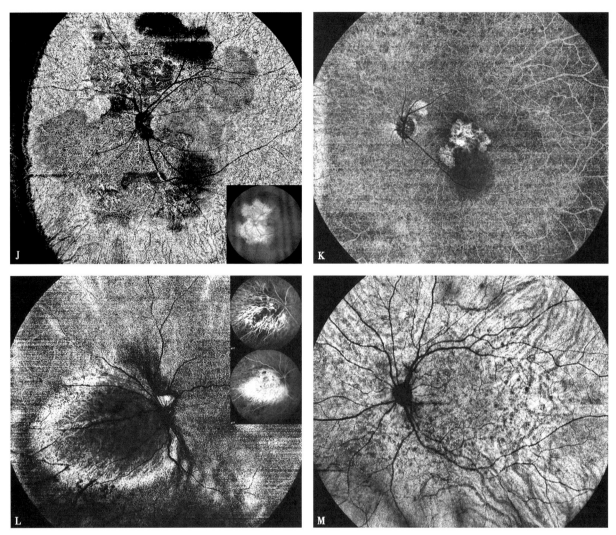

图 1-0-10 广角 OCTA 在多种眼底疾病中的应用

A．一例右眼视网膜中央静脉阻塞患者广角 OCTA 视网膜血流拼合图，眼内角>200°，患眼后极部轻度玻璃体积血，颞侧中周部和周边部清晰显示需要临床处理的视网膜无灌注区；B．右眼视网膜颞上分支静脉阻塞患者广角 OCTA 视网膜血流图显示阻塞静脉属区内无灌注区，累及黄斑拱环颞上象限，同时可见属区内和边缘的侧支循环形成；C．左眼 Coats 病患者的广角 OCTA 视网膜血流图显示颞侧中周部视网膜血管扩张、粟粒样动脉瘤和无灌注形成，以及黄斑区及其上方视网膜前膜所致的视网膜血管纠集；D．左眼增生期糖尿病视网膜病变患者广角 OCTA 视网膜血流图显示中周部无灌注区和无灌注周缘的视网膜新生血管和静脉襻；E．视网膜前的玻璃体分层血流图直接单独显示突破内界膜进入玻璃体腔的视网膜新生血管网、小静脉襻血管结构；F．一例左眼视网膜中央动脉阻塞的急诊患者，经过黄斑中心的广角 OCT 横向线扫（H）显示广泛视网膜内层反射增强、层次不清，无创广角 OCTA 视网膜血管图快速显示仍有大部分视网膜小动脉无灌注，为判断是否进一步溶栓等治疗提供依据；G．右眼下方中周部视网膜劈裂患者广角 OCTA 视网膜血流图显示劈裂区域内视网膜鹿角样扩张血管；I．OCT 横向 B 扫描显示下方中周部视网膜内层劈裂和劈裂腔内散在的视网膜血流信号；J．左眼围绕视盘的大面积脉络膜骨瘤（广角真彩照相插图）行广角 OCTA 的脉络膜毛细血管血流分层图中显示骨瘤脱钙部分的密集滋养血管；K．左眼广角 OCTA 的外层视网膜分层图显示黄斑区和视盘颞上两处脉络膜新生血管；L．左眼视盘鼻下缘脉络膜血管瘤患者 ICGA 早期分别显示瘤体内大血管和随后的密集毛细血管显影，广角 OCTA 的脉络膜毛细血管分层血流图显示瘤体边缘丰富的血流信号；M．左眼葡萄膜炎患者的广角 OCTA 脉络膜分层血流图显示后极部脉络膜内呈弱信号的大量散在点状炎性浸润灶。

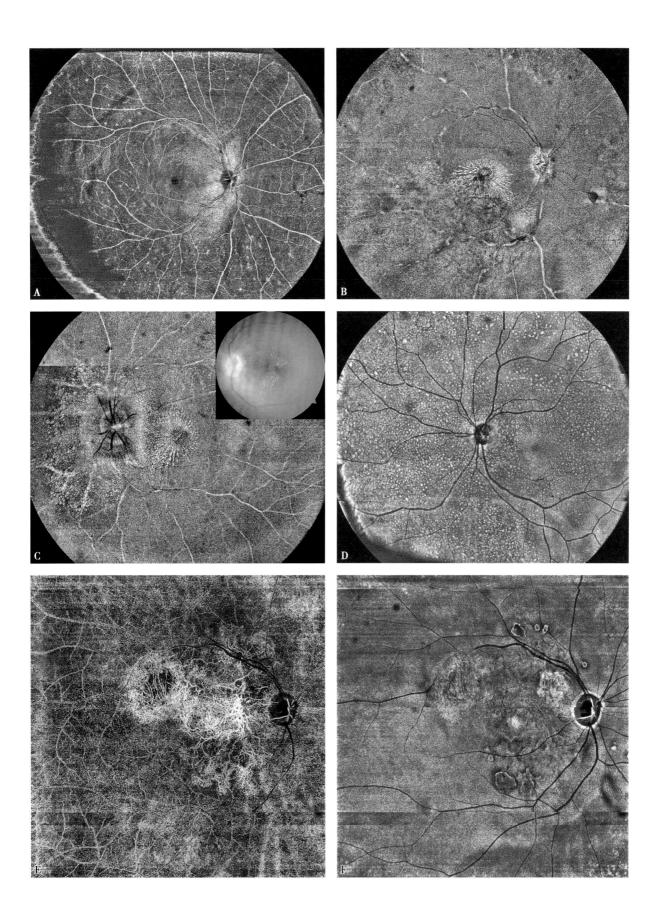

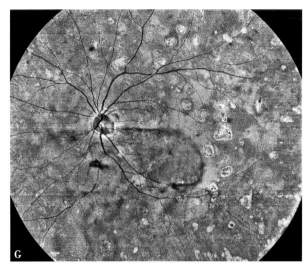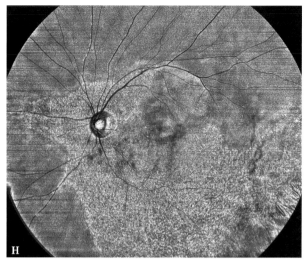

图 1-0-11 广角 OCTA en face 冠状面分层结构成像在部分眼底疾病中的特征性表现

A. 右眼弥漫性大 B 细胞原发性眼内淋巴瘤患者广角 OCTA 视网膜浅层血管的 en face 结构分层显示散在的呈强信号的视网膜内点状淋巴瘤浸润灶；B. 右眼 Eales 病患者广角 OCTA 视网膜深层血管的 en face 结构分层显示黄斑区的星芒状渗出和多发沿视网膜静脉走行的静脉旁炎性浸润；C. 左眼视神经视网膜炎患者广角 OCTA 视网膜深层血管的 en face 结构分层显示与视盘关系密切的视盘旁和黄斑区星芒状渗出；D. 眼外弥漫性大 B 细胞淋巴瘤侵犯左眼，广角 OCTA 视网膜外层的 en face 结构分层显示大量散在小点状 RPE 上的淋巴瘤浸润灶；E. 右眼广角 OCTA 视网膜外层血流图中显示黄斑区及其周围大片异常分支状血管网，F. 该层的 en face 结构分层显示异常血管网末端多个息肉状病灶所在的视网膜色素上皮脱离环形结构，对湿性老年性黄斑变性中息肉状脉络膜血管病变这种亚型的确认有特征性；G. 左眼多灶性脉络膜炎患者广角 OCTA 视网膜外层的 en face 结构分层显示大小不一的多发病灶对 RPE 和外层视网膜的破坏；H. 左眼急性隐匿性区域性外层视网膜病变患者的广角 OCTA 视网膜外层的 en face 结构分层清晰显示围绕视盘和颞下血管弓至颞下中周部的病变累及范围，回避了黄斑中心。

● 广角眼底成像目前从平面到断面、从结构到功能已基本涵盖了临床眼底影像的各个方面，实现眼底医生对于全眼底成像的追求和需求，为全面了解眼底生理和病理提供了临床工具。在临床诊疗、教学和科研工作中，应根据实际情况对眼底成像选择性地有效组合，抓住特征，互相印证，利用好广角眼底影像的优势。

（张雄泽）

参 考 文 献

CHOUDHRY N, DUKER JS, FREUND KB, et al. Classification and guidelines for widefield imaging: Recommendations from the International Widefield Imaging Study Group. Ophthalmol Retina, 2019, 3 (10): 843-849.

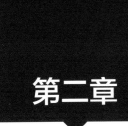

第二章

脉络膜血管/Bruch 膜疾病

第一节 中心性浆液性脉络膜视网膜病变

● 中心性浆液性脉络膜视网膜病变（central serous chorioretinopathy，CSC），简称中浆，是一种特发性神经上皮脱离，伴或不伴视网膜色素上皮脱离的疾病，病变多位于黄斑区，中青年男性易受累，是眼底内科排名第四的常见病。CSC 具有自限性病程，但也有部分患者存在反复发作，迁延不愈，甚至引起广泛的 RPE 萎缩、光感受器缺失，严重影响视力（图 2-1-1）。

● CSC 的典型表现：FFA 可见 1 个或多个 RPE 渗漏，ICGA 可见局灶性的脉络膜大血管扩张，通透性增强，晚期可见脉络膜毛细血管充盈不良所致弱荧光。OCT 可见渗漏处常有小的色素上皮脱离（pigment epithelium detachment，PED）、RPE 隆起。脉络膜中大血管管径扩张，伴随其上方的脉络膜毛细血管萎缩变薄（图 2-1-2）。CSC 病情严重者可表现为泡性视网膜脱离。

● CSC 的具体发病机制至今仍未完全阐明。现阶段认为，脉络膜血管通透性增强及视网膜色素上皮病变在 CSC 发病发展中起到一定作用。CSC 也被归类为肥厚型脉络膜谱系疾病。

● 广角 ICGA 及广角 OCTA 为 CSC 发病机制的探索提供了新的思路。由于在部分患者的广角 ICGA 及广角 OCTA 可观察到涡静脉扩张及涡静脉末端的异常吻合，目前也有学说认为，CSC 患者存在涡静脉系统超负荷，甚至认为该吻合属于脉络膜血管异常动静脉瘘，导致该处的脉络膜血管管径扩张，通透性增强，引起 CSC 的发病（图 2-1-3）。

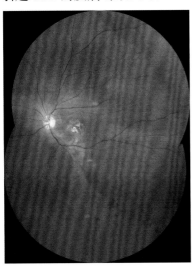

图 2-1-1 慢性 CSC 患者的眼底照相
这是一位 54 岁男性慢性 CSC 患者的左眼眼底照相，主诉左眼视力下降 10 年余，左眼视力（VOS）指数（FC）/5cm；图中可以看到由于重力的作用，视网膜下积液从黄斑区积蓄向下蔓延，累及下方中周部及周边部，形成特征性的黄斑连下方中周部的"沙漏状萎缩伴色素增生"的眼底表现。

图点评 1：广角眼底照相可以更好地显示 CSC 患者眼底的全貌，对于慢性 CSC 患者眼底特征性的表现可以更加清晰和直观地显示。

图点评 2：该慢性 CSC 患眼视力只有 FC/5cm，广角眼底照相显示黄斑萎缩连下方沙漏状萎缩，表明并不是所有的 CSC 患眼视力预后良好，CSC 患者不能等其自愈，需要积极干预治疗。

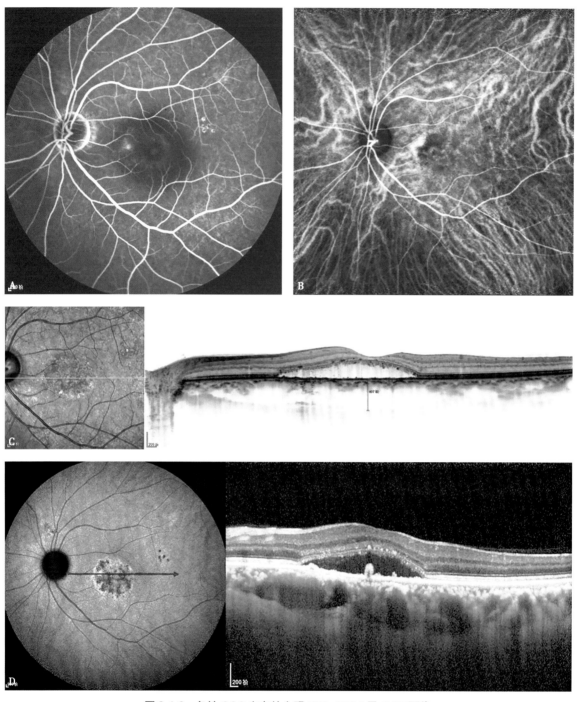

图 2-1-2　急性 CSC 患者的左眼 FFA、ICGA 及 OCT 图像

A. 急性 CSC 患者的晚期 FFA 图像，可见黄斑拱环鼻侧缘墨渍状 RPE 渗漏伴黄斑拱环内视网膜下染料积存；B. 急性 CSC 患者早期 ICGA 图像，可见局灶性脉络膜大血管扩张；C. 急性 CSC 患者的 OCT 图像可见视网膜下液体积存，脉络膜大血管管腔扩大，中心凹下方脉络膜厚度增加（407μm）；D. 左图显示急性 CSC 患者晚期的 ICGA 图像，黄斑中心及周围可见因脉络膜毛细血管萎缩所致弱荧光，右图所示渗漏点处 OCT 扫描，可见渗漏点处存在小的 RPE 与 Bruch 膜分离，渗漏点处及黄斑中心凹下均可见脉络膜大血管管径扩张，脉络膜厚度增加，伴其上方的脉络膜毛细血管萎缩变薄。

　　图点评 1：脉络膜大血管扩张伴其上方的脉络膜内层萎缩变薄是肥厚性脉络膜谱系疾病的典型特征。在 CSC 患者中，如果行 ICGA 检查，通常可看到该处的脉络膜血管扩张伴通透性增强。需要注意，脉络膜血管扩张与通透性增强并非直接对应，并不是所有的脉络膜增厚患者都具有脉络膜血管通透性增强的特点。

　　图点评 2：CSC 患者的肥厚脉络膜表现是局灶性的，可单灶或多灶，这也是 CSC 患者不同于 Vogt- 小柳原田（VKH）综合征的影像学表现。采用 OCT 对 CSC 处的渗漏点观察研究发现，脉络膜大血管管腔扩张、脉络膜增厚在 CSC 患者的渗漏点处表现更加明显，渗漏点处的 Haller 层 / 脉络膜厚度显著高于中心凹处。

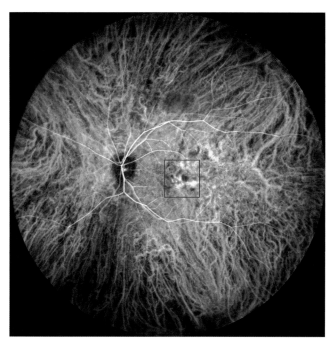

图 2-1-3　CSC 患者的早期广角 ICGA 图像
红框所示部位存在颞上及颞下象限的涡静脉末端吻合。

　　图点评 1：广角 ICGA 可同时显示涡静脉及后极部脉络膜血管的表现，结合早期动态摄影观察涡静脉的血流，为 CSC 的发病提供了新的思路。

　　图点评 2：从该早期广角 ICGA 图片上可观察到，颞上象限和颞下象限的涡静脉末端在黄斑区吻合，该部位可清晰地看到脉络膜大血管扭曲扩张。该表现为 CSC 的发病机制提供了新的假说，即涡静脉系统血管超负荷，在一定的因素作用下，涡静脉血管压力增大，血管扩张扭曲，末端异常吻合，引起血管壁压力增加，从而造成该处脉络膜血管渗透性增强，脉络膜渗透压持续增高可导致 RPE 封闭小带受损，使得脉络膜液体进入视网膜下。

● 治疗建议

　　矫正诱发因素，包括戒烟戒酒，控制情绪、压力，调整睡眠，勿注意力过度紧张，避免开夜车或疲劳驾驶；中心凹外的 RPE 渗漏可以采用激光封闭治疗；微脉冲治疗对于黄斑区 RPE 渗漏点的愈合有一定疗效；半剂量光动力疗法（photodynamic therapy，PDT）是推荐的一线治疗方案，PDT 治疗 CSC 较有效，维替泊芬可选择性地作用于功能失调的脉络膜血管内皮细胞，从而减轻由于涡静脉超负荷以及与其相关的血管通透性增加；对症治疗包括促进视网膜下液吸收、营养视网膜及神经等药物。

（吉宇莹　何桂琴　文　峰）

第二节 年龄相关性黄斑变性

● 年龄相关性黄斑变性（age-related macular degeneration，AMD）分为早、中、晚三期。早期 AMD 表现为黄斑区中玻璃膜疣（63～125μm）。中期 AMD 表现为黄斑区大玻璃膜疣（>125μm），伴或不伴局灶性色素脱失、增殖（图 2-2-1）。近期研究发现，大的浆液性色素上皮脱离及网状假疣的出现也是中期 AMD 的标志。早、中期 AMD 的病理基础为 RPE 基底膜下的脂蛋白沉积，即基底膜线性沉积和软性玻璃膜疣。

● 晚期 AMD 包括新生血管性 AMD 和地图样萎缩，新生血管性 AMD 根据新生血管所在的层次可分为 3 个亚型，分别为Ⅰ型（RPE 下）、Ⅱ型（视网膜下）和Ⅲ型（视网膜内）黄斑新生血管（macular neovascularization，MNV）。文峰教授团队研究表明，息肉状脉络膜血管病变（polypoidal choroidal vasculopathy，PCV）作为一种特殊类型的Ⅰ型 MNV，是国人最常见的亚型，占新生血管性 AMD 的 58%。Ⅲ型 MNV 则最少见。Ⅰ型 MNV 与更好的预后相关，但通常需要更多的抗血管内皮生长因子（vascular endothelial growth factor，VEGF）注射。Ⅱ型 MNV 通常对治疗反应迅速，但更容易发生纤维化瘢痕，这可能与较差的结局有关（图 2-2-2、图 2-2-3）。早期Ⅲ型 MNV 往往对抗 VEGF 治疗高度敏感，但与其他亚型相比，可能与更高的外层视网膜萎缩发生率相关。地图样萎缩累及的层次为外层视网膜、RPE 及脉络膜毛细血管层，早期未累及中心凹时可保留较好的视力。目前尚缺乏有效的治疗方法来预防中期 AMD 进展为地图样萎缩。

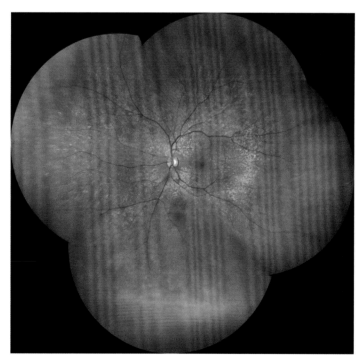

图 2-2-1 干性 AMD 患者的广角眼底照相

患者后极部及中周部视网膜可见大量散在分布的大、中玻璃膜疣，部分玻璃膜疣融合。由于患者合并白内障，周边视网膜成像欠清。

图点评 1：患者部分玻璃膜疣直径>125μm 为大玻璃膜疣，诊断为中期 AMD，须密切随访。

图点评 2：临床上如何在眼底检查的时候即时判断出大、中、小玻璃膜疣？我们借鉴对比盘缘大静脉管径（盘缘大静脉管径直径约为 125μm），如果黄斑区玻璃膜疣直径大于盘缘大静脉管径即为大玻璃膜疣,小于 1/2 盘缘大静脉管径为小玻璃膜疣,介于两者之间归类为中玻璃膜疣。小玻璃膜疣是正常老年化表现,而中、大玻璃膜疣为早、中期 AMD 的特征。

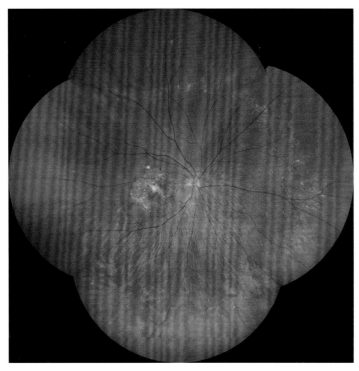

图 2-2-2 湿性 AMD 患者的广角眼底照相
患者右眼黄斑区可见黄白色纤维血管性瘢痕伴色素增殖,其周围有黄白色
渗出及小片状视网膜下出血,周边视网膜可见硬性玻璃膜疣。

图点评 1:黄白色纤维血管性瘢痕位于视网膜下伴色素增生,提示为 Ⅱ 型 MNV 的纤维化、色素化表现。及时抗 VEGF 治疗有助于延迟 Ⅱ 型 MNV 纤维化的发生,并减少纤维化的面积。

图点评 2:该患眼纤维血管性瘢痕的颞侧、颞上可见小片状出血及脂质渗出,提示瘢痕病灶边缘可能出现新发的脉络膜新生血管(CNV),需要进一步行眼底影像检查(FFA、ICGA 或 OCT、OCTA)确认。

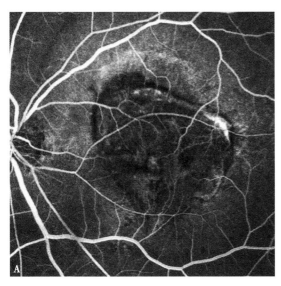
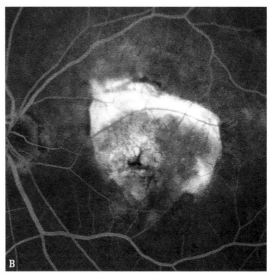

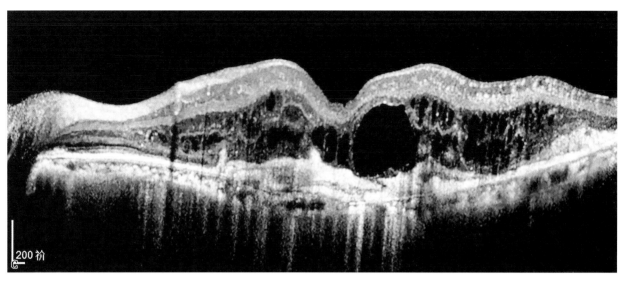

图2-2-3 Ⅱ型MNV患者的FFA和OCT图像

A. FFA早期左眼黄斑拱环内及周围可见约2.5视盘直径（papillary diameter, PD）的非典型花瓣样CNV轮廓荧光；B. FFA晚期CNV病灶荧光增强，但范围未见明显扩大，边界清楚；C. OCT示左眼黄斑区视网膜下CNV瘢痕呈高反射病灶及内层视网膜低反射囊腔。

图点评1：此例Ⅱ型MNV患者由于未及时行抗VEGF治疗，导致MNV纤维化瘢痕形成，表现为FFA晚期CNV病灶染色，且CNV病灶范围较大，OCT呈视网膜下高反射物质（subretinal hyperreflective material，SHRM）。

图点评2：FFA早期即可见黄斑区非典型花瓣样CNV轮廓荧光，表明黄斑水肿存在时间较长，OCT上所示囊腔可能为变性性囊腔，预示治疗效果欠佳。

● 治疗建议

早中期AMD的治疗目标为防止向晚期AMD发展，建议补充抗氧化维生素、锌、叶黄素、玉米黄素，或者混合型抗氧化维生素和矿物质。抗VEGF药物玻璃体腔注射是湿性AMD的一线治疗方法，可采用不同的治疗方案，无论是单克隆抗体还是融合蛋白类抗VEGF药物，与3+PRN（pro re nata）方案比较，3+T&E（treat & extend）方案具有一定程度获益，有条件推荐3+T&E方案。具体请参见《中国年龄相关性黄斑变性临床诊疗指南（2023年）》。

（李妙玲）

第三节　病理近视性黄斑病变

● 病理性近视是世界范围内造成视力损害的主要原因，不同于普通高度近视。高度近视常被定义为眼轴≥26.5mm和/或屈光度≤-6.0D。病理性近视可见于不同程度的近视患者。在低～中度近视人群中，病理性近视的患病率为1%～19%；在高度近视人群中，病理性近视的患病率高达50%～70%。

● 病理性近视的主要表现为眼轴持续增长、近视性黄斑病变及后巩膜葡萄肿。其中，近视性黄斑病变（myopic maculopathy，MM）是最主要的视力威胁。基于眼底照相形态分析，2015年Ohno-Matsui等提出 META-PM 分型,将 MM 分为 5 级,包括:C_0,无近视相关性眼底病变;C_1,豹纹状眼底;C_2,弥漫性脉络膜视网膜萎缩;C_3,斑片状脉络膜视网膜萎缩;C_4,黄斑萎缩。附加病灶:漆样裂纹、脉络膜新生血管(CNV)、Fuchs 斑。

● 2019 年,Fang 等基于 OCT 表现提出了 MM 的分型及量化指标,病理性近视被定义为黄斑鼻侧 3 000μm 处脉络膜厚度小于 56.5μm 和 / 或 Bruch 膜缺损,根据病变特征分为以下 4 型:脉络膜渐进萎缩、Bruch 膜缺损形成与发展、视网膜牵拉病变及圆顶状黄斑。近视相关黄斑病变进展过程如图 2-3-1 所示。

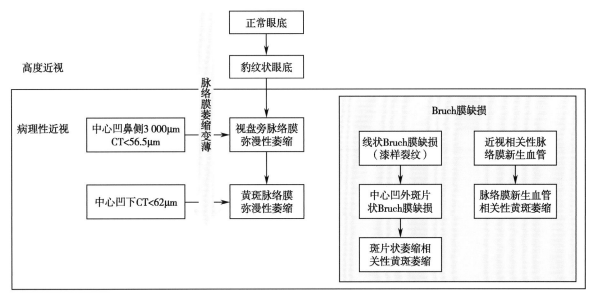

图 2-3-1 近视相关黄斑病变进展过程
CT: choroidal thickness,脉络膜厚度。

● 后葡萄肿(posterior staphyloma,PS)是病理性近视的标志性改变。Ohno-Matsui 等利用广角眼底照相及三维 MRI 图像,提出将病理性近视眼 PS 分为 6 种类型:Ⅰ型为黄斑宽大型,Ⅱ型为黄斑狭窄型,Ⅲ型为视盘型,Ⅳ型为鼻侧型,Ⅴ型为视盘下方型,Ⅵ型为其他。葡萄肿的边缘容易发生视网膜色素上皮变性、浆液性视网膜脱离等,视网膜下液位于黄斑区者又称为葡萄肿相关浆液性黄斑病变(staphyloma-related serous maculopathy,SISM),与机械或血流动力学变化损害 RPE 功能有关(图 2-3-2)。

● 圆顶状黄斑(dome-shaped macula,DSM)最早于 2008 年由 Gauch 提出,目前被定义为在 OCT 垂直或水平扫描上黄斑区视网膜色素上皮向内凸出,凸起高度>50μm。DSM 在 OCT 上的形态特征主要有 RPE 水平方向椭圆形凸起(约占 60%)、圆形凸起(20%)、垂直方向椭圆形凸起(20%)(图 2-3-3)。视网膜下液是 DSM 最常见的并发症,由于圆顶状凸出导致 RPE 机械性功能障碍,是引起患眼视功能损害的主要原因,OCT 是诊断 DSM 及并发视网膜下液的最佳方法。

● DSM 在高度近视眼中的发生率约为 10.77%,可发生于任何一种后葡萄肿亚型,甚至可见于无后葡萄肿者,故有学者指出 DSM 可能是一种新的后极部形态解剖学上的改变。其形成机制目前尚不明确,有学者认为巩膜厚度不均,使后巩膜葡萄肿眼球呈非对称性膨胀,导致 DSM 形成。可能的超微结构机制为胶原纤维束或巩膜片层组织生物力学结构的区域差异所致。

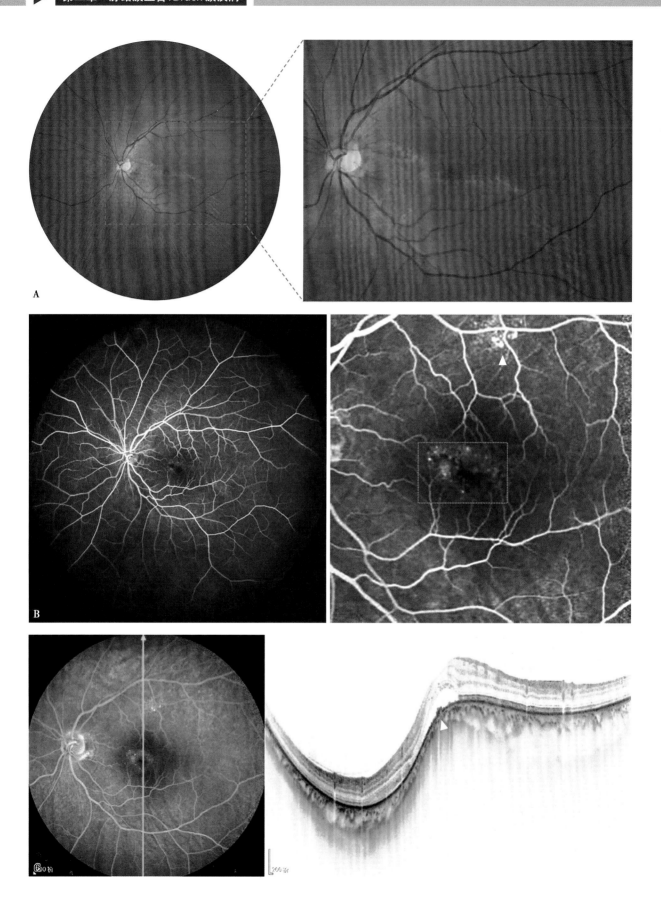

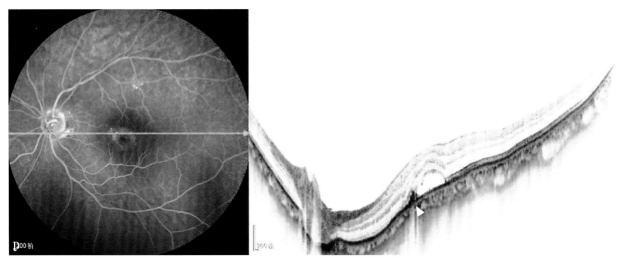

图2-3-2 葡萄肿相关浆液性黄斑病变的多模式影像

患者,男,54岁,双眼渐进性视力下降1年,既往体健,眼部检查:VOS 0.4(矫正无提高);A. 左眼真彩超广角眼底照相可见下半黄斑及下方中周部扇形区域呈豹纹状外观,后极部分界线清晰可见;B. FFA示黄斑拱环及其周围点簇状RPE渗漏及RPE染色,黄斑上方簇状RPE染色;C. OCT垂直扫描示黄斑区神经上皮层局限性浆液性脱离,相应RPE光带向内突出,其上、下方脉络膜厚度不均,交界处见RPE光带细小隆起(白色箭头示);D. OCT水平扫描示黄斑区RPE光带未见明显前凸,局灶性RPE色素增殖(白色箭头示)。

图点评1:绝大部分葡萄肿相关浆液性黄斑病变患者临床无急性视力下降病史,常在OCT检查中偶然发现。垂直于葡萄肿边缘的OCT扫描可清楚显示相应的脉络膜厚度变化,RPE损害位于葡萄肿边缘的脉络膜厚薄交界处。

图点评2:视网膜下液与局部RPE损害有关,既往报道约31%患者视网膜下液可自行吸收。FFA检查常表现为黄斑区点簇状RPE色素脱失、RPE染色或轻渗漏。

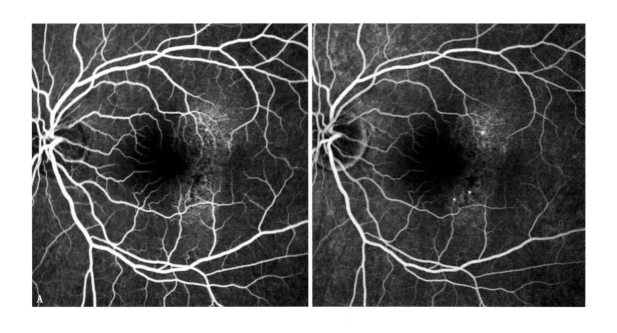

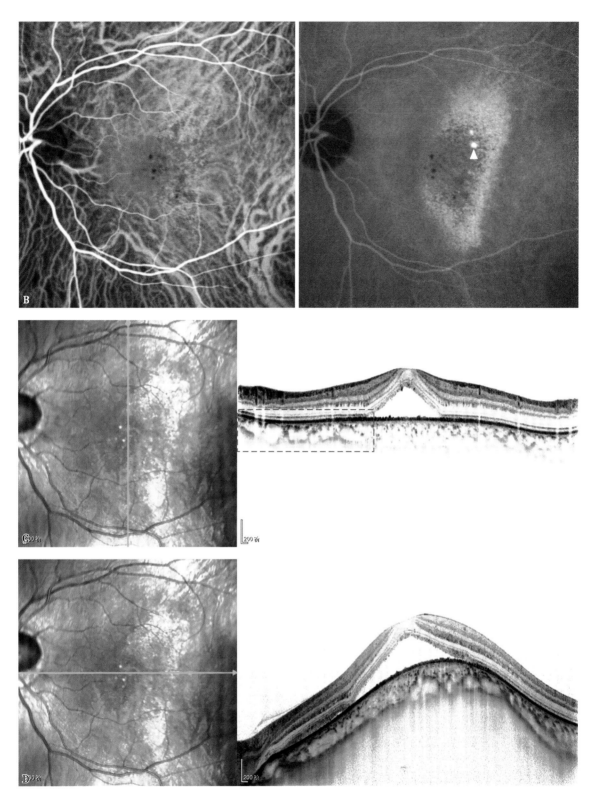

图 2-3-3 圆顶状黄斑患者的眼底 FFA、ICGA 及 OCT 图像

患者，女，26 岁，左眼视力下降伴视物变形 2 个月，眼部检查：VOS 0.63（矫正）；A. FFA 示黄斑偏颞侧带状透见荧光，其内
见数个点状 RPE 轻渗漏所致强荧光及散在点状色素遮蔽荧光；B. ICGA 示黄斑偏颞侧带状区域脉络膜大血管轻扩张伴通
透性增强、点状 RPE 渗漏（白色箭头示），其内夹杂 RPE 损害所致弱荧光及色素遮蔽荧光；C. OCT 垂直扫描示黄斑区神经
上皮层局限性浆液性脱离，中心凹 RPE 光带欠光滑，中心凹下方见典型肥厚脉络膜（蓝色框示）；D. OCT 水平扫描示黄斑
区 RPE 光带明显前凸，相应脉络膜较邻近区域略厚，中心凹及其颞侧脉络膜见轻扩张的 Haller 层血管。

图点评1：圆顶状黄斑的FFA表现与临床常见的后巩膜葡萄肿边缘处的FFA表现类似。不伴视网膜下液者在FFA上可表现为正常眼底或点、簇状透见荧光。伴视网膜下液者往往表现为黄斑区点簇状RPE渗漏或RPE染色。RPE下液与局部RPE萎缩有关，可自发出现或吸收，RPE萎缩与隆起高度和液体持续时间相关。

图点评2：圆顶状黄斑的RPE损害发生于最凸处，一般不伴脉络膜血管通透性增强。不同于中浆，后者往往伴局灶或多灶脉络膜大血管扩张伴通透性增强，RPE损害处不仅脉络膜增厚，且具备典型的肥厚脉络膜改变特点，即Haller层病理性扩张伴中层及脉络膜毛细血管层变薄、萎缩。本病例眼底部分区域偶然合并肥厚脉络膜改变，OCT显示的典型的RPE光带向前凸出的特点有助于鉴别诊断。

● 后葡萄肿可以引起一系列的黄斑病变，2019年，Ruiz-Medrano等根据患者眼底是否有萎缩（atrophy，A）、牵拉（traction，T）及新生血管（neovascularization，N）以上3个重要体征对近视性黄斑病变提出了ATN分类（表2-3-1）。

表2-3-1 近视性黄斑病变ATN分类（2019年）

萎缩（A）	牵引（T）	新生血管（N）
A_0：无近视性视网膜病变	T_0：无黄斑劈裂	N_0：无近视性CNV
A_1：豹纹状眼底	T_1：内层/外层劈裂	N_1：黄斑区漆样裂纹
A_2：弥漫性脉络膜视网膜萎缩	T_2：内层+外层劈裂	N_{2a}：活动性CNV
A_3：斑片性脉络膜视网膜萎缩	T_3：中心凹脱离	N_{2b}：瘢痕/Fuchs斑
A_4：黄斑萎缩	T_4：全层黄斑裂孔	
	T_5：黄斑裂孔+视网膜脱离	

● ATN分类须结合眼底照相、OCT检查。眼底照相可显示黄斑区不同程度萎缩性改变、有无漆样裂纹、CNV病灶等。OCT可明确患者黄斑区有无后巩膜葡萄肿及其形态、CNV病变、有无牵拉性病变，以及了解Bruch膜缺损程度（图2-3-4）。部分视网膜脱离患者前置镜或三面镜下视网膜裂孔不明显，广角眼底照相结合广角OCT有助于更敏感发现裂孔，有助于与其他视网膜脱离鉴别（图2-3-5、图2-3-6）。

● 病理近视性视网膜劈裂可见于不同的视网膜层次，多模式影像检查可清晰显示其继发的视网膜血管改变（图2-3-7）。

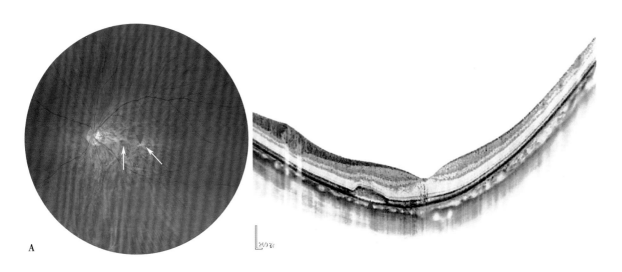

A

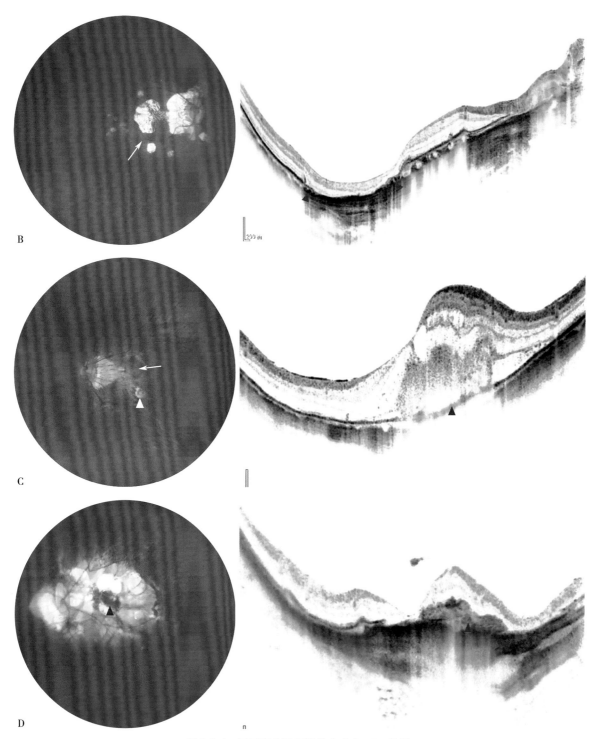

图 2-3-4 不同程度近视性黄斑病变 ATN 分类

A. 左眼 ATN 分类 $A_1T_0N_1$，眼底照相示豹纹状眼底，黄斑区见两处大小不一的视网膜下类圆形出血（白箭示）、黄白色线性漆样裂纹（蓝色箭头示），OCT 示黄斑中心凹鼻下神经上皮局限性出血性脱离（红色箭头示）；B. 右眼 ATN 分类 $A_4T_0N_0$，眼底照相示豹纹状眼底，黄斑区及周围斑片状脉络膜视网膜萎缩（白箭示），OCT 示斑片状萎缩相关性黄斑萎缩，相应视网膜外层变薄，RPE、Bruch 膜缺损（红色箭头示）；C. 左眼 ATN 分类 $A_3T_0N_{2a}$，眼底照相示黄斑区团状青灰色 CNV 病灶伴环形出血（白箭示），其颞下方见局灶脉络膜视网膜萎缩（白色箭示），OCT 示黄斑中心凹处 RPE/脉络膜新生血管断裂、团状高反射，伴邻近视网膜水肿、神经上皮层局限性脱离（红色箭头示）；D. 左眼 ATN 分类 $A_4T_0N_{2b}$，眼底照相示后极部大范围脉络膜视网膜萎缩，黄斑萎缩伴 Fuchs 斑（红色箭头示），OCT 提示中心凹视网膜显著变薄，其上方局灶性 RPE/脉络膜毛细血管光带断裂、隆起、反射增强、边界清晰（红色箭头示），见后方投影，邻近视网膜外层变薄，RPE、Bruch 膜缺失。

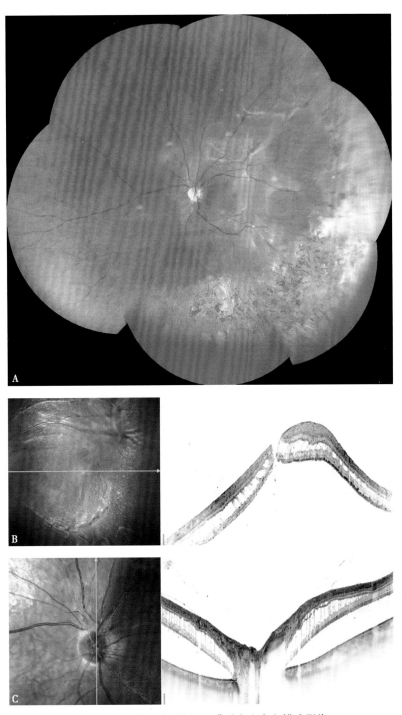

图2-3-5 黄斑裂孔性视网膜脱离患者多模式影像

患者,男,66岁,左眼视物模糊1个月,既往体健,眼部检查:左眼裸眼视力
FC/30cm(矫正无提高);A. 广角眼底照相示11:00至5:30方位见视网膜脱
离,累及黄斑,见多处视网膜下增殖条索,颞上、颞侧、颞下及下方中周部见大
量色素增殖,颞侧中周部见片状黄白色视网膜下瘢痕,未见明显视网膜裂孔;
B、C. OCT提示左眼后极部及视盘上、下方视网膜广泛脱离伴外核层劈裂,黄
斑区裂隙状裂孔形成。

图点评1:对于黄斑裂孔性视网膜脱离患者,当视网膜脱离遮挡或裂孔较小甚至呈裂隙状时常规眼
底检查可能窥不清,广角OCT有助于发现裂孔,但须仔细扫描。

图点评2：广角眼底照相示脱离区条索状、斑片状视网膜下增殖，下方及颞侧中周部大量色素增殖均提示患者病程较长，和患者主诉不一致，临床上合并这种慢性损害者往往裂孔较小，而且视网膜下液的量随着体位的变化而变化，甚至部分患者发生孔源性视网膜脱离自行复位（spontaneous reattachment of rhegmatogenous retinal detachment，SRRRD）。

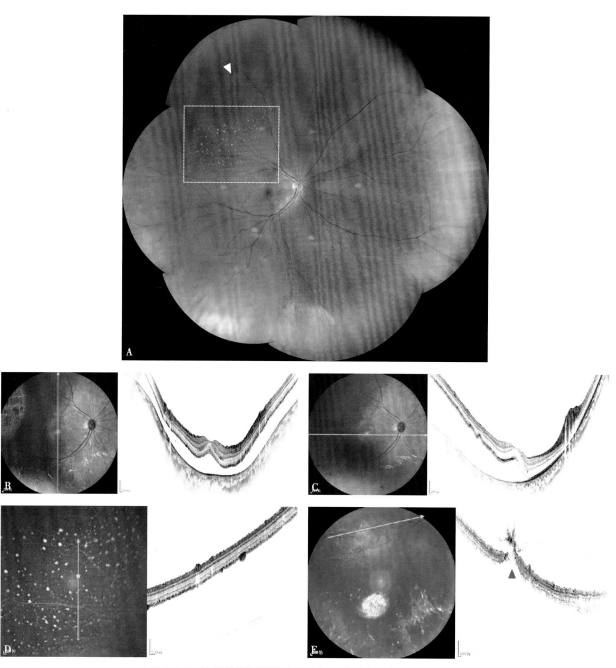

图 2-3-6 隐匿性视网膜裂孔继发视网膜脱离患者多模式影像

患者，男，44岁，右眼鼻侧固定视野遮挡2周，中心视力下降4天，既往体健，眼部检查：右眼视力0.05（矫正无提高）；A. 右眼5：30至1：00方位视网膜脱离，累及黄斑，颞上中周部见大量边界清晰的白色类圆形病灶，其远端中周部见局灶色素沉着，前置镜及三面镜下未见明显视网膜裂孔；B、C. 广角OCT提示右眼后巩膜葡萄肿，后极部视网膜脱离累及黄斑；D. 彩照上白色圆斑在OCT上表现为神经上皮下的点或团状高反射，可见后方投影；E. 广角OCT示颞上中周部色素增殖处视网膜裂隙状裂孔（蓝色箭头示），相应玻璃体不全后脱离。

图点评1：有部分孔源性视网膜脱离（RRD）患者无可识别的裂孔，成为临床医生诊疗的困惑。这些患者可能为锯齿缘的微小裂缝，或裂孔藏匿于视网膜变性区、色素增殖病灶中。本病例前置镜或三面镜下未见明显裂孔，根据Gonin's法则推测视网膜裂孔位于颞上中周部，广角OCT捕捉到了隐藏于色素增殖下的裂隙状视网膜裂孔。

图点评2：视网膜外层白色斑点位于视网膜裂孔与附着的视网膜之间，可能由吞噬了光感受器外节的巨噬细胞聚集而成，可见于各种类型视网膜脱离患者。不仅仅是孔源性视网膜脱离，临床上观察到的白色斑点提示该患者处于亚急性期，平均症状持续时间约为4周，其分布与视网膜下液的扩散路径有关。因此，对于临床不典型的孔源性视网膜脱离患者，视网膜外层白色斑点所在位置有助于定位视网膜裂孔。

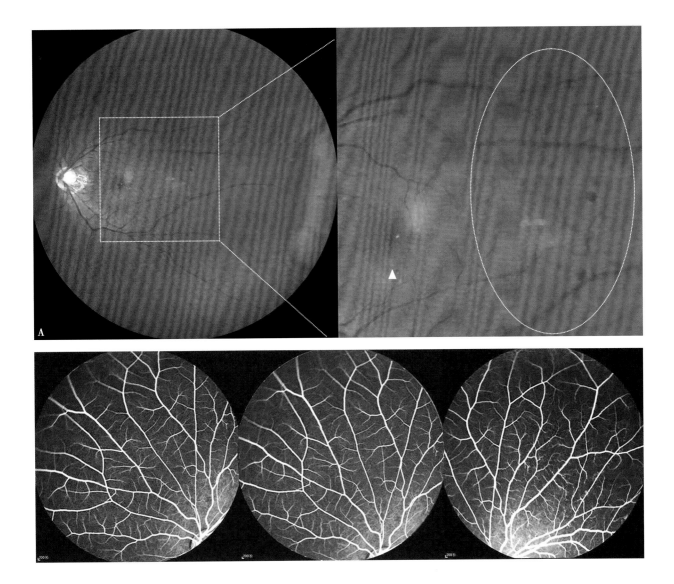

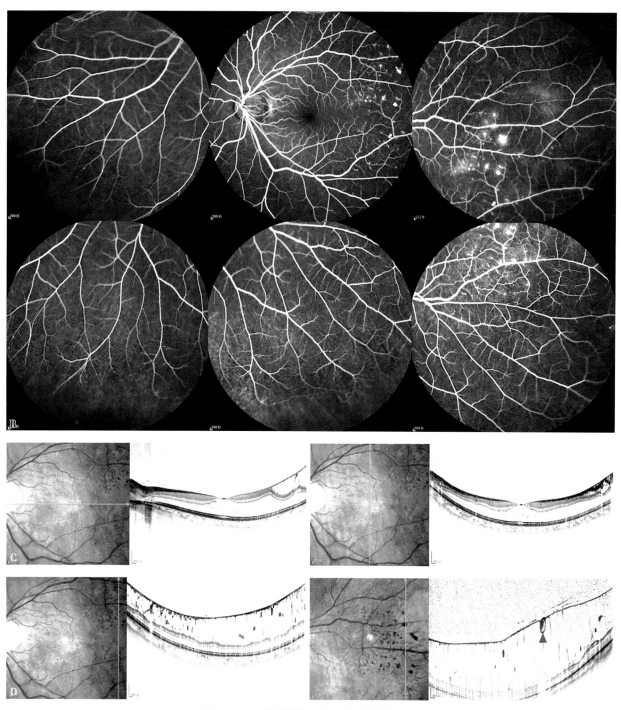

图 2-3-7 病理近视性视网膜劈裂多模式影像

患者女，37岁，左眼渐进性视物模糊1年，VOS -6.50DS/-1.50DC×5=1.0；A. 眼底照相示左眼豹纹状眼底，黄斑区视网膜放射状皱褶（白色箭头示），黄斑颞侧、颞上、颞下方视网膜毛细血管扩张，散在大小不一视网膜微动脉瘤、视网膜动脉瘤性扩张（椭圆形区域）；B. FFA提示黄斑颞侧及颞上、颞下方区域视网膜毛细血管扩张、微动脉瘤及动脉瘤性扩张性强荧光伴渗漏；C. 左眼OCT后极部水平、垂直扫描示黄斑区及其周围视网膜外核层劈裂及不同程度神经纤维层、节细胞层劈裂；D. OCT示黄斑颞侧、颞上及颞下方视网膜神经纤维层、节细胞层劈裂，可见大量桥样连接组织，其间见散在小团、环状动脉瘤所致的高反射（蓝色箭头示），可见后方投影。

图点评1：病理近视性黄斑视网膜劈裂可存在于视网膜内、中、外多个层次，其中外层劈裂最常见，黄斑裂孔形成及视网膜脱离是导致其视力损害最主要的因素。

图点评 2：视网膜劈裂相关血管异常包括视网膜毛细血管扩张、微动脉瘤、动脉瘤性扩张、视网膜血管无灌注、视网膜新生血管等，可见于 X- 连锁视网膜劈裂、获得性或近视性视网膜劈裂。其发生可能与劈裂损伤浅层为主的视网膜毛细血管层，造成相应层次慢性缺血、VEGF 升高及劈裂导致 Müller 细胞损伤有关。

- 近视性黄斑病变临床表现复杂，且累及多层组织，临床分型分级是近年来的研究热点，虽然 ATN 分级目前应用广泛，但也存在争议。随着现代影像技术的发展，对疾病机制的认识也不断深入，近视性黄斑病变的临床分型将不断更新，有助于了解病理性近视的起源和发展规律，对预防其发生及进展有重要的临床价值。

- 治疗建议

近视性 CNV 是高度近视患者视力障碍的主要原因，活动性 CNV 首选抗 VEGF 治疗，建议采用 1+PRN 方案。临床上高度近视黄斑出血分为 CNV 性及漆样纹性两种，注意后者为 RPE-Bruch 膜 - 脉络膜毛细血管复合体的机械性破裂所致，建议保守治疗。DSM 患者通常视力在相当长时间内保持稳定，RPE 下液可自发出现或吸收，如无明显视功能损害时，可定期观察。持续性视网膜下液伴视功能损害者可选择局部阈下激光治疗，传统的阈值激光光凝和 PDT 可能进一步损害 RPE。此外，有研究报道，口服螺内酯也是治疗 DSM 伴视网膜下液的有效方法。值得注意的是，既往不少研究已证实反复玻璃体腔注射抗 VEGF 药物治疗无效。近视性牵引性黄斑病变（MTM）是异常扩张的后极部巩膜形成的向外牵拉力和视网膜大血管、内界膜以及玻璃体等形成的向内牵拉力共同作用导致的视网膜病变，主要表现为黄斑劈裂、黄斑裂孔和视网膜脱离，手术治疗是唯一方法。传统玻璃体手术无法解决后巩膜葡萄肿对视网膜产生的轴向牵拉力，手术效果不佳，黄斑外加压手术是可行的治疗手段，包括后巩膜加固术、黄斑扣带术、后巩膜扣带术、后巩膜收缩术等。根据 ATN 分级，通常认为 T_3 期及以上的 MTM 病变是黄斑扣带术的主要手术指征，即中心凹脱离（T_3）、全层黄斑裂孔（T_4）和黄斑裂孔 + 视网膜脱离（T_5）。对于复杂的 MTM 如合并黄斑裂孔或严重的玻璃体黄斑牵引者可行玻璃体切除联合黄斑扣带术。

（米　兰）

第四节　血管样条纹

- 血管样条纹（angioid streaks）是由于 Bruch 膜的中胚叶成分即弹力层变性破裂而形成的眼底裂纹状病变，多与系统性疾病相关，比如弹性假黄瘤。Bruch 膜富含弹力纤维，该组织的矿化会导致大量钙元素沉积在 Bruch 膜。血管样条纹常发生在双眼，也可单眼发病，常为从视盘旁发出，不规则向后极部延伸的红褐色条纹（图 2-4-1）。该表现可常年稳定，但也可随时间而进展。

- 由于 Bruch 膜失去弹性、破裂，造成视网膜与脉络膜交通，常继发脉络膜新生血管，继而进一步纤维血管化，在黄斑区形成瘢痕组织，对视力造成永久损害。

- 红外眼底照相显示血管样条纹为较亮背景上暗黑色的条纹，有时候比眼底照相更加清晰。由于条纹处 RPE 的缺失以及功能障碍，在自发荧光（AF）上表现为弱荧光条带，而且范围往往比在眼底照相或 FFA 上更加广泛。

- 由于病变起始部位位于 Bruch 膜，是 Bruch 膜增厚、钙化、断裂并纤维充填所致，ICGA 后期显示条纹状损害因 ICG 着染呈现清晰的视盘周围放射状强荧光条索，且 ICGA 显示血管样条纹比眼底照相及 FFA 更清楚,是临床检测血管样条纹损害的敏感手段。除视盘旁的暗红色裂纹外,ICGA 也可以敏感地显示由于脉络膜毛细血管和 Bruch 膜的局部缺损及点状 RPE 色素增生导致的橘皮样强弱荧光外观(图 2-4-2)。

- OCT 上常可见到 Bruch 膜的反光增强、不规则断裂,以及波浪起伏的外观。在 Bruch 膜断裂处及附近上方,或 CNV 附近,可观察到高反射信号物质(图 2-4-3)。

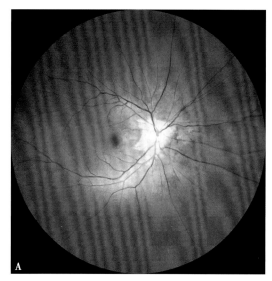
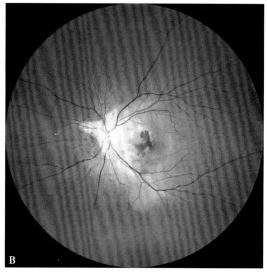

图 2-4-1 一位血管样条纹患者的广角眼底照相

A. 可以看到右眼视盘周围视网膜下暗红色的裂隙状条纹,从视盘不规则萎缩弧向周围走行;B. 左眼视盘旁的褐色条纹更加清晰,黄斑区可见出血,提示有 CNV 形成。

图点评 1:真彩眼底照相清晰显示血管样条纹起始于视盘,放射性地向周边眼底走行。其可能的原因与机械拉力有关,眼外肌对相对较薄弱及固定的后极部产生的机械拉力,导致血管样条纹从后极部视盘旁起始,向周边视网膜走行。

图点评 2:眼底检查如果发现患者双眼视盘周围出现不规则萎缩弧,从不规则萎缩弧向中周部眼底有视网膜下褐色条纹状损害,就需要考虑血管样条纹的诊断。

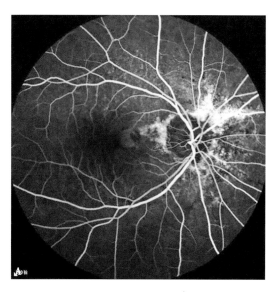
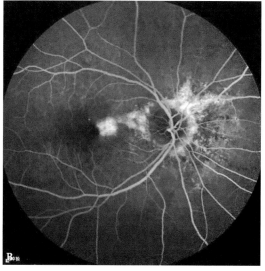

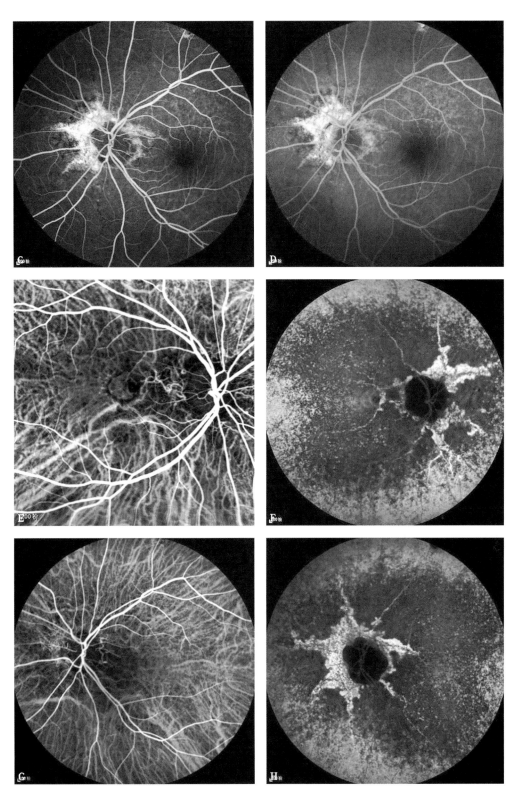

图 2-4-2　双眼血管样条纹(右眼并发 CNV)的眼底血管造影

A～D. 双眼 FFA 图像：A、C. 双眼 FFA 早期显示视盘旁放射状强荧光条纹，A 图可见右眼黄斑拱环鼻侧直径 1/3PD 大小轮辐状 CNV 性强荧光；B、D. 双眼 FFA 晚期可见视盘旁放射状强荧光仍为强荧光，形态大小不变，B 图可见右眼 CNV 病灶染料渗漏，荧光更强，边界欠清；E～H. 双眼 ICGA 图像：E、G. 双眼 ICGA 早期可见黄斑区及视盘周围脉络膜毛细血管荧光稀疏，E 图可见右眼黄斑中心鼻侧 CNV 呈网状强荧光；F、H. 双眼 ICGA 晚期可见后极部弥漫性弱荧光，呈橘皮样外观，视盘旁可见条状强荧光染色，F 图可见右眼黄斑中心鼻侧 CNV 呈局灶性稍强荧光。

　　图点评 1：血管样条纹患眼的放射状条索病灶在 FFA 上多表现为透见荧光，部分造影晚期染色。考虑与 Bruch 膜破裂导致的 RPE 局灶性色素脱失有关，较宽的条索伴纤维组织充填而致染色。少量宽大的条纹状损害因条纹下发生脉络膜毛细血管萎缩而呈弱荧光。血管样条纹患眼在 ICGA 上有三种表现，除了典型的条索状病灶染色，还可以表现为弱荧光，或车轮轨迹样强荧光改变。不同的荧光改变可能与病变处于不同时期有关。还需要注意，约 20% 的条纹状损害在 ICGA 上不显影。

　　图点评 2：血管样条纹患眼的橘皮样外观，在 ICGA 晚期表现为强弱交替的斑驳状荧光。而弱荧光并没有在 FFA 上显示遮蔽荧光，眼底照相上也并未见到明显的 RPE 色素增生，早期 ICGA 也没见到对应的脉络膜毛细血管充盈不良。目前认为，晚期 ICGA 强弱交替的斑驳状荧光可能与 ICG 染料的不规则亲和力有关。强荧光可能是 ICG 染料与 Bruch 膜上一些成分结合所致。这些成分可能是变性的弹性蛋白、纤维性物质，或蛋白与钙质的复合物。其余弱荧光部分，可能与其对应 Bruch 膜对 ICG 染料无明显亲和力所致。

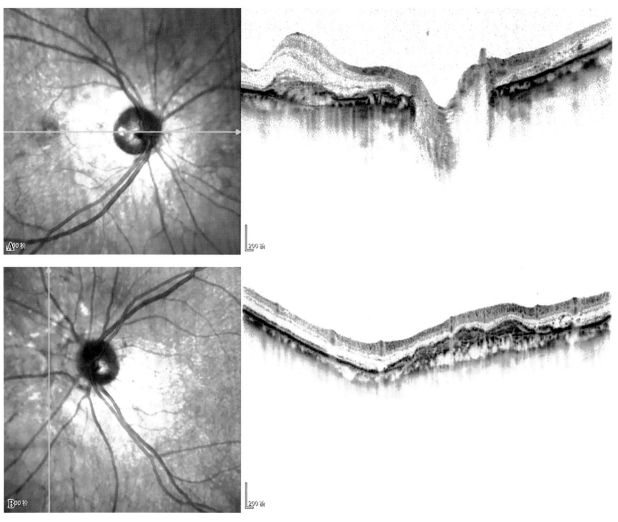

图 2-4-3　血管样条纹患者的 OCT 图像

A. 右眼黄斑中心凹鼻侧视网膜下不规则局灶中高反射，提示 CNV 形成，CNV 与视盘之间可见 Bruch 膜断裂伴断裂处高反射物质；B. 左眼视盘鼻侧 OCT 扫描可见 Bruch 膜多处断裂伴其上方中高反射沉积物。

　　图点评 1：50% 的血管样条纹患者具有全身性疾病。本例患者颈部皮肤具有橘皮样改变，最后确诊为弹性假黄瘤。具有血管样条纹的患者需要注意全身病史的询问及检查。

图点评2：OCT上可见视网膜下高反射信号，是沉积的钙化物或纤维增生物质。还可见Bruch膜反光明显增强，脉络膜萎缩变薄，这些都与Bruch膜的钙化有关。

● 治疗建议

血管样条纹继发CNV常反复发作，或出现新病灶，建议积极抗VEGF治疗。在治疗期间需要密切监测CNV的活动性，直至形成纤维血管性瘢痕。视力预后一般取决于CNV的位置与大小、患者开始出现眼部症状的时间，以及是否合并系统性疾病等。总体来说，多数患者需要反复多次注射，而长期随访研究提示远期视力预后通常较差。

（吉宇莹）

参 考 文 献

1. KAYE R，CHANDRA S，SHETH J，et al. Central serous chorioretinopathy: An update on risk factors, pathophysiology and imaging modalities. Prog Retin Eye Res, 2020, 79: 100865.

2. SPAIDE R F, GEMMY CHEUNG C M, MATSUMOTO H, et al. Venous overload choroidopathy: A hypothetical framework for central serous chorioretinopathy and allied disorders. Prog Retin Eye Res, 2022, 86: 100973.

3. VAN RIJSSEN T J, VAN DIJK E H C, YZER S, et al. Central serous chorioretinopathy: Towards an evidence-based treatment guideline. Prog Retin Eye Res, 2019, 73: 100770.

4. BRINKS J, VAN DIJK E H C, MEIJER O C, et al. Choroidal arteriovenous anastomoses: A hypothesis for the pathogenesis of central serous chorioretinopathy and other pachychoroid disease spectrum abnormalities. Acta Ophthalmol, 2022, 100(8): 946-959.

5. CHAKRAVARTHY U, PETO T. Current perspective on age-related macular degeneration. Jama, 2020, 324(8): 794-795.

6. FERRIS F L 3RD, WILKINSON C P, BIRD A, et al. Clinical classification of age-related macular degeneration. Ophthalmology, 2013, 120(4): 844-851.

7. SAβMANNSHAUSEN M, THIELE S, BEHNING C, et al. Intersession repeatability of structural biomarkers in early and intermediate age-related macular degeneration: A macustar study report. Transl Vis Sci Technol, 2022, 11(3): 27.

8. CURCIO C A. Antecedents of soft drusen, the specific deposits of age-related macular degeneration, in the biology of human macula. Invest Ophthalmol Vis Sci, 2018, 59(4): Amd182-amd194.

9. ZHANG Y, GAN Y, ZENG Y, et al. Incidence and multimodal imaging characteristics of macular neovascularisation subtypes in Chinese neovascular age-related macular degeneration patients. Br J Ophthalmol, 2023.

10. MATHIS T, HOLZ F G, SIVAPRASAD S, et al. Characterisation of macular neovascularisation subtypes in age-related macular degeneration to optimise treatment outcomes. Eye(Lond), 2023, 37(9): 1758-1765.

11. 中华医学会眼科学分会眼底病学组，中国医师协会眼科医师分会眼底病学组. 中国年龄相关性黄斑变性临床诊疗指南（2023年）. 中华眼科杂志, 2023, 59(5): 13-32.

12. EIBENBERGER K, SACU S, REZAR-DREINDL S, et al. Monitoring retinoschisis and non-acute retinal detachment by optical coherence tomography: Morphologic aspects and clinical impact. Acta Ophthalmol, 2017, 95(7): 710-716.

13. FANG Y, DU R, NAGAOKA N, et al. OCT-based diagnostic criteria for different stages of myopic maculopathy. Ophthalmology, 2019, 126(7): 1018-1032.

14. KIM J H，KIM J W，KIM，C G，et al. Characteristics of spontaneous reattachment of rhegmatogenous retinal detachment：Optical coherence tomography features and follow-up outcomes. Graefes Arch Clin Exp Ophthalmol，2021，259（12）：3703-3710.

15. RUIZ-MEDRANO J，MONTERO J A，FLORESLORES-MORENO I，et al. Myopic maculopathy：Current status and proposal for a new classification and grading system（ATN）. Prog Retin Eye Res，2019，69：80-115.

16. RUSSELL J F. Whitish outer retinal spots in retinal detachment：longitudinal follow-up，multimodal imaging，and clinical utility. Ophthalmol Retina，2022，6（6）：469-477.

17. KUMAR V，VERMA S，AZAD S V，et al. Dome-shaped macula-Review of literature. Surv Ophthalmol，2021，66（4）：560-571.

18. 吕林，刘炳乾. 黄斑外加压手术的指征与挑战. 中华眼底病杂志，2022，38（6）：436-439.

19. JAIN S，KUMAWAT D，KUMAR V. Multimodal imaging of torpedo-shaped fundus lesions：New insights. Indian journal of ophthalmology，2018，66（8）：1211-1213.

20. TRIPATHY K，SARMA B，MAZUMDAR S. Commentary：Inner retinal excavation in torpedo maculopathy and proposed type 3 lesions in optical coherence tomography. Indian J Ophthalmology，2018，66（8）：1213-1214.

21. ATMACA L S，BATIOGLU F，ATMACA P. Indocyanine green videoangiography of angioid streaks. Acta Ophthalmol Scand，1997，75（6）：657-660.

22. CHATZIRALLI I，SAITAKIS G，DIMITRIOU E，et al. Angioid streaks：A comprehensive review from pathophysiology to treatment. Retina，2019，39（1）：1-11.

23. CICINELLI M V，TORRIOLI E，LA FRANCA L，et al. Incidence and risk factors of visual impairment in patients with angioid streaks and macular neovascularization. Ophthalmol Retina，2023，7（5）：431-440.

24. LAFAUT B A，LEYS A M，SCASSELLATI-SFORZOLINI B，et al. Comparison of fluorescein and indocyanine green angiography in angioid streaks. Graefes Arch Clin Exp Ophthalmol，1998，236（5）：346-353.

25. MARCHESE A，PARRAVANO M，RABIOLO A，et al. Optical coherence tomography analysis of evolution of Bruch's membrane features in angioid streaks. Eye（Lond），2017，31（11）：1600-1605.

26. MARTINEZ-SERRANO M G，RODRIGUEZ-REYES A，GUERRERO-NARANJO J L，et al. Long-term follow-up of patients with choroidal neovascularization due to angioid streaks. Clin Ophthalmol，2017，11：23-30.

27. QUARANTA M，COHEN S Y，KROTT R，et al. Indocyanine green videoangiography of angioid streaks. Am J Ophthalmol，1995，119（2）：136-142.

28. ROHART C，LE H M，ESTRADA-WALKER J，et al. Long-term prognosis of choroidal neovascularization complicating angioid streaks. Retina，2023，43（6）：882-887.

29. SHIRAKI K，MORIWAKI M，MATSUMOTO M，et al. Hypofluorescent spots in indocyanine green angiography of peau d'orange and fundus. Int Ophthalmol，1997，21（1）：43.

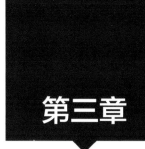

第三章

遗传性视网膜脉络膜病变

第一节　视网膜色素变性

- 视网膜色素变性（retinitis pigmentosa，RP）是最常见的遗传性视网膜营养不良，发病率在全球范围内约为 1/4 000。遗传方式主要包括常染色体显性、常染色体隐性和 X- 连锁遗传。目前发现至少 79 个突变基因，其中中国人最常见的 7 个突变基因为 *CYP4V2*、*RHO*、*USH2A*、*RPGR*、*CRB1*、*RP2* 和 *CHM*。

- 以视杆细胞严重受损在先，随后累及视锥细胞功能为特征。最初的症状为夜盲，随后视野以同心模式逐渐丧失，中心视力通常在疾病晚期才受累。眼底表现为典型的三联征：骨细胞样视网膜色素增殖、视网膜动脉变细和视盘蜡样苍白（图 3-1-1）。

- 确诊主要依靠眼底检查及视网膜电图（electroretinogram，ERG）。ERG 异常发生较早，并先于夜盲症症状和眼底异常。晚期 RP 患者 ERG 呈熄灭样改变。

- 常见合并的眼部异常：眼球震颤、屈光不正、后囊下型白内障、黄斑囊样水肿（cystoid macular edema，CME，图 3-1-2）和视网膜前膜等。

- RP 的发病年龄从儿童时期到中老年不等，对于迟发型患者，必须考虑继发性 RP 的可能性。

- RP 多数情况下单独发生，少数情况下以综合征形式出现，合并其他眼部或系统性疾病。如 Usher 综合征，表现为不同程度的神经感觉性听力损失；Bardet-Biedl 综合征，可合并出现肥胖、多指畸形、性腺机能减退、肾功能障碍和 / 或认知障碍；Kearns-Sayre 综合征，通常合并心脏功能障碍。

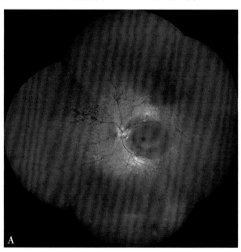 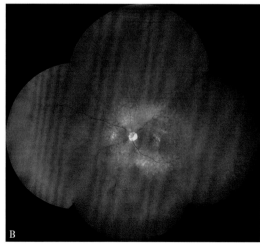

图 3-1-1　RP 患者的广角眼底照相

A. RP 早期眼底，病变尚未累及黄斑，视盘颜色淡红，中周部可见典型的骨细胞样色素沉着；B. RP 中晚期眼底，黄斑萎缩、视盘蜡样苍白、中周部少量色素沉着。

图点评1：骨细胞样色素沉着通常出现在中周部，那里的视杆细胞密度最高。广角眼底照相与传统眼底照相相比，可以更好地捕获周边部的这些改变。它们由RPE细胞组成，这些细胞在光感受器变性后从RPE分离并迁移到视网膜血管周围。色素增殖的程度因个体而异，并不一定反映疾病的严重程度。

图点评2：无论是原发性RP还是继发性RP，一旦确诊后，尽量减少眼底照相及眼底血管造影检查，或尽量少拍摄一些眼底图像，以减轻拍摄光线对脆弱且敏感的感光细胞及RPE的损害。

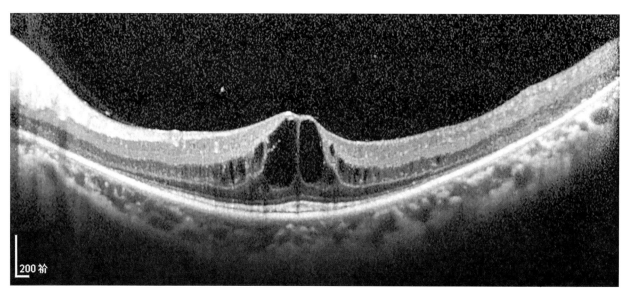

图3-1-2　RP患者的OCT图像

RP合并CME：中心凹内层视网膜可见低反射囊腔。此外，中心凹两侧视网膜可见RP的特征性改变，即光感受器条带消失，外层视网膜萎缩、变薄。

图点评1：RP合并CME，应注意与葡萄膜炎继发CME相鉴别，此患者基因检测证实为 *USH2A* c.7765C>G 和 c.7100G>A 常染色体隐性遗传的复合杂合突变。

图点评2：RP首先累及视杆细胞，在OCT上表现为保留中心凹（视锥细胞）的外层视网膜萎缩。

● 治疗建议

尽量避免强光照射，保持合理用眼、健康的生活方式，均衡饮食。基因治疗、干细胞治疗和人工视网膜等近年来快速发展，有望为RP患者提供新的治疗方案。并发症的治疗：①并发性白内障，RP患者白内障手术后获得的视力在很大程度上取决于残余黄斑功能的数量。目前没有迹象表明手术会加速RP的进展。因此，对于合并严重影响视力的白内障患者，可考虑行白内障手术。②RP并发CME，迄今为止，尚未进行大型随机对照临床试验来评估治疗RP患者CME的效果。RP并发CME可试用碳酸酐酶抑制剂治疗，口服乙酰唑胺的剂量为每天125~500mg，局部碳酸酐酶抑制剂如布林佐胺通常每天给药3次。

（李妙玲）

第二节　Best卵黄样黄斑营养不良与常染色体隐性遗传Best病

● *BEST1* 基因突变可致一类以视网膜色素上皮受损为主要特征的遗传性视网膜营养不良疾病，统称为

Bestrophinopathies。其主要包括 Best 卵黄样黄斑营养不良（best vitelliform macular dystrophy，BVMD，或称经典 Best 病）、常染色体隐性遗传卵黄样黄斑营养不良（autosomal recessive bestrophinopathy，ARB）。

- *BEST1* 基因编码蛋白 bestrophin-1，是位于 RPE 细胞基底膜的一种钙敏感 Cl- 通道蛋白，在正常的眼部发育、维持 RPE 细胞，以及视网膜光感受器功能中具有重要作用。目前报道与 *BEST1* 基因相关的突变超过 300 个，包括错义突变、移码突变、无义突变等多种形式，表现为不同的外显性和表达性。BVMD 及 ARB 具有遗传及临床表型异质性。

- BVMD 又称 Best 病，以类圆形的黄斑区视网膜下脂褐素物质的异常积聚为主要临床表现。具有 5 个典型的特征性进展阶段，即卵黄样病变前期、卵黄样病变期、假性积脓期、卵黄破碎期及萎缩期。

- 常染色体隐性遗传 Best 病以视网膜下多灶性卵黄样物质沉积（图 3-2-1）以及广泛的视网膜下液体积聚或黄斑水肿为主要临床表现。其是由 *BEST1* 基因双等位突变引起的，因此，正常功能的 bestrophin-1 蛋白完全缺失。同时，*BEST1* 基因突变还可影响正常的眼部结构发育，导致患者常伴有短眼轴、窄房角等眼前节结构异常，易发生闭角型青光眼。

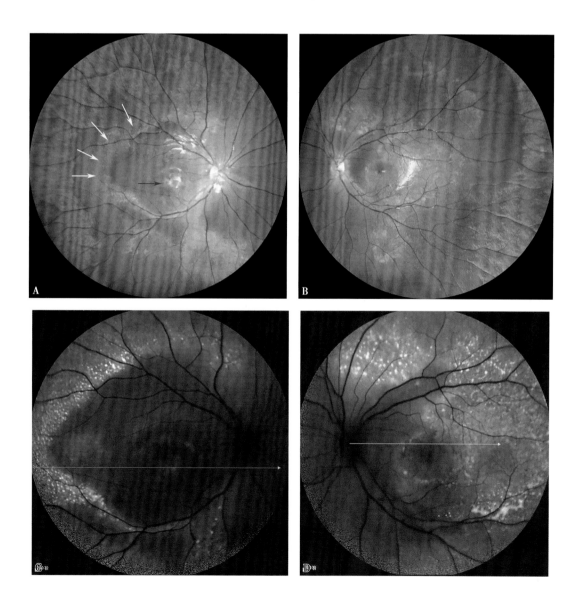

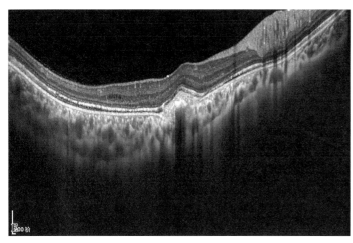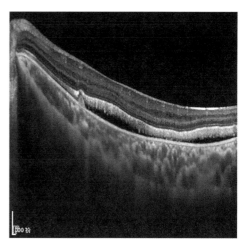

图 3-2-1 常染色体隐性遗传 Best 病广角眼底影像

患儿,女,11 岁,双眼视力下降伴色觉异常 6 个月,VOD 0.32,VOS 0.8;A. 广角眼底照相可见患者右眼眼底黄斑区灰黄色瘢痕病灶(红箭示)及后极部多灶视网膜下黄白色沉积物(黄箭示);B. 广角眼底照相示左眼眼底后极部及散在视网膜下黄白色沉积物;C、D. 短波长自发荧光显示眼底多灶黄白色视网膜下沉积物(脂褐质)呈强自发荧光,黄斑区及其周围视网膜下液积聚处呈稍弱自发荧光;E. 右眼黄斑区 OCT(对应 C 中绿色扫描线处)显示黄斑区 RPE 下中高反射隆起(瘢痕病灶),及后极部弥漫性神经上皮层浅脱离;F. 左眼黄斑区 OCT(对应 D 中绿色扫描线处)显示黄斑颞侧视网膜下簇状中反射沉积物及黄斑区神经上皮层脱离,其下可见中高反射的视网膜下沉积物及低反射视网膜下液。

图点评 1:不同于经典 Best 病,ARB 的病灶分布不仅局限于黄斑区,其眼底特点为视网膜下多灶性卵黄样物质沉积,病灶可广泛分布于后极部与中周部。广角眼底照相可清晰记录这些视网膜下黄白色沉积物的位置。除此之外,ARB 患者眼底中周部及周边部还可出现玻璃膜疣样病灶及斑片状的 RPE 萎缩灶,这些病变都可通过广角眼底照相观察并记录。

图点评 2:经典 Best 病与 ARB 在疾病进展过程中均可并发脉络膜新生血管(CNV),须定期随访观察,一旦出现视网膜下出血,提示可能并发了 CNV,须及时做相关眼底影像检查确诊,并积极抗 VEGF 治疗。ARB 患者常并发闭角型青光眼而致高眼压,须抗青光眼治疗。无论是经典 Best 病还是 ARB,自发荧光是首选的敏感检测手段。

● 治疗建议

已有不少研究指出,抗 VEFG 治疗对于 Best 病及 ARB 继发性脉络膜新生血管有较好的治疗效果。但抗 VEGF 治疗对 ARB 患眼中视网膜下液及视网膜内液的减少无明显疗效。这是因为在 ARB 中视网膜下液及视网膜内液的形成及分布取决于 RPE 的残余功能,而不是新生血管因素。除视网膜病变外,ARB 患者也须进行全面的青光眼筛查并进行眼压监测与管理,虹膜角膜解剖学特征异常、前房深度浅和轴向长度减小都可使 ARB 患者闭角型青光眼的患病风险增加。

(甘雨虹 文 峰)

第三节 Stargardt 病及眼底黄色斑点症

● Stargardt 病和眼底黄色斑点症(fundus flavimaculatus,FFM)是同一种疾病的不同表现。

● 遗传方式:Stargardt 病多为常染色体隐性遗传,由 ATP 结合转运蛋白亚家族 A4(*ABCA4*)基因中的双等位基因突变引起，是最常见的遗传性视网膜疾病，常在青少年时期发病，最初描述为少年黄斑营养不良。除此之外，染色体 6q14 上 *ELOVL4* 基因的杂合突变、4q15 上的 *PROM1* 基因的杂合突变也可以常染色体显性遗传的方式导致 Stargardt 病。眼底黄色斑点症是 Stargardt 病的一种等位基因亚型，与 *ABCA4* 基因和 *PRPH2* 基因的突变有关，多为常染色体显性遗传，发病年龄较晚，在未有黄斑受累时可无症状。

● 临床特征及预后：患者常有双眼中心视力渐进性下降。黄斑病变预后较差，视力会降至 0.1 并逐渐趋于稳定。仅有眼底黄色斑点而黄斑区未受累的患者预后相对较好（图 3-3-1）。

● 眼底表现：早期可表现为正常或非特异性淡黄色斑点，随着外层视网膜的萎缩，黄斑区可表现为椭圆形的"锤打青铜"样外观（图 3-3-2）。当萎缩累及脉络膜，可表现为黄斑区的"牛眼征"改变，甚至后极部出现大片地图状萎缩。黄色斑点状改变是位于 RPE 的黄色沉着物，大小、形状不一，可仅出现在黄斑区病灶周围或延伸至中周部视网膜。

● "脉络膜湮灭"征是 Stargardt 病特有的 FFA 表现（图 3-3-3）。由于 RPE 细胞内脂褐质沉积，荧光团吸收了激发光，使得脉络膜背景荧光被遮蔽，导致在造影期间背景荧光普遍减弱或消失而视网膜血管显影更为清晰。

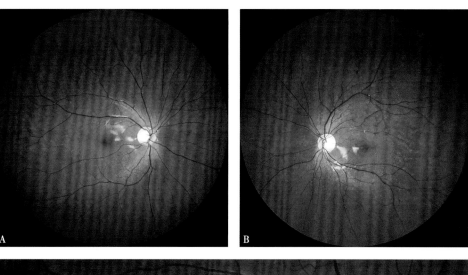
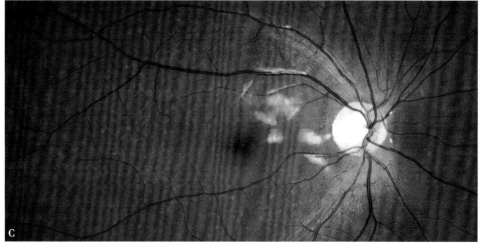

图 3-3-1　眼底黄色斑点症患者双眼广角眼底照相及右眼局部放大图
患儿，女，9 岁，体检时发现眼底病变，视力 VOD 0.8，VOS 0.9，A、B. 双眼可见旁黄斑区沿血管弓走行以及近周边的黄色斑点；C. 右眼局部放大眼底照相中可见黄色斑点位于视网膜下层面。
患儿行基因检测提示 *ABCA4* 基因致病突变，诊断为双眼眼底黄色斑点症。

图点评：眼底黄色斑点是 Stargardt 病的特殊表型。黄色斑点通常出现在黄斑区周围、近中周部及沿视网膜血管走行，视盘周围较少受累。

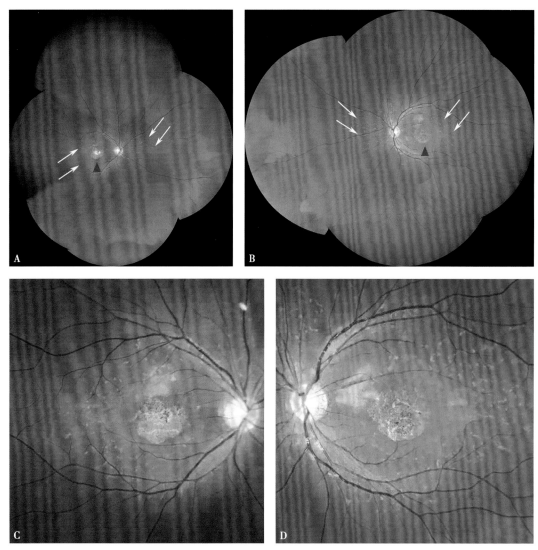

图 3-3-2　Stargardt 病双眼广角眼底照相

患者，女，33 岁，双眼视力下降 10 年余，其父亲视力差；A、B. 广角眼底照相可见患者后极部及鼻侧中周部视网膜下散在黄色斑点（黄箭示），黄斑区呈"牛眼状"外观（红色箭头示）；C、D. 后极部放大眼底照相可见黄斑萎缩呈多形性金属样反光，即"捶打青铜"样外观。患者行基因检测提示 *ABCA4* 基因致病突变，诊断为"双眼 Stargardt 病"。

图点评 1：该病例为典型的 Stargardt 病眼底表现，即黄斑区呈卵圆形、围绕在中心凹周围的多形性金属光泽，提示双眼黄斑区对称性类圆形萎缩，并伴有视网膜下散在黄色斑点。

图点评 2：Stargardt 病主要影响黄斑，导致中心视力丧失。但其存在显著的表型异质性，周边视网膜也可呈现多种病变如最常见的黄色斑点及 RPE 萎缩。黄色斑点可在病程早期出现，并且随着时间的推移从黄斑区向中周部扩展。RPE 萎缩首先发生在黄斑部，但在疾病的后期，萎缩也可发生在中周部。此外，近年来随着广角眼底照相机的广泛运用，一些较为少见的 Stargardt 病的眼底表征也被发现，如周边色素性视网膜病变，表现为扁平的斑片状黑色病灶，大小不一，一般出现在远中周部，部分色素性病灶内还可见黄色斑点。

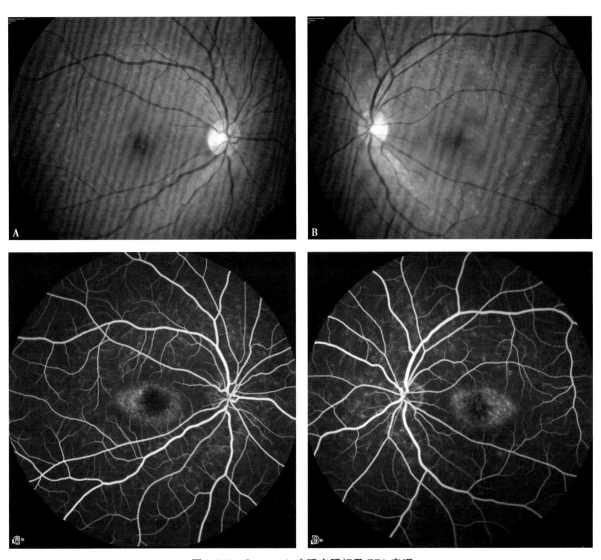

图 3-3-3 Stargardt 病眼底照相及 FFA 表现

患者,女,27 岁,双眼视力下降 5 年余;A、B. 为双眼眼底照相,可见患者黄斑区椭圆形"捶打青铜"样病灶,后极部可见散在黄色斑点;C、D. 患者双眼 FFA 显示脉络膜背景荧光减弱,呈"脉络膜湮灭"征,黄斑区病灶呈椭圆形透见荧光,后极部还可见散在斑点状强荧光病灶。

图点评 1:Stargardt 病由于致病基因多样(*ABCA4* 中数百个致病序列已被报道),因此,临床表型及视力预后在个体间存在差异性。出现黄斑区萎缩的患者通常在青少年时期发病,呈现中心视力下降,随年龄增长病变可缓慢进展,而发病较晚的患者通常视力预后更好。

图点评 2:患儿一旦确诊 Stargardt 病,患儿父母最担忧的是患儿以后会不会失明。作为主诊医生,可以明确告知患儿即使病情有进展,但不会失明,生活完全可以自理。此外,还可以告知患儿父母,期待未来基因与干细胞治疗的突破,可能会给该病提供有效的治疗,以给患儿及全家带来希望之光。

● 治疗建议

暂无有效治疗方法,可给予叶黄素、玉米黄素、维生素 B 等营养药物,尽量避免阳光照射,勿吸烟。目前针对 Stargardt 病的基因治疗还在 I/II 期临床试验阶段。

(甘雨虹 文 峰)

第四节　Bietti 结晶样视网膜变性

- Bietti 结晶样视网膜变性（Bietti crystalline dystrophy，BCD）是一种常染色体隐性遗传疾病，其特征是结晶样物质在角膜、视网膜、RPE 和脉络膜中沉积，以及视网膜色素上皮、光感受器、脉络膜血管逐渐萎缩。*CYP4V2* 于 2004 年被鉴定为致病基因，亚洲人群多见。BCD 多数患者在 20～40 岁发病，表现为：双眼、缓慢、进行性视功能损害，部分患者伴夜盲，部分患者无自觉症状，因眼底检查才被发现。

- BCD 主要以后极部为主，视网膜灰暗，后极部包括黄斑区在内的大量、散在醒目的结晶样颗粒（图 3-4-1）。可伴有部分或全部视网膜色素变性的典型三联征眼底改变（视盘蜡黄、视网膜血管狭窄、骨细胞样色素散在分布）。

- 组织病理学研究表明，BCD 中的结晶物质为胆固醇及脂质包涵体复合物，因此它们具有强烈的反射率，在近红外图像（near-infrared autofluorescence，NIR）上显示更清晰，优于眼底彩色图像。NIR 还可以很容易地识别晶体沉积物和硬化血管。随着疾病的进展，晶体沉积物数量减少，在疾病的晚期几乎消失。相比之下，疾病早期没有硬化脉络膜血管，但后期更明显。OCT 检查结晶物质多位于 RPE 上（图 3-4-2），外核层也可见结晶物质沉积。

- Yuzawa 等根据 BCD 眼底表现将其分为三期。早期：视网膜色素上皮细胞萎缩始于后极部，并逐渐累及周边部。中期：随着 RPE 萎缩的进展，结晶沉积物的可见性可能会降低，原因在于从眼底反射光线的增加可以掩盖视网膜结晶体。晚期：随着病情进展，RPE 和脉络膜毛细血管逐渐萎缩，此期萎缩区外可见骨细胞样或不规则形色素沉着，萎缩区内结晶样物质很少存在，可见暴露的脉络膜中大血管。

- 眼底血管造影表现：有学者根据 BCD 眼底表现将 FFA 分期。早期：后极部和中周边部视网膜可见弥漫性 RPE 改变（椒盐样）伴弥漫性小或中等大小弱荧光点（对应于 RPE 色素改变或脉络膜毛细血管充盈缺损）。进展期：后极部和中周边部视网膜可见广泛的 RPE- 脉络膜毛细血管复合体萎缩，视盘周边部和黄斑部保存较好。严重期：后极部完全萎缩。ICGA 早期，BCD 的所有阶段均观察到延迟的脉络膜充盈，晚期呈弱荧光。

- 视功能状况因病变程度及范围大小不同而有较大差异，ERG 各反应振幅降低程度不一，早期以视锥细胞反应降低为主，晚期视杆细胞反应也降低，最严重者各种反应均记录不到。由于后极部最先发病，多焦视网膜电图振幅严重降低。

- BCD 眼底照相与其他疾病表现类似，临床上需要与其他疾病进行鉴别。视网膜色素变性：夜盲出现更早，多从中周部起病，晚期累及黄斑区，无典型结晶样颗粒。白底状视网膜变性：眼底见分布均匀、边界清楚、大小几乎相等的白色斑点，黄斑不易侵犯，而 BCD 的结晶样颗粒主要集中在后极部。胱氨酸病：结晶物质为胱氨酸，在前段分布广泛，包括整个角膜、球结膜、虹膜面均有沉着，而 BCD 结晶物质为脂质，累及眼前段时仅限于角膜缘浅层。药物所致视网膜结晶：如他莫昔芬、斑蝥黄、甲氧氟烷、滑石粉等，有明确用药史。

- 目前报道的 BCD 并发症包括：CNV、黄斑水肿、黄斑裂孔、青光眼等。其中 CNV 形成可能由于 BCD 患者脂质循环异常，使 RPE 变性、破坏，导致结晶形成，影响氧、营养物质从脉络膜毛细血管到 RPE 和光感受器扩散，致使局部组织缺氧，从而打破促新生血管因子、抑制新生血管因子之间的平衡，促进新生血管因子过度表达，Bruch 膜破裂，最终形成 CNV。

● 广角眼底照相可完整显示病变范围，有助于诊断及随访患者疾病发展情况，并与其他疾病相鉴别。

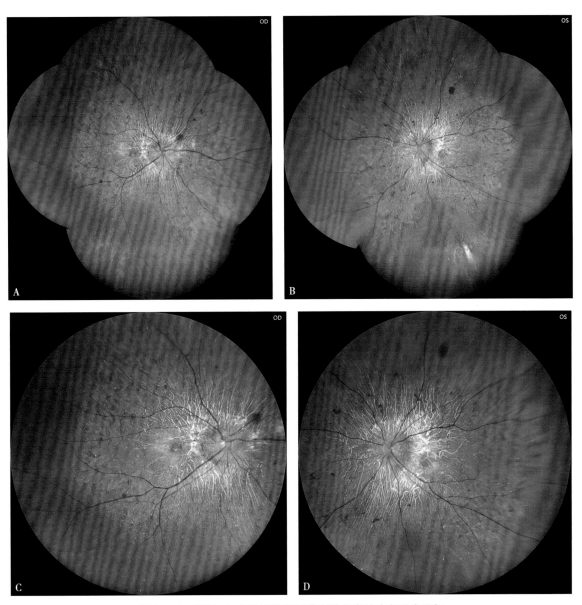

图 3-4-1　双眼 Bietti 结晶样视网膜变性患者的广角眼底照相

患者，男，52 岁，双眼视力下降 10 余年，既往体健，否认近亲结婚、家族史、全身疾病史、外伤史、药物史；眼部检查：VOD 0.2，VOS 0.2；双眼前节检查未见明显异常。A、B. 双眼各象限近中周部视网膜灰暗、散在亮黄色结晶，后极部视网膜脉络膜萎缩，透见其下脉络膜中大血管，伴散在色素增殖；C、D. 双眼萎缩区内无亮黄色结晶，色素沉着位于萎缩区外（A、C. 右眼，B、D. 左眼）。

图点评 1：广角眼底照相清晰显示了病变范围，患者病变不仅位于后极部，还累及近中周部。该患者后极部视网膜脉络膜萎缩，萎缩区结晶样物质较少，萎缩区外散在色素增殖，属于病变晚期。患者由后极部开始发病，早期夜盲可不明显。该患者黄斑区及周围发生视网膜脉络膜萎缩，故视力较差。

图点评 2：BCD 晚期患者的眼底检查及彩色图像，于广泛萎缩及散在色素沉着的病灶中，仔细寻找是否存在闪亮发光的结晶样小体，对 BCD 的诊断至关重要。

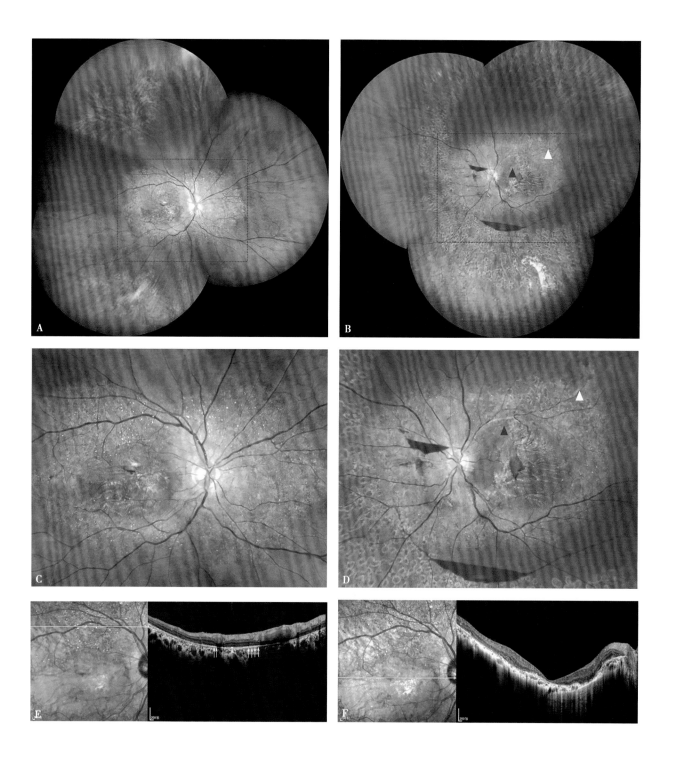

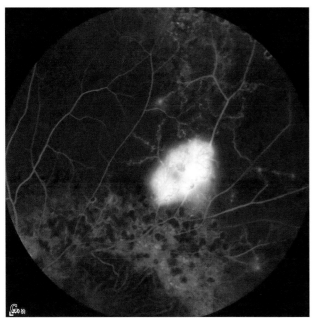
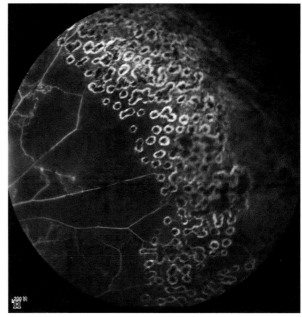

图 3-4-2 双眼 BCD 合并左眼 BRVO 伴视网膜新生血管患者的多模式影像

患者,男,51 岁,双眼视力下降 10 余年,左眼视网膜分支静脉阻塞(BRVO)眼底激光术后半年复查;既往高血压病史 3 年,否认近亲结婚,否认家族史、外伤史、特殊药物史及其他全身疾病史;眼部检查:VOD 0.6, VOS 0.6;双眼前节检查未见明显异常;A、B. 广角眼底照相显示双眼黄斑区视网膜脉络膜萎缩伴不规则色素增殖,透见其下脉络膜中大血管,后极部连鼻侧近中周部散在亮黄色结晶颗粒;B. 颞上中周部见团状视网膜新生血管(黄色箭头示)及增殖膜(红色箭头示),后极部见两处舟状视网膜前出血,颞上血管弓处及各象限中周部见陈旧性激光斑;C. 为 A 局部放大图;D. 为 B 局部放大图;E. 左侧为右眼 IR 图像,可清晰显示反光的 BCD 结晶,其右侧为 OCT 图像,可见结晶小体位于 RPE 上(黄箭示);F. 右眼黄斑区视网膜外层及脉络膜明显萎缩;G、H. 左眼 FFA 早期于颞上中周部显示视网膜新生血管团状染料渗漏,大片无灌注区及陈旧性激光斑性荧光。

图点评 1:广角眼底照相完整显示后极部病变区域及中周部激光斑情况,也清晰显示视网膜新生血管及舟状视网膜前出血的形态及颜色,有助于临床发现不同类型的病变。该患者存在大片无灌注区合并视网膜新生血管,可能与其高血压病史及 BRVO 相关,因视网膜处于严重缺血缺氧状态而诱发了视网膜新生血管。

图点评 2:从该病例的眼底影像可以看出,红外(infrared, IR)图像显示结晶样小体的点状强反射灶比眼底照相要清晰。该病例左眼 BCD 合并 BRVO 可能为偶发情况。

● 治疗建议

目前尚无特效治疗方法,可参考其他视网膜变性类疾病的治疗。主要根据其并发症进行治疗。

BCD 并发 CNV 并不少见,并发的 CNV 常位于中心凹下、中心凹旁,可出现视力突然下降伴视物变形,予以抗 VEGF 治疗后症状明显改善。由于位置的特殊性,一旦发现 BCD 并发 CNV,须及时抗 VEGF 治疗,因此须提醒 BCD 患者,出现上述症状应当尽早就诊。BCD 并发黄斑水肿的发病机制尚不完全清楚,有研究表明,口服乙酰唑胺可改善患者的黄斑水肿。罕见 BCD 并发黄斑裂孔和青光眼,可对症治疗。

(何桂琴 文 峰)

第五节　家族性显性玻璃疣

- 家族性显性玻璃疣（又称 Donyne honeycomb retinal dystrophy，Doyne 蜂窝状视网膜病变；Malattia Leventinese）是一种常染色体显性遗传的视网膜病变，其被认为是一种年龄相关性黄斑变性（age-related macular degeneration，AMD）的早期变异性改变，具有和 AMD 相似的临床和病理表现，包括软性玻璃疣沉积、RPE 基底膜褶皱丢失、RPE 细胞质空泡化、RPE 萎缩及 CNV。

- 遗传方式及发病机制：家族性显性玻璃疣在大多数情况下是由染色体 2p16 上的 *EFEMP1* 基因中的杂合（*R345W* 突变）或纯合突变引起的。*EFEMP1* 编码的蛋白为含有表皮生长因子的纤维蛋白样细胞外基质蛋白 1（EFEMP1）/Fibulin-3（F3）。基因突变导致 EFEMP1/F3 蛋白被错误折叠，其异常分泌被认为是导致家族性显性玻璃疣形成的原因。

- 临床表现：患者发病初期可无明显症状，眼底表现为黄斑区放射状分布的细小黄色玻璃疣。玻璃疣可累及视盘边缘，并且可在视盘鼻侧分布。随着年龄增长，玻璃疣数量增多并逐渐相互融合，在后极部可呈蜂窝状外观（图 3-5-1）。在患者中年时期，病变进一步进展可发生 RPE 细胞变性、色素增殖、地图状萎缩及继发 CNV（图 3-5-2）。

- 鉴别诊断：家族性显性玻璃疣患者眼底玻璃疣主要分布于黄斑区和视盘周围，中周部一般没有玻璃疣病灶。而眼底白色斑点、良性家族性视网膜斑点症的玻璃疣样病灶是均一、散在分布于后极部及中周部的。Sorsby 眼底营养不良（Sorsby fundus dystrophy）发病初期也可表现为黄斑旁多发玻璃疣样点状沉积，随病变进展，后极部、中周部也可出现玻璃疣样点状沉积，同时伴进行性 CNV 形成，最终形成黄斑区视网膜下纤维化及萎缩。

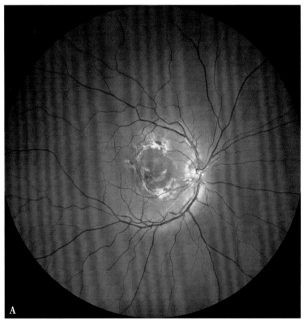
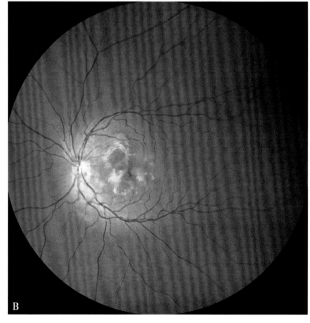

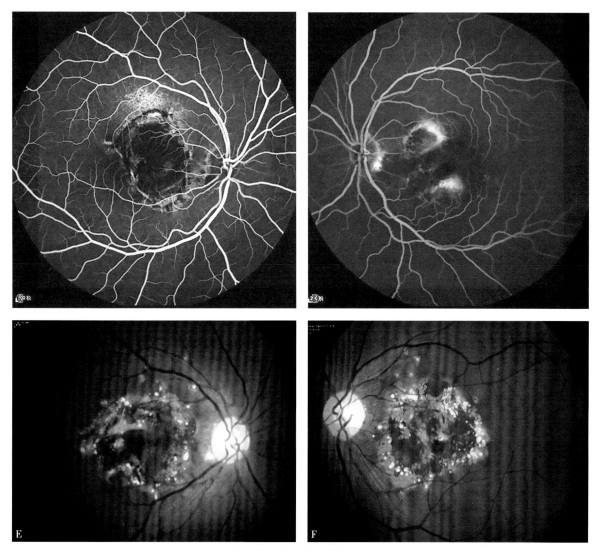

图 3-5-1　同一家系家族性显性玻璃疣 2 例眼底照相及 FFA

A～D. 患者, 女, 34 岁, 右眼视力下降半年余, 否认既往眼部病史, 否认相关家族史, 眼部检查: VOD 0.1, VOS 0.8, 双眼前节无明显异常; A. 右眼后极部 2PD×4PD 大小瘢痕灶伴致密色素增殖, 病灶边缘及视盘周围见点状黄白色玻璃疣; B. 左眼黄斑区见斑片状瘢痕灶及散在点状黄白色玻璃疣; C、D. 双眼 FFA 示造影晚期黄斑区瘢痕染色伴色素增殖性遮蔽荧光, 视盘周围玻璃疣轻微染色, 黄斑区玻璃疣呈透见荧光; E、F. 先证者姐姐的眼底照相, 该患者为女性, 37 岁, 无明显视力症状, 双眼视力均为 0.9, 右眼眼底(E)可见后极部大片瘢痕灶及黄白色玻璃疣, 左眼(F)部分玻璃疣融合成片呈蜂窝状外观。这两名患者经基因检测证实了 EFEMP1 位点的突变及家族性显性玻璃疣的诊断。

　　图点评 1: 从广角眼底照相可以看到, 在家族性显性玻璃疣患者中, 玻璃疣主要分布于后极部, 包括黄斑区和视盘周围, 而在中周部鲜有分布。这是家族性显性玻璃膜疣和 AMD 区分的要点之一。家族性显性玻璃疣在眼底表现多样, 其最典型的眼底表现是出现黄斑区放射状细小玻璃疣和大的圆形玻璃疣。随着病程进展, 玻璃疣可相互融合伴其上 RPE 变性、色素增殖, 晚期形成瘢痕样改变。黄斑区融合的瘢痕病灶造成玻璃疣的形态不明显, 使得家族性显性玻璃疣的诊断变得困难。而这样的非典型眼底改变需要结合眼底多模式影像来进行鉴别诊断(如 OCT、自发荧光等), 证实视盘旁及黄斑区瘢痕灶周围的点状病灶为玻璃疣是本病例诊断的要点。

　　图点评 2: 对于黄斑区已形成纤维血管性瘢痕的患眼, 仔细在视盘周围及黄斑周围寻找是否存在呈放射状排列的多发性细小玻璃疣, 有助于临床诊断。确诊仍需基因检测。

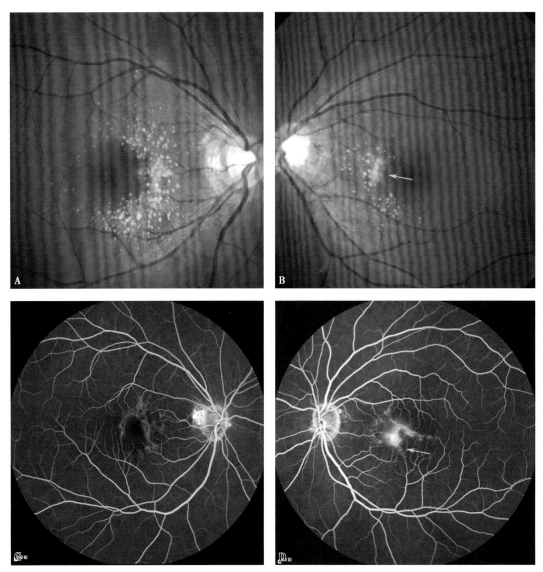

图 3-5-2 家族性显性玻璃疣继发 CNV

患者,女,32 岁,左眼视力下降伴视物变形 2 月余,否认既往眼部病史,否认相关家族史。眼部检查:VOD
1.0,VOS 0.8,双眼前节检查未见明显异常;A、B. 眼底照相可见双眼黄斑区放射状细小黄白色玻璃疣及
圆形稍大玻璃疣,左眼黄斑中心凹鼻侧缘见灰黄色视网膜下病灶伴水肿(绿箭示);C、D. FFA 示黄斑区
及视盘玻璃疣呈透见荧光或荧光素着染,左眼黄斑区呈 CNV 性荧光素渗漏(D)。该患者经基因检测证实
EFEMP1 外显子中包含 C>T 的杂合错义突变,明确双眼家族性显性玻璃疣、左眼继发性 CNV 的诊断,并
给予左眼抗 VEGF 治疗。

图点评 1:双眼黄斑区放射状细小黄白色玻璃疣及圆形稍大玻璃疣是家族性显性玻璃疣最早期的特
征表现,应注意识别。家族性显性玻璃疣病程进展缓慢,患者视力一般较为平稳。因此,对于家族性显
性玻璃疣患者出现明显视力下降时,应注意检测眼底,判断是否继发 CNV 形成。

图点评 2:因家族性显性玻璃疣患眼在病变进展过程中,易并发 CNV 而致视力严重损害,故须定期
随访观察,尽早发现其并发的 CNV,并及时抗 VEGF 治疗,以挽救患者的中心视力。

● 治疗建议

目前暂无针对家族性显性玻璃疣的手术或药物治疗。氩激光及阈下激光治疗可能对玻璃疣有微小

收益。对于家族性显性玻璃疣继发的 CNV，及时抗 VEGF 治疗可取得较好疗效。

（甘雨虹　文　峰）

第六节　Leber 先天性黑蒙

- Leber 先天性黑蒙（Leber congenital amaurosis，LCA）属于早发型视网膜营养不良谱系疾病，又被称为先天性视网膜色素炎，在 1869 年由德国眼科医生 Theodore Leber 首次提出，是一类严重的、在婴儿时期即发病的隐性遗传疾病，但也有少量显性遗传的报道。

- LCA 在遗传性视网膜疾病（inherited retinal disease，IRD）中所占比例大于 5%，发病率为 1/81 000～1/33 000。目前，已有 25 个突变基因位点得到证实，可解释临床 70%～80% 的病例，不同突变位点所致疾病可能具有不同的病程发展特点。其中，最常见的 5 个突变基因为：*GUCY2D*、*CEP290*、*CRB1*、*RDH12* 与 *RPE65* 基因。

- LCA 一般呈常染色体隐性遗传，也有少数呈常染色体显性遗传，LCA 起病于出生后立即或出生后最初几个月，常表现为眼球震颤或瞳孔对光反射迟钝，患儿可呈高度远视，部分基因型（例如 *GUCY2D* 和 *AIPL1*-LCA）临床表现更严重，表现为更早、更严重的视功能丧失，但此时眼底检查可能无显著异常。病变发展至后期，视网膜可表现为多种异常特征：视盘苍白、血管狭窄、晚期椒盐样或骨细胞样视网膜色素沉积（图 3-6-1）。一些较少见的眼底表现包括视盘玻璃疣、视盘水肿或假性视乳头水肿、斑点状视网膜病变、黄斑病变、圆形色素沉着等，部分患者可合并圆锥角膜，OCT 上可见病变区域呈弥漫性外层视网膜与 RPE 的萎缩（图 3-6-2）。

- LCA 需要与一些先天性或遗传性疾病所鉴别，例如全色盲、先天性静止性夜盲、眼或眼皮肤白化病、视神经发育不全等，往往可以通过起病年龄、疾病病程与表现、电生理检查结果等进行鉴别。

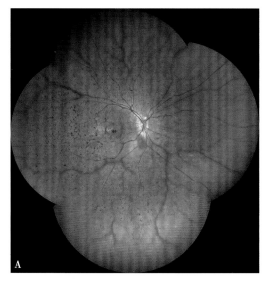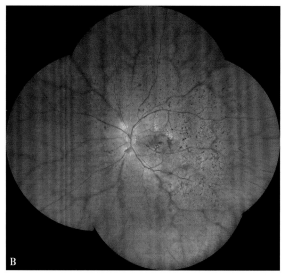

图 3-6-1　LCA 患者双眼广角眼底照相

患者，男，17 岁，双眼自幼视力差，既往体健，否认近亲结婚、家族史、全身疾病史、外伤史、药物史；A. 右眼底可见视网膜血管纤细，动脉走行稍僵直，后极部及周边椒盐样色素沉着，以颞侧为甚，部分色素沿视网膜动脉走行分布，呈蕨样外观；B. 左眼底可见视网膜血管纤细，后极部及周边椒盐样色素沉着。

图点评 1：Leber 先天性黑矇在眼底照相中可表现为双眼视盘颜色苍白、视网膜广泛色素沉着（椒盐样或骨细胞状）、视网膜血管变细或视盘周围血管闭塞呈白线状等，椒盐样或骨细胞状色素沉着多发现在视杆细胞密集的中周部，相对于传统眼底照相，广角真彩图像可清晰捕获周边部椒盐样色素沉着及血管异常，具有该类表现的患儿就诊时应注意询问家族史与近亲结婚史，注意检查患儿是否伴有眼球震颤、瞳孔反应迟钝、畏光、指压征、眼球内陷等，初次就诊及随访时应注意患儿是否发生圆锥角膜，白内障，高度远视，发育迟缓，神经系统及肾、骨骼异常，听力丧失等，这些伴随体征或疾患对于 LCA 的诊断至关重要。

图点评 2：LCA 患者视功能损害的严重程度和进展速度与基因型存在一定关系。LCA 具有遗传异质性与表型多样性的特点，认识不同基因型的临床表型特点，有助于缩小基因筛查的范围，进一步为基因治疗提供依据。临床怀疑 LCA 须进一步行基因检测以确诊。

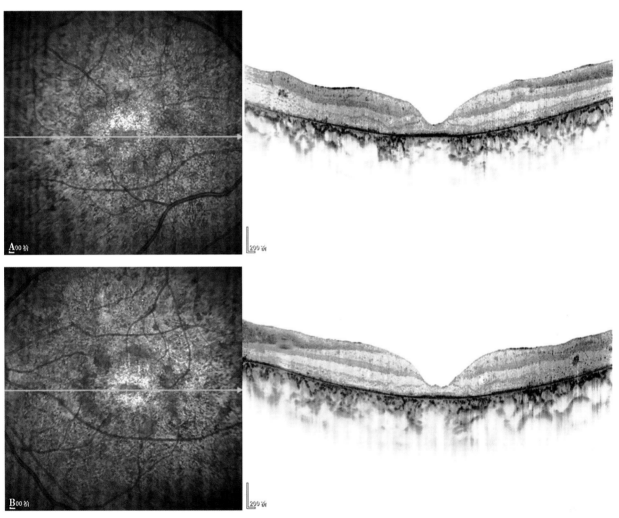

图 3-6-2 图 3-6-1 患者双眼黄斑区 OCT B 扫描

A. 右眼 OCT B 扫描可见黄斑区外层视网膜颗粒状高反射，RPE 及椭圆体带结构紊乱或消失，中心凹旁可见小的液性暗腔；B. 左眼表现基本同右眼，黄斑区可见外层视网膜颗粒状高反射伴外层视网膜结构紊乱或消失。

图点评 1：OCT 所呈现的弥漫性外层视网膜结构受损应与 RP 及其他遗传性疾病进行鉴别，鉴别方法包括自发荧光、眼底血管造影、ERG 与基因检测等。

图点评2：OCT 在应用于患儿的随访中，可明确患儿视网膜萎缩程度及范围进展情况，结合广角眼底照相所呈现的视网膜血管、视盘等情况，有助于对 LCA 病情整体的了解。LCA 的致病基因多且发病机制复杂，确诊时 LCA 患者视力通常从 0.1 到光感不等，甚至无光感，随后患者视力是否维持稳定与基因型相关，LCA 已成为最有希望被基因治疗攻克的人类遗传病之一，故主诊医生应与患儿家属充分沟通，强调基因治疗突破指日可待。

● 治疗建议

IRD 的基因治疗已取得一定的突破。2017 年，药物 Luxturna（voretigene neparvovec-rzyl）作为首个获批上市的治疗眼遗传病的基因产品，以腺相关病毒作为载体，将正常拷贝的 *RPE65* 基因转导进入 RPE 细胞，用于治疗 *RPE65* 基因突变所致的 Leber 先天性黑矇，该治疗药物也于 2017 年获得了美国食品药品管理局（FDA）批准用于 *RPE65* 突变的患者，这是第一个被批准运用于人眼的基因产品，与之相关的临床试验均已证明了其有效性与安全性。除基因治疗外，干细胞在治疗 IRD 方面也具有较好的前景，多项研究报道了人胚胎干细胞（ESCs）来源或诱导多能干细胞（iPSC）来源的 RPE 细胞用于视网膜疾病的治疗。关于其他视网膜相关细胞（例如光感受器细胞）的移植，目前仍处于研究阶段。

（蒲家欣 文 峰）

第七节 家族性渗出性玻璃体视网膜病变

● 家族性渗出性玻璃体视网膜病变（familial exudative vitreoretinopathy, FEVR）是一种以周边视网膜血管化不完全和视网膜血管分化异常为特征的遗传性视网膜疾病。

● FEVR 具有基因遗传的多样性。目前已发现 6 个基因与该疾病相关，分别为 *LRP5*、*FZD4*、*TSPAN12*、*NDP*、*ZNF408*、*KIF11* 基因突变，其中最常见的是常染色体显性遗传，较少见的是常染色体隐性遗传和 X- 连锁隐性遗传。部分基因突变与骨质疏松、听觉受损或智力发育迟缓有关。部分患者存在不只一种 FEVR 相关基因突变或同一突变基因存在 2 个突变位点。

● FEVR 具有临床表现的多样性。其可以在任何年龄发病，多为双眼患病，呈不对称性。同一患者可表现为单眼无症状或仅有轻微症状，对侧眼出现视网膜脱离。同一家系尽管具有相同位点的基因突变，先证者与其亲属间可存在完全不同严重程度的眼底改变。由于病变常始发于周边视网膜，临床上易造成漏诊，若治疗不及时病变进展至晚期可发生视网膜脱离、玻璃体积血等严重并发症。

● FEVR 眼底改变与早产儿视网膜病变相似，但本病多发于足月顺产新生儿，无早产、吸氧、呼吸困难史，多伴有家族史，因此须对家庭其他成员进行眼底筛查。典型眼底改变包括玻璃体组成及玻璃体视网膜界面异常，周边视网膜毛细血管无灌注，颞侧周边部视网膜血管走行僵直，分支增多，血管异常吻合，可见末梢动、静脉交通支形成（图 3-7-1、图 3-7-2）。正常视网膜与无血管区的交界可发生视网膜新生血管、纤维血管膜增生、视网膜镰状皱襞（图 3-7-3）及黄斑异位等，纤维血管膜牵拉可引起视网膜脱离。广角眼底成像技术更易发现周边视网膜血管解剖结构异常。根据广角眼底血管造影表现，Kashani 等将 FEVR 分为 5 期（表 3-7-1）。

表 3-7-1 家族性渗出性玻璃体视网膜病变临床分期

分期	眼底改变
1 期	周边视网膜无血管区伴或不伴视网膜内异常新生血管
1A 期	不伴渗出
1B 期	合并渗出
2 期	周边视网膜无血管区伴视网膜外新生血管
2A 期	不伴渗出
2B 期	合并渗出
3 期	不累及黄斑区的视网膜脱离
3A 期	不伴渗出
3B 期	合并渗出
4 期	累及黄斑区的视网膜脱离
4A 期	不伴渗出
4B 期	合并渗出
5 期	全视网膜脱离
5A 期	开放性漏斗
5B 期	闭合性漏斗

- FFA 表现：颞侧周边部视网膜血管分支增多，走行僵直，末端吻合呈扇形终止，周边视网膜可见无灌注区、微小血管扩张伴染料渗漏。当视网膜新生血管形成时，可见视网膜新生血管性团状染料渗漏。有时于无血管区交界处可见细小膨大的血管末梢呈蕨状分支状形态。

- 临床上，FEVR 需要与早产儿视网膜病变（retinopathy of prematurity，ROP）及永存性胚胎血管（persistent fetal vasculature，PFV）进行鉴别。与 ROP 的区别在于：①FEVR 多见于足月顺产新生儿，无早产、吸氧、呼吸困难史，多伴有家族史，患者多为年龄较大的儿童和成人，而 ROP 几乎均在新生儿时期即被诊断。②FEVR 可出现渗出，继而引起进行性牵拉，但进展缓慢。ROP 有急性渗出期，其后渗出过程终止。PFV 多散发，无性别差异，多发于足月儿，小眼球且眼轴较短，常单眼发病，双眼同时受累可能与遗传相关的全身性综合征有关。若双眼同时发生 PFV，须除外 Norrie 病等。PFV 的典型表现为原始玻璃体不完全退化后的残留组织自视盘向前延伸至晶状体后表面，FFA 提示视网膜血管发育完全，不出现周边无血管区。

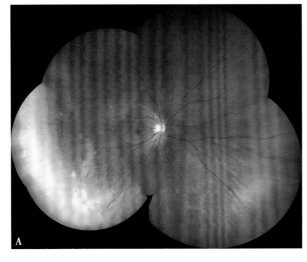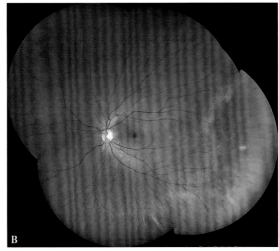

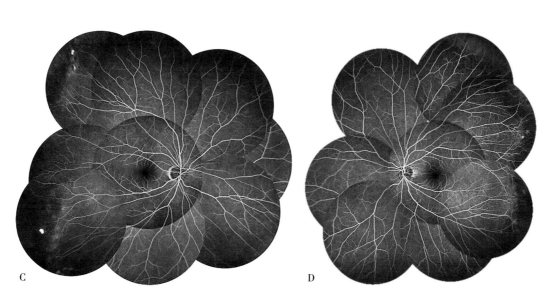

图 3-7-1　FEVR 患者双眼广角眼底照相及 FFA 拼图

患者,男,47岁,双眼视力下降2周;A. 右眼广角眼底照相示中周部视网膜血管分支增多,走行僵直,部分区域呈毛刷样改变,以颞侧为甚,颞侧视网膜萎缩变性;B. 左眼改变同右眼;C. 右眼 FFA 示中周部部分视网膜血管分支增多,走行僵直,部分呈毛刷样改变,颞下、颞侧及颞上远中周部部分微小血管扩张伴染料渗漏,颞侧中周部可见无血管区,颞下及颞上中周部可见斑状萎缩性荧光;D. 左眼 FFA 示颞上及颞侧中周部部分视网膜血管分支增多,走行僵直,部分呈毛刷样改变,部分微小血管扩张伴染料渗漏。

图点评1:广角真彩眼底成像技术对于发现 FEVR 周边部视网膜血管异常更为灵敏。传统眼底照相检查范围小,容易忽略周边部视网膜血管异常而造成漏诊。本例患者属1A期,表现为中周部视网膜微小血管扩张伴渗漏,颞侧无血管区未出现典型 V 征。在正常视网膜与无血管区交界处未发现视网膜新生血管,因此无需特殊治疗,定期复查即可。

图点评2:患者发病时为成年人,双眼病变较对称,目前暂未出现视网膜脱离等并发症,尽管 FEVR 一般病情较稳定,但仍需终身随访。此外,由于 FEVR 具有家族史,建议患者直系亲属(子女、同胞等)进行眼底筛查及基因检测。

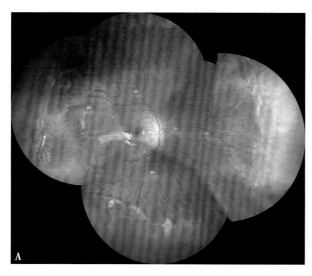

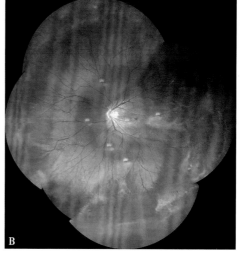

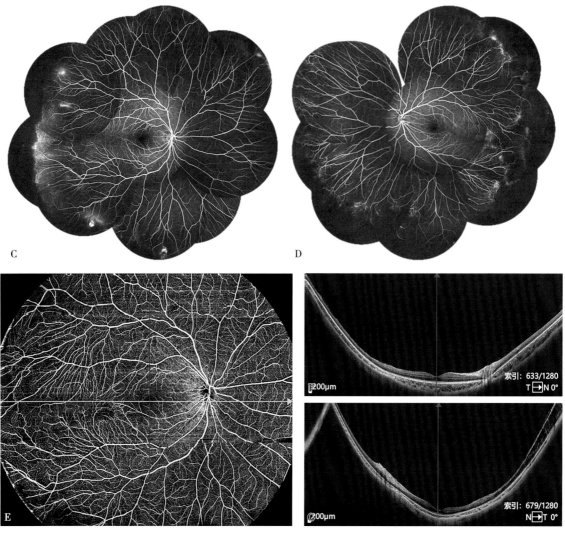

图 3-7-2　FEVR 患者双眼广角眼底照相、FFA 拼图及广角 OCT、OCTA 图像

患儿，男，13 岁，足月顺产，否认吸氧及呼吸困难病史，右眼视力下降 2 年，左眼自幼视物不清，VOD 0.8，VOS 0.025；A. 右眼广角眼底照相示各象限中周部视网膜血管分支增多，走行僵直，呈毛刷样改变，远中周部见视网膜菲薄呈格子样变性及霜样变性；B. 左眼眼底改变同右眼；C. 右眼 FFA 示各象限中周部视网膜血管分支增多，走行僵直，呈毛刷样改变，可见颞下、颞侧及颞上远中周部无血管区形成，末端小动静脉异常吻合呈扇形终止及染料明显渗漏，下方及颞下中周部见斑状萎缩灶；D. 左眼 FFA 表现同右眼；E. 右眼广角 OCTA 的 en face 图示颞上、颞侧及颞下中周部视网膜血管分支增多，走行僵直，呈毛刷样改变；F. 右眼广角 OCTA 的 B 扫描示颞侧周边部视网膜变薄；G. 左眼广角 OCTA 的 B 扫描示颞侧周边部出现视网膜劈裂腔，鼻侧周边部视网膜变薄。

　　图点评 1：视网膜劈裂属于 FEVR 的较少见临床体征，该患者左眼颞侧视网膜内出现劈裂腔，而右眼颞侧仅表现为视网膜变薄，双眼临床体征不完全对称，因此视力差异较大。

　　图点评 2：尽管患者固视能力欠佳，广角 OCTA 的 en face 图像出现移动伪影，仍可直观展示颞侧中周部视网膜血管分支增多呈毛刷样走行。广角 OCTA 单次成像即可检查较大范围的视网膜，有助于减少造影拼图出现的血管错位。

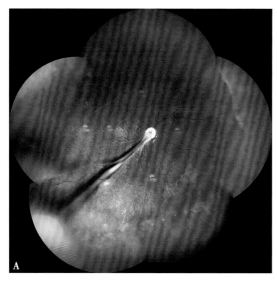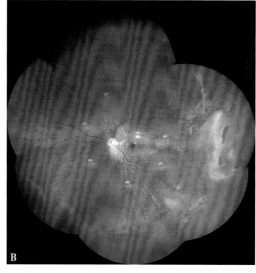

图 3-7-3 FEVR 患者双眼广角眼底照相

患儿,男,14 岁,足月顺产,否认吸氧及呼吸困难病史,右眼自幼视力差,外斜视,VOD FC/ 眼前,VOS
0.7。A. 右眼示视盘边界清,表面可见视网膜镰状皱襞自视盘发出向前延伸至晶状体后,视网膜发育不
良、变性萎缩,周边视网膜呈霜样改变,上方、颞上、颞侧、颞下及下方周边部视网膜见大片无血管区;
B. 左眼示各象限中周部视网膜血管分支增多,走行僵直,呈毛刷样改变,以颞侧及鼻侧为甚,远中周部
见视网膜菲薄呈霜样变性,颞侧可见不规则视网膜裂孔。

图点评 1:该患者双眼表现具有不对称性,同一患者,左眼无明显症状,右眼出现视网膜镰状皱襞,
由于对侧眼视力较好,容易忽视患眼症状,进而发展成屈光参差性弱视及废用性外斜视。患者左眼颞侧
出现不规则视网膜裂孔,须进行视网膜激光光凝封闭裂孔,预防孔源性视网膜脱离的发生。

图点评 2:视网膜镰状皱襞走行范围较广,广角眼底照相可以更直观地展示这一特征,明确皱襞的走
行方向及终止点附近视网膜的情况。

● 治疗建议

对于病变较轻且病情稳定者,可定期观察。对于伴视网膜新生血管形成的视网膜无血管区,可以进
行视网膜激光光凝或冷冻治疗,近期也有研究进行抗 VEGF 治疗以减轻渗出或新生血管成分。对于合
并牵拉性、渗出性或孔源性视网膜脱离患者,视病变程度进行玻璃体手术或巩膜扣带术,但复位较困难。
若合并眼前段并发症如角膜水肿、继发性青光眼或晶状体混浊等,视情况行晶状体切除术或虹膜周边切
除术等。年轻患者预后常差于成年患者。该病为终身性疾病,须定期监测疾病进展,终身随访。

(郝昕蕾 文 峰)

参 考 文 献

1. ZHANG Q. Retinitis pigmentosa: Progress and perspective. Asia Pac J Ophthalmol(Phila),2016,5(4):265-271.

2. VERBAKEL S K,VAN HUET R A C,BOON C J F,et al. Non-syndromic retinitis pigmentosa. Prog Retin Eye Res,2018,
66:157-186.

3. CASALINO G,KHAN K N,ARMENGOL M,et al. Autosomal recessive bestrophinopathy:Clinical features,natural
history,and genetic findings in preparation for clinical trials. Ophthalmology,2021,128(5):706-718.

4. NAKANISHI A，UENO，S.HAYASHI，T. et al. Clinical and genetic findings of autosomal recessive bestrophinopathy in Japanese cohort. Am J Ophthalmol，2016，168：86-94.

5. KLUFAS M A，TSUI I，SADDA SR et al. Ultrawide-field autofluorescence in ABCA4 stargardt disease. Retina，2018，38（2）：403-415.

6. ZHAO P Y，ABALEM M F，NADELMAN D et al. Peripheral pigmented retinal lesions in Stargardt disease. Am J Ophthalmol，2018，188：104-110.

7. AMATO A，ARRIGO A，ARAGONA E et al. Gene therapy in Inherited retinal diseases：An update on current state of the art. Front Med（Lausanne），2021，8：750586.

8. TSANG SH，SHARMA T. Inborn errors of metabolism：Bietti crystalline dystrophy. Adv Exp Med Biol，2018，1085：193-195.

9. NG D S，LAI T Y，NG T K，et al. Genetics of Bietti crystalline dystrophy. Asia Pac J Ophthalmol（Phila），2016，5（4）：245-252.

10. YUZAWA M，MAE Y，MATSUI M. Bietti's crystalline retinopathy. Ophthalmic Paediatr Genet，1986，7（1）：9-20.

11. WANG W，CHEN W，BAI X，et al. Multimodal imaging features and genetic findings in Bietti crystalline dystrophy. BMC Ophthalmol，2020，20（1）：331.

12. LI Q，LI Y，ZHANG X，et al. Utilization of fundus autofluorescence，spectral domain optical coherence tomography，and enhanced depth imaging in the characterization of Bietti crystalline dystrophy in different stages. Retina，2015，35（10）：2074-2084.

13. 刘文，文峰，易长贤. 临床眼底病·内科卷. 北京：人民卫生出版社，2015.

14. MARMORSTEIN L. Association of EFEMP1 with malattia leventinese and age-related macular degeneration：A mini-review. Ophthalmic Genet，2004，25（3）：219-226.

15. QUERQUES G，GUIGUI B，LEVEZIEL N et al. Multimodal morphological and functional characterization of Malattia Leventinese. Graefes Arch Clin Exp Ophthalmol，2013，251（3）：705-714.

16. ZHANG T，XIE X，CAO G et al. Malattia leventinese/Doyne honeycomb retinal dystrophy in a chinese family with mutation of the EFEMP1 gene. Retina，2014，34（12）：2462-2471.

17. SERRA R，COSCAS F，MESSAOUDI N et al. Choroidal neovascularization in Malattia Leventinese diagnosed using optical coherence tomography angiography. Am J Ophthalmol，2017，176：108-117.

18. TSANG S H，SHARMA T. Doyne honeycomb retinal dystrophy（Malattia Leventinese，autosomal dominant drusen）. Adv Exp Med Biol，2018，1085：97-102.

19. KUMARAN N，MOORE A T，WELEBER R G，et al. Leber congenital amaurosis/early-onset severe retinal dystrophy：clinical features，molecular genetics and therapeutic interventions，Br J Ophthalmol，2017，101（9）：1147-1154.

20. CHIU W，LIN T Y，CHANG Y C，et al. An update on gene therapy for Inherited retinal dystrophy：Experience in leber congenital amaurosis clinical trials. Int J Mol Sci，2021，22（9）：4534.

21. TSANG S H，SHARMA T. Leber congenital amaurosis. Adv Exp Med Biol，2018，1085：131-137.

22. SALVO J，LYUBASYUK V，XU M，et al. Next-generation sequencing and novel variant determination in a cohort of 92 familial exudative vitreoretinopathy patients. Invest Ophthalmol Vis Sci，2015，56（3）：1937-1946.

23. POULTER J A，DAVIDSON A E，ALI M，et al. Recessive mutations in TSPAN12 cause retinal dysplasia and severe familial exudative vitreoretinopathy（FEVR）. Invest Ophthalmol Vis Sci，2012，53（6）：2873-2879.

24. KASHANI A H，BROWN K T，CHANG E，et al. Diversity of retinal vascular anomalies in patients with familial exudative vitreoretinopathy. Ophthalmology，2014，121（11）：2220-2227.

25. TEMKAR S，AZAD S V，CHAWLA R，et al. Ultra-widefield fundus fluorescein angiography in pediatric retinal vascular diseases. Indian J Ophthalmol，2019，67（6）：788-794.

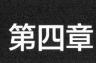

第四章

眼底炎症与感染

第一节　点状内层脉络膜病变与多灶性脉络膜炎

- 点状内层脉络膜病变（punctate inner choroidopathy，PIC）及多灶性脉络膜炎（multifocal choroiditis，MFC）是一组特发性、非感染性视网膜脉络膜炎，其特征是累及外层视网膜、视网膜色素上皮和脉络膜水平的多灶性黄白色病变。PIC 及 MFC 是否为两种独立的疾病一直存在争议，在临床特征及流行病学特征上它们极为类似，表现为好发于近视女性，病灶累及深层视网膜及脉络膜，病情进展可出现萎缩伴色素增生。目前，主流的观点建议将 PIC 和 MFC 区分开，因为临床研究表明，这两种疾病有明显的眼底多模式影像差异和临床预后的差异。

- PIC 通常好发于有中、高度近视的年轻女性。其主要诊断要点包括：①炎性病灶较小（病灶直径<300μm）；②多累及后极部，较少累及中周部；③不伴有前房或玻璃体炎症（图 4-1-1）。

- MFC 较 PIC 发病人群年龄偏大，同时患者视力预后更差，病程更长，更易复发。MFC 的主要诊断要点包括：①炎性病灶直径>300μm；②累及后极部以外的病变（伴或不伴后极部受累）；③可有前房和/或玻璃体炎症（图 4-1-2）。

- PIC 与 MFC 均可并发 CNV 而导致患眼视力损害，PIC 并发 CNV 的比例约为 80%，而 MFC 并发 CNV 的比例约为 35%。继发性 CNV 可通过眼底多模式影像表现和 PIC 炎性病灶鉴别（图 4-1-3）。

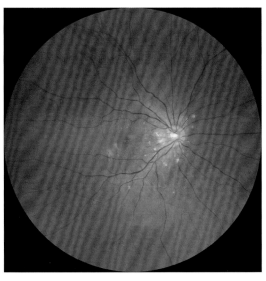

图 4-1-1　PIC 患眼广角眼底照相
患者，女，34 岁，右眼视力下降伴眼前固定黑影 1 月余，诊断为"右眼点状内层脉络膜病变"，右眼广角眼底照相可见位于视网膜下的散在点状黄白色病灶，主要分布于黄斑区及周围与视盘周围，中周部未见明显受累。

图点评 1：眼底检查及眼底照相较难判断这些点状黄白色病灶是活动性还是非活动性，也难以分辨是否存在早期 CNV，需要进一步行 FFA、ICGA 或 OCT、OCTA 检查。

　　图点评 2：由于广角眼底照相可清晰显示周边部是否存在炎性病灶或炎性后期的色素性萎缩灶，因此有助于 PIC 与 MFC 的鉴别诊断。

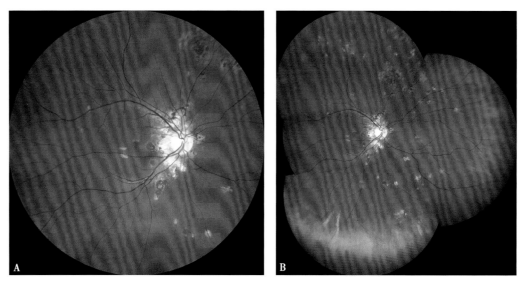

图 4-1-2　右眼多灶性脉络膜的广角眼底照相

患者，女，40 岁，右眼视物模糊 2 年余，诊断为"右眼多灶性脉络膜炎"；A. 右眼广角眼底照相；B. 右眼
　　多方位拼图广角眼底照相可见视盘周围、后极部及中周部散在黄白色点状活动性炎性病灶、类圆形色
　　素萎缩灶及融合成斑片状伴斑片状色素增生的萎缩灶。

　　图点评 1：该 MFC 患眼后极部及中周边呈现新发炎性病灶和陈旧性萎缩灶交替分布，提示该患者可能多次发病且治疗不及时。

　　图点评 2：MFC 的活动性炎性病灶与色素性萎缩灶，一般来说都比 PIC 大，且累及周边部视网膜，而较少累及黄斑区，一旦 MFC 病灶发生在中心凹周围，其并发的 CNV 常常比 PIC 并发的 CNV 病灶更大，对视力损伤更严重。

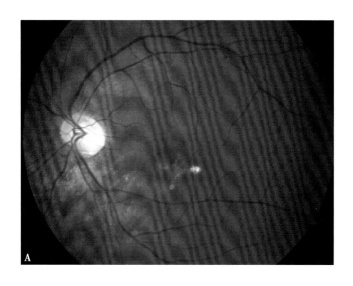

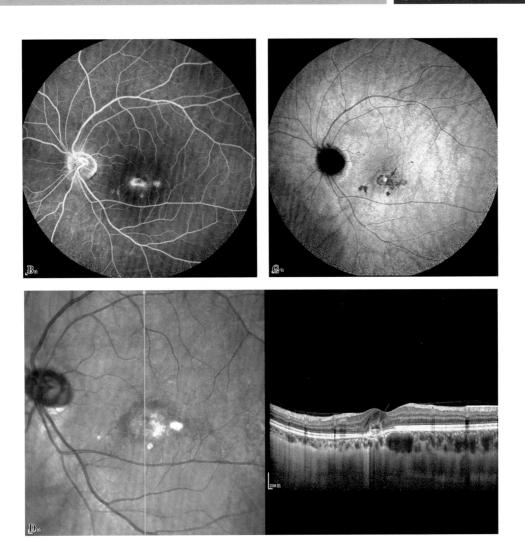

图 4-1-3　PIC 继发 CNV 患眼的多模式影像

A. 眼底照相可见左眼黄斑区视网膜下黄白色病灶及散在点状奶油样病灶；B. FFA 可见黄斑中心凹处团
状强荧光伴荧光素渗漏（继发性 CNV）及黄斑区点状强荧光病灶（PIC 炎性病灶）；C. ICGA 可见黄斑区团
状强荧光（继发性 CNV）及散在点状炎性弱荧光灶，ICGA 比眼底照相显示更多炎性病灶；D. 对应的 OCT
显示左眼黄斑中心凹处视网膜下液性暗腔，RPE 连续性中断伴其上簇状中高反射灶，提示 PIC 继发 CNV。

图点评 1：FFA 和 ICGA 相较于眼底检查或眼底照相，往往能显示更多 PIC 病
灶。活动期的 PIC 病灶在 FFA 早期表现为点状强荧光，造影晚期荧光素染色或轻渗漏。PIC 继发 CNV 在 FFA 上可呈现团状
强荧光伴渗漏。ICGA 显示 PIC 病灶为造影期间全程弱荧光。由于 ICGA 可以对脉络膜血管进行清晰显
影，通过 ICGA 的运用，明确了 PIC 在炎症活动期有脉络膜毛细血管的受累，并提示 PIC 可能为一种脉络
膜肉芽肿性炎症。同时，ICGA 也可以帮助鉴别 PIC 病灶和继发性 CNV。继发性 CNV 在 ICGA 早期可
见网状异常新生血管，造影晚期染色呈强荧光病灶，而 PIC 病灶为点状弱荧光。

图点评 2：OCT 是诊断和监测 PIC 病灶的重要手段。PIC 炎性病灶大致的临床转归过程在 OCT 中可
呈现 5 个阶段：Ⅰ期为脉络膜炎症浸润期，眼底可未见任何异常，而 OCT 检查可见脉络膜厚度增加，伴有
外核层内有不规则高反射点；Ⅱ期为脉络膜结节期，眼底病灶表现为微小的点状色素脱失灶，对应部位
OCT 显示 RPE 局灶性隆起伴对应区域椭圆体带破坏；Ⅲ期为视网膜脉络膜结节期，眼底表现为典型的深
层视网膜点状黄白色奶油状病灶，边缘欠清晰，OCT 显示该期 PIC 病灶处 RPE 连续性中断、中高反射浸
润突破 RPE，在外丛状层下形成"驼峰状"中等反射结节；Ⅳ期为结节消退期，眼底表现为点状萎缩灶，

OCT 显示炎性结节逆向退行,外层视网膜及部分脉络膜结构缺失呈 V 形改变;V 期为视网膜脉络膜疝期,眼底萎缩灶进一步扩大伴色素增生,OCT 显示病灶处外层视网膜结构缺失范围扩大。

● 治疗建议

　　PIC 与 MFC 均为肉芽肿性脉络膜视网膜炎性疾病,PIC 与 MFC 患眼黄斑区(尤其是中心凹旁)存在活动性炎性病灶,建议口服糖皮质激素治疗[0.5~1.0mg/(kg·d)],在 OCT 指导下,逐渐减量停药。MFC 常须加其他免疫抑制剂治疗。PIC 与 MFC 合并 CNV,须及时抗 VEGF 治疗(1+PRN)。约 1/3 的 PIC 患者炎性病灶有复发,故须定期随访观察。

(甘雨虹　文　峰)

第二节　多发性一过性白点综合征

● 多发性一过性白点综合征(multiple evanescent white dot syndrome,MEWDS)最早在 1984 年被 Jampol 等报道,是一种特发性、单侧多见的、好发于青年女性的炎性病变。迄今为止,MEWDS 的病因尚不明确,发病机制尚未被阐明,约有 1/3 的患者发病前有病毒感染症状,还有一些病例报道 MEWDS 和疫苗接种相关。

● MEWDS 的症状为急性视力下降伴眼前出现暗影及闪光感。对于炎症累及黄斑区或伴有视神经炎的 MEWDS 病例,可表现为重度视力下降。总体而言,MEWDS 视力预后较好,具有一定自限性,多在 1~3 个月恢复,早期小剂量口服糖皮质激素干预治疗,有助于炎性病变的恢复。

● MEWDS 的眼底表现为后极部及中周部深层视网膜层面的灰白色斑点,可融合成片。一些患眼可表现为黄斑区黄白色颗粒状外观,中心凹反光异常或消失。部分患眼还可伴有玻璃体炎症、视盘水肿,极少数 MEWDS 患眼可继发 CNV(图 4-2-1、图 4-2-2)。

● 眼底多模式影像尤其是眼底自发荧光(fundus autofluorescence,FAF)(图 4-2-1)、ICGA 及 OCT 对于 MEWDS 的诊断有重要作用,较眼底检查或眼底照相更为敏感。FAF 可显示与眼底白色斑点状病灶对应处的强自发荧光斑点(图 4-2-3)。ICGA 表现为造影中晚期后极部及中周部斑片状弱荧光,斑点状病灶数远远超过检眼镜下所见灰白色斑点状病灶数。OCT 可见斑片状病灶处对应椭圆体带内段缺损(图 4-2-3)。

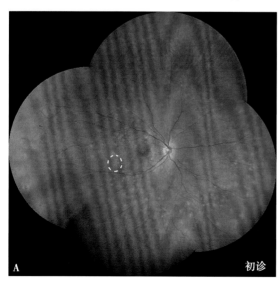
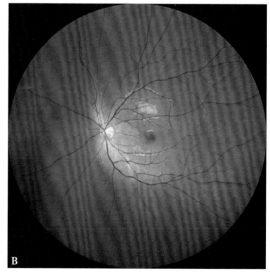

A　　　　　　　　　　初诊　　　　B

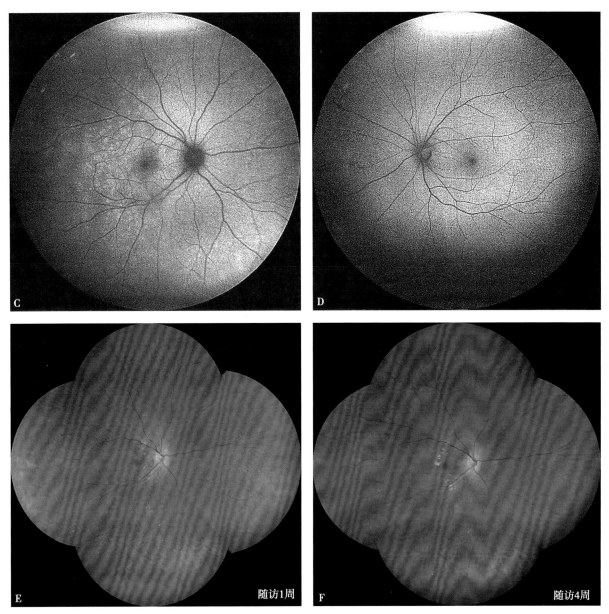

图 4-2-1　右眼 MEWDS 炎症活动期及恢复期广角眼底照相

患者,男,25 岁,右眼视力下降伴闪光感 2 周余;初诊时视力:VOD 0.3,VOS 1.2;双眼眼前节未见明显异常;A、B. 初诊时广角眼底照相显示,右眼眼底呈现弥漫性视网膜深层灰白色斑片状病灶,左眼眼底未见明显异常;C、D. 初诊时广角眼底蓝光自发荧光显示,右眼眼底弥散性斑点状强自发荧光,左眼眼底呈正常自发荧光;E. 随访 1 周后,广角眼底照相显示右眼眼底斑片状灰白色病灶基本消退,中周部可见斑片状脱色素病灶;F. 随访 4 周后,广角眼底照相显示右眼眼底已恢复正常。

　　图点评 1:广角眼底照相可清晰地显示 MEWDS 急性期的炎性斑点状病灶及其分布的范围,同时可随访记录炎性斑点状病灶的消退情况及病程转归。此外,广角眼底自发荧光(widefield-fundus autofluorescence,WF-FAF)也是一种无创且敏感发现 MEWDS 病灶的检查手段,可发现比眼底检查更多的强自发荧光病灶。呈现这种片状高强自发荧光的原因,可能和 MEWDS 炎性病变的靶细胞相关:①强自发荧光可能来自光感受器细胞的丢失和错位,导致其对 RPE 的遮蔽效应减少,使得 RPE 细胞本身的自发荧光显露增加,呈现更高的自发荧光区域;②炎症过程中 RPE 功能受损,引起脂褐质清除受损,导致病变处脂褐质堆积,自发荧光增强。

图点评 2：无创性的眼底自发荧光检查对早期发现多发性一过性白点综合征具有重要价值，其对白点病灶检测的敏感性要优于眼底照相及 FFA。因此，一旦临床怀疑 MEWDS，首先采用简单无创且敏感的自发荧光检测。

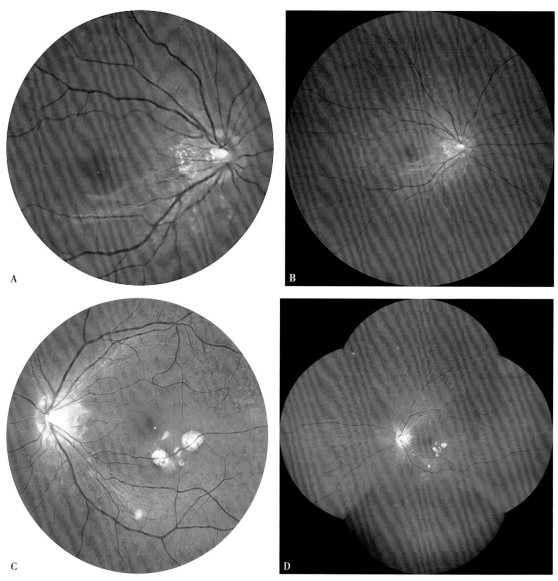

图 4-2-2   普通眼底照相与广角眼底照相对 MEWDS 病灶的呈现

A、B. 患者，女，31 岁，右眼视物模糊 2 周余，诊断为右眼 MEWDS，初诊视力：VOD 0.5，双眼前节未见明显异常；A. 小瞳下隐约见右眼后极部深层视网膜非常淡的灰白病灶；B. 广角眼底照相可清晰地显示后极部的病灶，融合成片，与中周部正常视网膜形成对比；C、D. 患者，女，30 岁，左眼视力下降伴闪光感 1 周余，诊断为左眼 PIC 合并 MEWDS，初诊视力：VOS 0.3；C. 小瞳下见左眼后极部散在点状黄白色病灶及斑片状萎缩灶；D. 广角眼底照相显示左眼除了后极部的黄白色病灶，还存在弥漫性灰白色的斑片状病灶，累及后极部及各象限中周部。

图点评 1：广角眼底照相对 MEWDS 的诊断比常规眼底检查及普通眼底照相更有价值。在常规眼底检查中，MEWDS 病灶由于位于深层视网膜、病灶颜色较浅、融合成片，可能被漏诊。而在广角眼底照相中，周边正常视网膜可与后极部大片 MEWDS 融合病灶形成颜色对比，可呈现更明显的 MEWDS 病灶。

　　图点评 2：患眼同时出现 MEWDS 和 PIC 病变并不少见。在随访期间，MEWDS 病变消退，PIC 病变转归为类圆形色素性萎缩灶。对于不同类型的"白点综合征"同时或相继出现于同一患眼的情况，推测 PIC 及 MEWDS 可能存在共同的致病因素或易感因素，导致两种不同的疾病同时发生。PIC 中的"MEWDS 样反应"（MEWDS-like reaction）可能为 PIC 的罕见并发症，部分 PIC 患者会出现和 MEWDS 病灶类似的弥漫性的外层视网膜损害，提示更差的视力预后。在 PIC 或其他视网膜病变中出现的"MEWDS 样反应"可能是一些外层视网膜病变的附带损伤（又被称作"EpiMEWDS"）。累及 RPE-Bruch 膜 - 脉络膜毛细血管复合体的外层视网膜病变可能诱发弥漫性的外层视网膜炎症，表现为 OCT 上椭圆体带内段缺损、RPE 连续性中断，FAF 上弥漫性强自发荧光等 MEWDS 样的改变。这种改变和原发 MEWDS 在眼底多模式影像上表现一致，目前研究尚未发现原发性 MEWDS 和继发性 MEWDS 在眼底表现、临床病程、视力预后等方面的差异，但在病因及发病机制上两者可能有所区别。

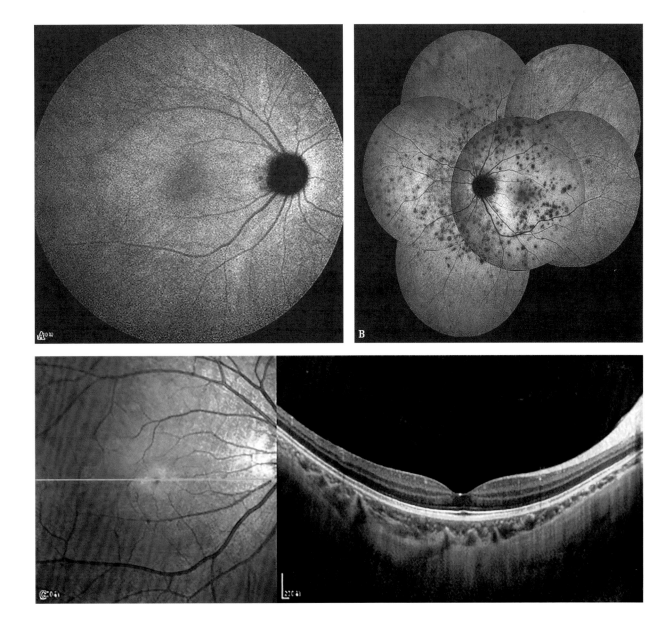

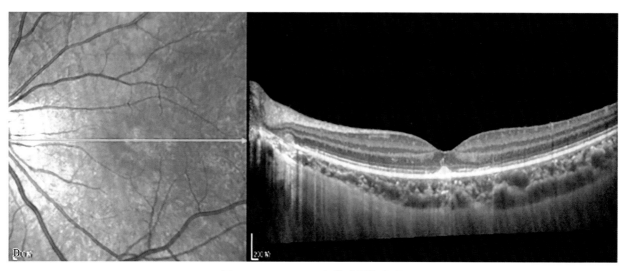

图4-2-3 MEDWS多模式影像表现

患者，女，27岁，左眼视力下降伴眼前黑影遮挡2周；视力：VOD 1.0，VOS 0.7，诊断为左眼MEWDS；A. 右眼为未患病眼，ICGA晚期图像呈均匀脉络膜荧光；C. OCT上清晰连续的视网膜反射光带；B. 左眼ICGA晚期广角眼底拼图可见后极部及中周部弥漫性斑点状弱荧光；D. 对应的OCT扫描可见黄斑区RPE上簇状中高反射沉积物及后极部弥漫性椭圆体带中断。

图点评1：MEWDS曾经被认为是一种脉络膜毛细血管炎，是由于炎症导致脉络膜毛细血管低灌注或缺血，使得其在ICGA晚期呈现大范围的斑片状弱荧光表现。然而随着眼底多模式影像的进展，研究者发现，在谱域相干光断层扫描（spectral domain optical coherence tomograph，SD-OCT）上MEWDS病灶主要累及光感受器外节及RPE。同时，通过OCTA对MEWDS患眼的检查，研究者发现MEWDS患眼的脉络膜毛细血管层血流信号基本正常，未检测到血流空隙的区域。因此，认为原发性MEWDS主要累及外层视网膜，包括光感受器和RPE，而脉络膜毛细血管层无直接损伤，而MEWDS患眼ICGA晚期见到的弱荧光可能是由于RPE损害引起RPE对ICG染料摄取异常所致，而非脉络膜毛细血管灌注不良。

图点评2：随着MEWDS病损的进展及恢复，眼底多模式影像所见到的视网膜异常在不同时期恢复正常。最早消退的病灶为眼底照相上呈现的深层视网膜白点，随后是FFA的花魁状强荧光，接下来是ICGA后期斑点状弱荧光。眼底自发荧光呈现的斑点状强自发荧光及OCT显示的椭圆体带和嵌合体区模糊、受损或不连续最难恢复正常。

● 治疗建议

MEWDS被认为是"视网膜的感冒"，为一种自限性疾病，炎性病变未累及中心凹，可以对症治疗。如果炎性病灶已累及中心凹，或伴发视网膜静脉炎症或视盘有水肿，建议口服小剂量糖皮质激素治疗。

（甘雨虹 文 峰）

第三节 匐行性脉络膜炎

● 匐行性脉络膜炎（serpiginous choroiditis，SC）是一种累及RPE和脉络膜的慢性复发性后葡萄膜炎，病因尚不明确，特征性改变为阿米巴样或蛇形脉络膜炎性病灶。其常见于 20～70 岁的健康人群，多双眼发病，可出现视物模糊、眼前暗影、视物变形等症状，累及黄斑中心凹时视力明显下降。

- 根据炎症病变累及部位，可将 SC 分为三种亚型：①盘周型，约占 80%，首发于视盘周围，呈离心性进展；②黄斑型，病变始于黄斑区，预后较差；③非典型型，始发于周边部视网膜。
- 急性期约 1/3 患眼的玻璃体有轻度炎性反应。活动性病灶的眼底表现为累及脉络膜的灰白色或灰黄色地图状病灶，也可有少部分病灶呈多灶性，随病情进展互相融合或不融合。活动性病变多在 1～2 个月消退，残留视网膜层、视网膜色素上皮和脉络膜萎缩灶。新发活动性病灶往往出现在既往地图状萎缩灶的边缘，形成蛇形外观。大多数病变起始于视盘周围并与视盘相连（图 4-3-1、图 4-3-2），但也存在不与视盘相邻的单发病灶。CNV 是一种并不常见的并发症。
- 需与匐行性结核性脉络膜炎相鉴别。后者发病年龄更小，多为单侧病变，玻璃体炎严重，多灶性病变，二者表现相似，仅凭形态学表现难以鉴别，故所有表现为匐行样外观的脉络膜炎均须进行结核免疫学检查（如结核菌素试验或 γ- 干扰素释放试验）及影像学检查（如胸部 X 线或胸部 CT）。
- FFA：典型改变为病灶早期呈弥漫性弱荧光，晚期活动性病灶边缘呈强荧光，这有助于将匐行性脉络膜炎与其他脉络膜病变区别开，如急性后极部多灶性鳞状色素上皮病变（acute posterior multifocal placoid pigment epitheliopathy，APMPPE），后者 FFA 表现为病变早期呈弥漫性弱荧光，晚期呈弥漫性强荧光。
- ICGA：造影全程呈弱荧光改变，部分活动性病灶晚期呈强荧光边界。ICGA 显示的病灶可能比临床所见范围更广。
- FAF：萎缩区呈弱自发荧光（图 4-3-1），活动性病灶边缘呈强自发荧光，治疗后可消退。
- OCT：萎缩区可见椭圆体带丢失 / 断裂，RPE 和脉络膜变薄（图 4-3-2）。
- OCTA：活动性病灶表现为脉络膜毛细血管层丢失，可伴外层视网膜和 RPE 增厚。

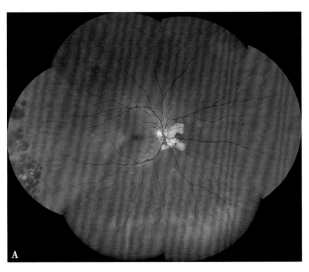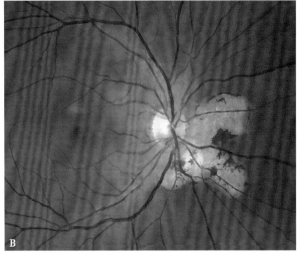

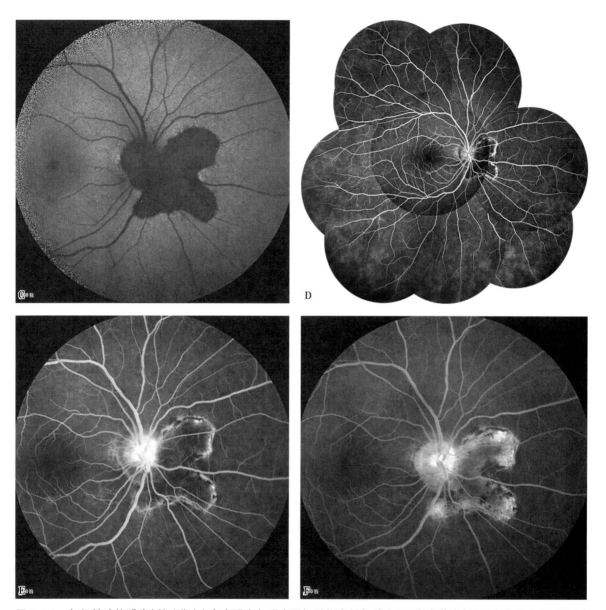

图 4-3-1　匐行性脉络膜炎(静止期)患者右眼广角眼底照相及视盘局部放大图、自发荧光(以视盘为中心)、FFA 早期拼图及 FFA 后极部早晚期图像(以视盘为中心)

患者,女,46 岁,双眼匐行性脉络膜炎于外院不规律治疗 8 年后来诊,视力:VOD 1.0,VOS LP(光定位不准);结核感染 T 细胞斑点试验(T-spot):(−);胸部 CT:(−);A. 右眼广角眼底照相示病灶呈灰黄色,沿视盘边缘向鼻侧、鼻下及下方呈蛇形走行,边缘见少量色素沉着,颞侧远中周部见少量色素增殖;B. 右眼视盘局部细节放大图;C. 右眼自发荧光示视盘鼻侧、鼻下及下方病灶呈弱自发荧光;D. 右眼 FFA 早期拼图示视盘表面及周缘毛细血管扩张伴轻渗漏,各象限中周部视网膜毛细血管扩张伴渗漏,视盘边缘病灶呈弥漫萎缩性弱荧光,透见其下脉络膜中大血管;E、F. 右眼 FFA 示晚期视盘染色,视盘鼻侧、鼻下及下方蛇形病灶随造影时间延长渐呈蛇形染色。

　　图点评 1:匐行性脉络膜炎是根据眼底形态学特征命名的一种葡萄膜炎,在临床上,仅凭借眼底影像学检查难以将其与感染性葡萄膜炎区分。因此,在明确匐行性脉络膜炎诊断之前,须排除感染因素如结核、梅毒等。

　　图点评 2:该患者于 2014 年左眼首次发病后未及时和未规范治疗,8 年后左眼视力已降至光感,眼底大范围脉络膜视网膜萎缩伴大量色素增殖灶,且累及黄斑中心凹。此次检查发现右眼出现与左眼初次发病时类似的眼底改变,病灶于视盘周围呈离心性进展。患者 8 年内多次进行结核免疫学检查(如 PPD、T-spot)及胸部 CT 排查,未见明显异常,因此诊断较为明确,拟诊为双眼匐行性脉络膜炎(盘周型)。

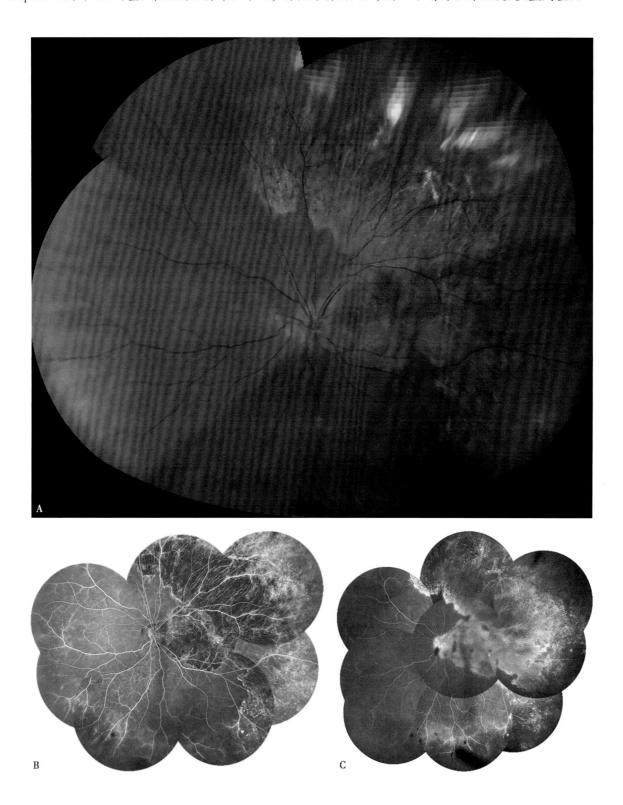

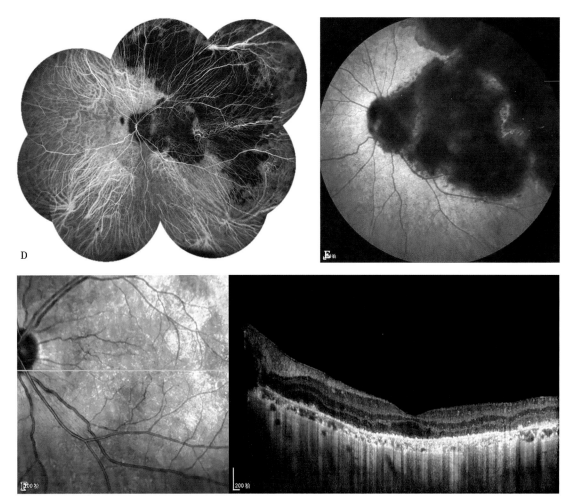

图 4-3-2　结核性匐行性脉络膜炎患者左眼广角眼底照相、FFA 早期及晚期拼图、ICGA 早期拼图及晚期后极部、黄斑 OCT

患者，女，41 岁，左眼视力下降 4 月余，偶伴眼痛，视力：VOD 0.8，VOS FC/20cm；结核感染 T 细胞斑点试验（T-spot）：（+）；胸部 CT：右肺上叶前段小结节影，可疑炎性结节；A. 左眼广角眼底照相示视盘轻充血水肿，黄斑萎缩，其内可透见部分脉络膜血管；病灶自视盘周缘向外匐行性进展，上方、颞上及颞侧中周部视网膜可见慢性迁延萎缩灶，视网膜及脉络膜毛细血管层萎缩变薄透见其下中大脉络膜血管，其内伴散在 RPE 色素增殖灶；B. 左眼 FFA 早期示视盘表面及周缘毛细血管扩张伴渗漏，各象限中周部视网膜微小血管扩张伴轻渗漏，上方、颞上及颞侧中周部病灶呈弥漫萎缩性弱荧光，部分透见脉络膜中大血管；C. 左眼 FFA 晚期示视盘染色，各象限中周部视网膜微小血管渗漏明显，上方、颞上及颞侧中周部萎缩灶因透见巩膜染色呈强荧光；D、E. 左眼 ICGA 早期拼图示病灶呈弱荧光，脉络膜大中血管透见性增强，随造影时间延长，中晚期弱荧光更明显；F. 左眼 OCT 示黄斑区弥漫性椭圆体带丢失，RPE 和脉络膜萎缩变薄。

　　图点评 1：该患者单眼发病，左眼后极部及颞侧、上方中周部多发病灶融合成片，范围较大，玻璃体明显混浊，对侧眼眼底无异常。T-spot 阳性，胸部 CT 提示右肺上叶前段小结节影，可疑炎性结节。结合眼科专科检查及系统性检查考虑诊断左眼结核性匐行性脉络膜炎。

　　图点评 2：经抗结核治疗后患者眼痛明显好转，提示临床诊断正确，但因萎缩已累及黄斑，视力无明显提升。需要强调的是，结核、梅毒等感染因素导致的类匐行样病变与匐行性脉络膜炎的治疗方式相悖，因此在眼底出现匐行样改变的病灶时应留意排查感染，避免误诊误治，影响预后。

● 治疗建议

　　本病不仅须治疗活动期病灶，还应避免病变复发，常需糖皮质激素联合其他免疫抑制剂治疗。三联免疫抑制药联合是推荐的治疗方案，即糖皮质激素联合环孢素和硫唑嘌呤（或苯丁酸氮芥、环磷酰胺），服药时间多在1年以上,治疗不规范及不及时者,预后欠佳。

(郝昕蕾 文 峰)

第四节 急性后极部多灶性鳞状色素上皮病变

- 急性后极部多灶性鳞状色素上皮病变(acute posterior multifocal placoid pigment epitheliopathy, APMPPE)是一种累及脉络膜视网膜的炎症性疾病。
- 多双眼受累,主诉双侧突发性无痛性视力下降、闪光感和中央旁暗点。
- 眼底检查可见位于后极的多发性、离散的、奶油色病变(图4-4-1)。多模式影像学研究提示,该病的初始累及部位位于脉络膜毛细血管层及内层脉络膜,并继发RPE和外层视网膜的改变。
- 急性期FFA显示早期为弱荧光病灶,晚期病灶染色。早期的弱荧光是脉络膜毛细血管缺血导致的。晚期染色可能是因为染料浸润至受损的RPE,或是因为脉络膜毛细血管及RPE细胞浸润染色(图4-4-2)。
- ICGA可见病灶全程弱荧光,提示脉络膜毛细血管层面的小叶缺血与融合(图4-4-2)。
- OCT于急性期可见RPE、椭圆体带、外界膜中断,多灶强反射物质的沉积,恢复期可全部恢复或残存外层视网膜的萎缩(图4-4-3)。OCTA急性期可见多发的位于内层脉络膜及脉络膜毛细血管的多灶血流信号减少,恢复期血流信号可部分恢复。
- 基于APMPPE的多模式影像特点,有学者建议将APMPPE归类为原发性炎症性脉络膜毛细血管炎。

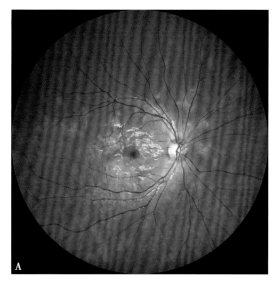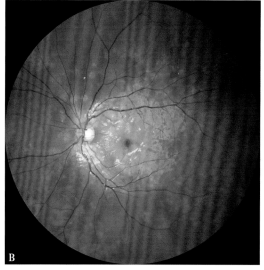

图4-4-1 APMPPE患者的广角眼底照相

A. APMPPE患者右眼广角眼底照相;B. APMPPE患者左眼广角眼底照相,可见双眼后极部及中周部广泛的多个视网膜下鳞状及片状黄白色病灶,后极部尤重,部分融合成片。

图点评1:APMPPE以前认为病灶限于后极部,但部分患眼中周边也受累。广角真彩成像可以帮我们更清晰全面地观察后极部延伸至中周部的鳞状病灶的分布、外观和颜色。

图点评2:APMPPE既往认为是一种原发性RPE病变,目前认为是脉络膜毛细血管小叶的炎性缺血性病变,RPE为继发改变,因此又有建议其他命名,如急性多灶性缺血性脉络膜病变、原发性炎症性脉络膜毛细血管炎。

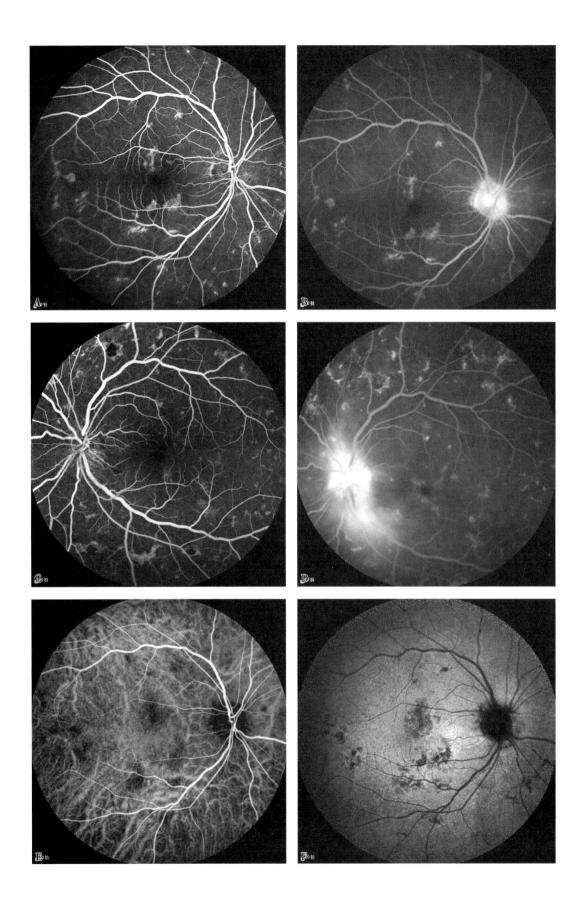

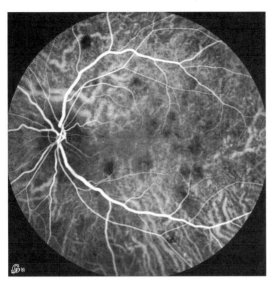 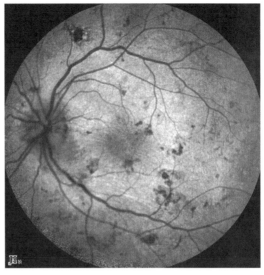

图 4-4-2　APMPPE 患者的 FFA 及 ICGA 表现

A～D. APMPPE 患者的双眼 FFA 图像；A、C. 静脉期双眼可见后极部散在分布的小鳞状强荧光，夹杂部分稍弱荧光病灶，部分病灶周围绕以强荧光；B、D. 晚期双眼可见多发边界清楚的小鳞状强荧光，视盘呈强荧光，左眼黄斑拱环周围可见局灶性染料积存；E、G. APMPPE 患者的双眼早期 ICGA 图像，可见不规则鳞状弱荧光；F、H. APMPPE 患者的双眼眼晚期 ICGA 图像，可见鳞状弱荧光更明显，形态大小不变。

图点评 1：APMPPE 的初始受累部位为脉络膜毛细血管层面，所以从本例患者的 FFA 和 ICGA 的图片可以看到，ICGA 所显示的病灶面积大于 FFA，而且 ICGA 为全程弱荧光，也符合脉络膜毛细血管缺血的表现。

图点评 2：APMPPE 常见的 FFA 表现为早期弱荧光，提示脉络膜缺血，晚期病灶染色强荧光，考虑为缺血导致 RPE 细胞极性改变，从而影响 RPE 泵功能，或者是脉络膜缺血引起反应性的局部通透性增强。本例患者鳞状病灶在 FFA 早期表现部分病灶为稍强荧光，可能与病程长短有关。亚急性期的 APMPPE 病灶，由于缺血恢复及 RPE 脱色素，可表现为部分透见荧光。

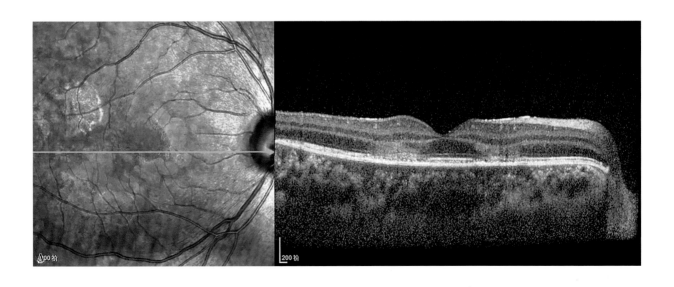

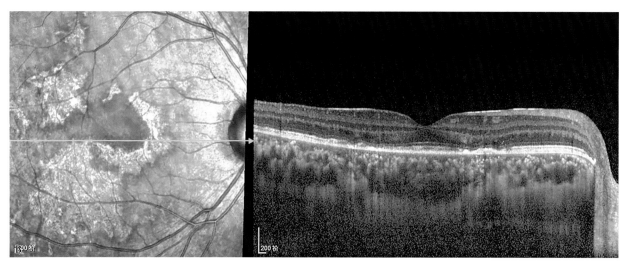

图 4-4-3 APMPPE 患者的 OCT 图像

A. APMPPE 患者发病时的 OCT 图像，鳞状病灶处可见外层视网膜光带中断，中高反射物质沉积；B. APMPPE 患者发病 3 周后的 OCT 图像，可见鳞状病灶处中高反射物质消退，残余部分光感受器及 RPE 条带萎缩。

图点评 1：APMPPE 患者急性期 OCT 可如图所示表现为病灶区外层局灶性中高反射信号，考虑与脉络膜毛细血管缺血引起的外层视网膜水肿有关。恢复期可见中高反射信号消失，外界膜、椭圆体带、嵌合体条带的中断可恢复，部分患者也可残留萎缩。

图点评 2：除本例图所示的 OCT 表现，APMPPE 在 OCT 上还可以表现为视网膜下液、神经上皮脱离等，这些表现的发生可能与缺血程度较重相关。

● 治疗建议

未累及黄斑区的患眼预后通常良好，但建议密切随访。黄斑区受累者，建议口服糖皮质激素治疗，起始剂量 0.8～1mg/（kg·d），数周内逐渐减量，病情严重情况下，可能需要加用免疫抑制剂治疗。病程一般为 1 个半月至 3 个月。少量 APMPPE 患眼可并发 CNV，应尽早辨别并予以积极抗 VEGF 治疗。

（吉宇莹）

第五节 白 塞 病

● 白塞病（Behçet disease，BD）是一种常见的慢性自身免疫性疾病，病理改变主要为闭塞性血管炎，可累及全身多器官。

● 主要表现为葡萄膜炎、复发性口腔溃疡、生殖器溃疡、皮肤损害，故又称为皮肤 - 黏膜 - 眼综合征。

● 眼前段主要表现为睫状充血、尘状角膜后沉着物（KP）、房水细胞，甚至前房积脓、虹膜后粘连。

● 眼后段主要表现为玻璃体混浊和视网膜血管炎，可见视网膜动脉变细伴血管白鞘、静脉扩张、弥漫性视网膜毛细血管扩张渗漏所致视网膜弥漫性水肿，常伴视盘水肿，棉绒斑及视网膜出血少见（图 4-5-1、图 4-5-2）。病程后期视网膜血管闭塞，继发视网膜色素变性样改变。严重者可出现视网膜新生血管、渗出性视网膜脱离等。

● 多为双眼发病，可单眼发病或双眼先后发病。

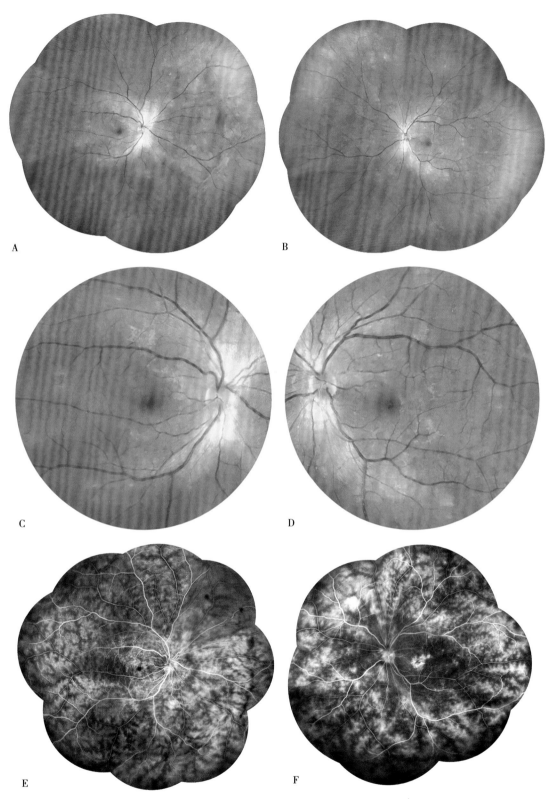

图 4-5-1 白塞病患者的眼底照相及 FFA 图像

患者,女,44 岁,反复口腔溃疡 5 年,双眼视力下降半年;眼部检查:VOD 0.5,VOS 0.3;A、B. 广角眼底照相可见双眼底视网膜呈灰黄色水肿伴视盘充血(右眼尤甚),视网膜动脉管径稍变细,大量斑状视网膜水肿灰黄色改变,右眼(A)周边部可见玻璃体后界膜增殖条索样改变;C、D. 后极部眼底照相图可见双眼后极部视网膜水肿外观;E、F. 广角 FFA 可见双眼黄斑囊样水肿、视盘表面毛细血管扩张渗漏、视网膜毛细血管弥漫性蕨叶样渗漏及视网膜动脉旁的"双轨"征。

　　图点评1：该患者为典型的白塞病眼底表现，通过拼图功能形成的超广角眼底照相可清晰观察到几乎全视网膜血管形态、视网膜水肿区域、视盘及黄斑形态细节甚至玻璃体增殖条索，结合全身表现及FFA上弥漫性视网膜毛细血管渗漏的特征，可以明确白塞病的诊断。白塞病黄斑水肿发生较早，也是引起视力症状的最常见原因之一，需要及时处理。蕨叶样的视网膜毛细血管渗漏是白塞病性视网膜血管炎最常见的血管渗漏形式，但不具有特异性，在其他以视网膜毛细血管受累为主的视网膜疾病中也可出现类似渗漏。

　　图点评2：迁延复发的白塞病患眼的周边部常逐渐有视网膜小血管闭塞及大片无灌注区形成，但仅有少数在无灌注区边缘会发生视网膜新生血管，广角FFA有助于早期发现这些血管闭塞、无灌注区及视网膜新生血管。但白塞病引起的视网膜无灌注区相比其他类型的视网膜血管炎（比如Eales病），激光光凝的治疗不需要过于积极。

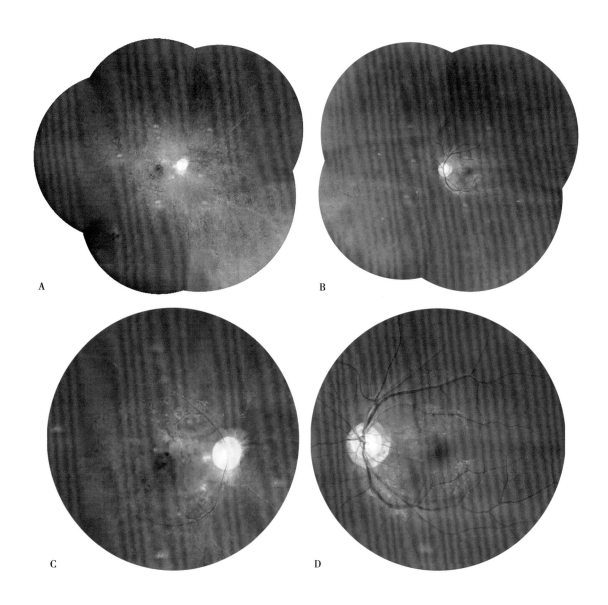

A

B

C

D

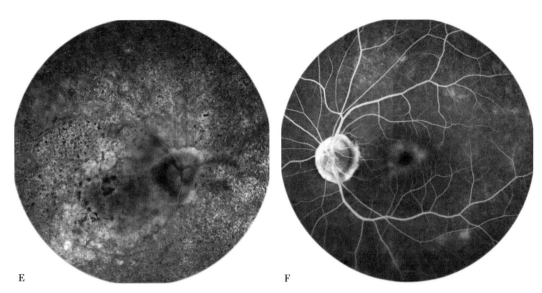

E   F

图 4-5-2 另一例白塞病患者的眼底照相及 FFA 图像

患者,男,39 岁,双眼视力下降 3 年,VOD FC/10cm,VOS 0.5;A. 右眼广角眼底照相可见视网膜动脉广泛闭塞呈白线状,后极部及中周部广泛的斑驳状脱色素及细点状色素增生,视盘苍白;B. 左眼广角眼底照相可见视网膜动脉变细,部分静脉扩张,周边部散在脱色素灶;C. 右眼后极部眼底照相;D. 左眼后极部眼底照相;E. 右眼 FFA 可见视网膜呈弥漫斑驳状 RPE 色素脱失伴色素增生遮蔽荧光,后极部仅视盘周围和颞侧血管弓残存少许纤细视网膜血管,局灶残存的视网膜毛细血管轻度渗漏,视盘染色;F. 左眼 FFA 可见多处视网膜毛细血管轻度渗漏,以黄斑拱环周缘为主。

图点评 1:该患者视力下降 3 年,病程较长,右眼由于血管闭塞及长期的视网膜炎症造成弥漫性 RPE 损害(继发性视网膜色素变性),因此,眼底表现为弥漫斑驳状色素脱失及色素增生。双眼病情不对称,左眼病情较右眼轻,后极部血管闭塞及渗漏程度均不严重,但周边部仍可见斑片状色素脱失及色素增生样改变,表明左眼周边部视网膜也存在较长时间的炎症及缺血状况。

图点评 2:白塞病患者有时双眼病情轻重不一,这时我们应尽力采用最先进的治疗方法(如玻璃体腔注入激素缓释剂、全身生物制剂的使用等),对病情较轻、视力较好的患眼进行积极治疗,以挽救病情较轻患眼的视功能。

● **治疗建议**

白塞病性葡萄膜炎是最难治的葡萄膜炎之一,必须早期积极治疗。需要早期即联合使用生物制剂、糖皮质激素和免疫抑制剂。抗肿瘤坏死因子(TNF-α)单克隆抗体类生物制剂的使用为顽固的白塞病性葡萄膜炎的病情控制和减少糖皮质激素的使用量提供了新的选择。糖皮质激素滴眼剂仅适合于有眼前段炎症的患者。由于闭塞性血管炎是白塞病的基本病理表现,故迁延复发的患者预后常较差。

(庄雪楠 张雄泽 文 峰)

第六节 巨细胞病毒性视网膜炎

● 巨细胞病毒(cytomegalovirus,CMV)是疱疹病毒家族中的双链 DNA 病毒,可通过密切接触传播,在眼部主要引起坏死性视网膜炎,称为巨细胞病毒性视网膜炎,简称 CMV 性视网膜炎。

- 巨细胞病毒分为先天性及获得性感染,前者常由宫内感染所致,后者则主要出现于免疫功能低下者,CD4⁺ T 细胞计数越低越易发生。巨细胞病毒性视网膜炎是艾滋病患者和骨髓移植术后患者最常见的机会感染性眼病和主要致盲原因。

- 患者多为双眼受累,可出现眼前黑影、闪光感、视力下降等,而始发于周边部的视网膜炎性病变,早期可无任何症状。

- 与单纯疱疹病毒或水痘-带状疱疹病毒所致的坏死性视网膜炎不同,CMV 性视网膜炎进展较缓慢,且玻璃体反应较轻,通常仅有轻微玻璃体混浊和少量炎症细胞。但若治疗不及时,则可于数周内进展为全层视网膜坏死。

- 眼底主要有 3 种表现类型:①懒惰型或颗粒型,表现为颗粒状视网膜混浊斑,病灶中央常呈萎缩性改变,边缘则出现活动性病灶,多发生于周边视网膜,通常无明显视网膜水肿,视网膜血管鞘亦少见(图 4-6-1);②暴发型(水肿型),呈坏死性视网膜血管炎表现,病变沿大血管分布,表现为外观致密的融合的白色混浊病灶,常伴有出血和血管白鞘,病灶周围多呈颗粒状外观,提示可能出现新的病毒侵袭灶(图 4-6-2);③类霜枝状视网膜血管炎表现(图 4-6-2)。

- OCT 表现:活动期可见病灶区域视网膜增厚伴全层视网膜反射增强,病灶及周围区域结构紊乱缺失。恢复期可见病灶区视网膜变薄,以及 RPE 萎缩引起的脉络膜反射增强,并可伴有程度不一的视网膜纤维增生等表现。

- FFA 表现:活动性炎性病灶多呈病灶染色,伴视网膜小动脉闭塞、视网膜血管渗漏、视盘染色或水肿。

- 眼内液病原学聚合酶链式反应(polymerase chain reaction,PCR)或微生物宏基因及 CMV IgG 检测有助于明确诊断,白细胞介素(IL)-8 等炎症因子可辅助判断病情严重程度。

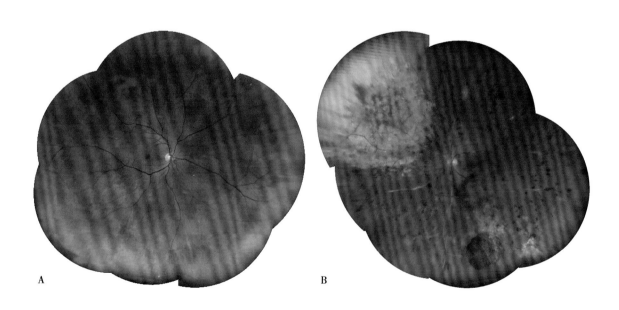

A B

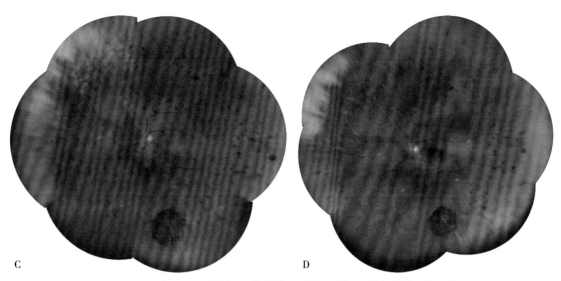

C   D

图 4-6-1 左眼 CMV 性视网膜炎伴双眼糖尿病视网膜病变的眼底照相

患者，男，62 岁，HIV 阳性，糖尿病病史 20 余年，因左眼视力下降 1 个月就诊；眼部检查：VOD 0.8，VOS 0.3，双眼前节无明显异常；A. 右眼底散在微动脉瘤及小出血点；B. 左眼玻璃体轻度絮状混浊，鼻上及颞下周边部可见黄白色视网膜坏死灶（红箭示），颗粒状外观，散在多量点状及小片状视网膜出血，部分视网膜血管白鞘（静脉为主），下方周边部可见类圆形 RPE 肥大；根据病史及临床表现，患者拟诊为"左眼 CMV 性视网膜炎"及"双眼中度非增殖型糖尿病视网膜病变"。在高效抗反转录病毒治疗（highly active antiretroviral therapy，HAART）基础上，联合更昔洛韦 200μg 玻璃体腔注射治疗，每周 1 次；C、D. 左眼治疗 2 周及 5 周后可见坏死病灶范围明显缩小（红箭示），视网膜出血明显吸收。

图点评 1：CMV 性视网膜炎所致视网膜出血及血管白鞘多沿静脉分布，颗粒型多发生于周边视网膜，合并其他眼底疾病时易漏诊，广角眼底照相能够敏感地发现周边病变。早期有效的治疗可使病灶范围进行性变小，一旦急性感染得以缓解，病灶部位最终将转变为视网膜萎缩及颗粒状色素增生，而在活动性与萎缩性病灶之间常会出现一道醒目的分界线。在治疗随访过程中，广角眼底照相能够清晰记录患者病灶转归过程，有利于及时调整治疗方案。

图点评 2：有研究表明，CMV 感染与糖尿病视网膜病变的发生发展相关，且可加重糖尿病视网膜病变的进展。本病例在 CMV 性视网膜炎获得有效治疗后，其糖尿病视网膜病变所致的出血也明显吸收，可能与此有关。

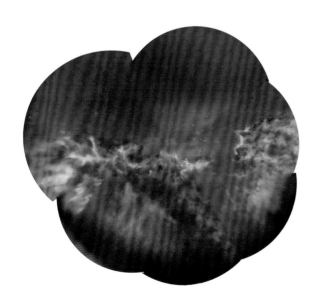

图 4-6-2 左眼 CMV 性视网膜炎的眼底照相

患者男，37 岁，HIV 阳性，因左眼视力下降 2 周来诊；眼部检查：VOD 1.0，VOS 0.1，双眼前节无明显异常；左眼广角眼底照相显示下半视网膜沿视网膜血管走行分布的视网膜坏死灶，周边部坏死灶融合，伴有较多视网膜出血，部分呈"番茄炒蛋"样外观；该患者玻璃体液检测提示 CMV DNA 阳性。

图点评 1：该 CMV 性视网膜炎患者眼底表现为爆发型坏死性视网膜血管炎，部分区域呈霜枝状视网膜血管炎外观。

图点评 2：CMV 性视网膜炎沿视网膜血管走行发展是其有别于急性视网膜坏死综合征的特点之一。但对于局限性的或黄斑区的 CMV 性视网膜炎在影像上不容易与急性视网膜坏死综合征或眼弓形虫病鉴别，常需要眼内液病原体检测辅助诊断。

● 治疗建议

对于新诊断 CMV 性视网膜炎，应首先评估病变部位及病变严重程度。若患者病情进展明显影响视力，建议采用局部玻璃体腔注射联合全身抗病毒治疗。若患者的病情不会立即影响视力，可行单独全身性治疗。可予以静脉注射更昔洛韦（5mg/kg，每 12 小时 1 次）、静脉注射膦甲酸钠（60mg/kg，每 8 小时 1 次或 90mg/kg，每 12 小时 1 次）、口服缬更昔洛韦（900mg/ 次，每日 2 次）、玻璃体腔内注射更昔洛韦或 / 和膦甲酸钠。由于机体对 CMV 的免疫恢复滞后于 CD4$^+$ T 细胞升高 3～6 个月，因此当 CMV 性视网膜炎不活跃，且 CD4$^+$ T 细胞上升至 >100 个 /μL 至少 3～6 个月时，可停止抗病毒治疗。因 CMV 破坏的视网膜部分已无法恢复功能，故治疗目的是防止新的视网膜坏死发生和继发的视力损害。

（庄雪楠　张雄泽　文　峰）

第七节　急性视网膜坏死综合征

● 急性视网膜坏死（acute retinal necrosis，ARN）综合征是由疱疹病毒家族（主要是单纯疱疹病毒 HSV 以及水痘 - 带状疱疹病毒 VZV）引起的以视网膜坏死为特征的感染性视网膜炎。

● 起病隐匿，大部分患者刚开始仅出现为视力下降、眼红、眼痛等非特异性症状，眼前节可出现羊脂状 KP 等轻中度前葡萄膜炎表现，或伴眼压升高。随后很快出现 ARN 综合征三联征：玻璃体炎、闭塞性视网膜小动脉炎和多灶性周边视网膜坏死。玻璃体炎发展迅速，表现为玻璃体显著混浊。

● 全层视网膜坏死是 ARN 综合征的特征性改变，广角眼底照相（图 4-7-1～图 4-7-3）上可以看到周边视网膜最先受累，呈边界欠清的黄白色斑片状病灶，视网膜血管白鞘，伴斑点状视网膜出血，与正常视网膜的分界清晰，并以环形向后极部中心发展。FFA（图 4-7-2）可用来协助判断玻璃体混浊的严重情况，如果 FFA 显示存在视网膜小动脉闭塞及动脉壁染色，将有助于 ARN 综合征的诊断。

● 急性视网膜坏死综合征的诊断标准如表 4-7-1 所示。

表 4-7-1　急性视网膜坏死综合征的诊断标准

眼部早期表现	1a. 前房炎症细胞或羊脂状角膜后沉着物
	1b. 周边视网膜黄白色坏死病灶（早期呈颗粒状或片状，晚期逐渐融合）
	1c. 视网膜动脉炎
	1d. 视盘充血
	1e. 玻璃体炎性混浊
	1f. 眼压升高

续表

病程演变	2a. 视网膜坏死病灶迅速环周进展
	2b. 视网膜裂孔或视网膜脱离
	2c. 视网膜动脉阻塞
	2d. 视盘水肿
	2e. 抗病毒治疗有效
眼内液病毒学	检测 PCR 或 GW 系数（Goldmann-Witmer coefficient，特定病原眼内液及血清特异性 IgG 水平的比值）检测单纯疱疹病毒和 / 或水痘 - 带状疱疹病毒阳性

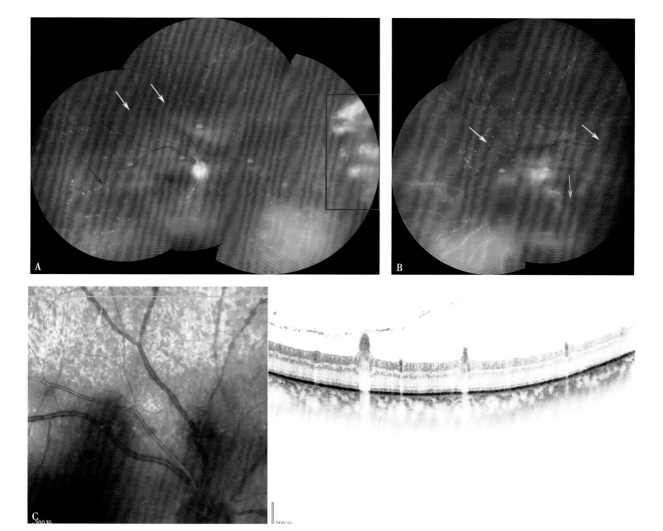

图 4-7-1　ARN 综合征患者的双眼广角眼底照相及 OCT 图像

患者，男，52 岁，双眼视力下降 1 月余，VOD FC/10cm，VOS 0.12，双眼角膜可见 KP（++），双眼前房房水细胞（+++），玻璃体明显混浊，送检患者的房水结果显示，每毫升的 VZV 拷贝数为 1.28×10⁶，符合 ARN 综合征的病原学诊断；A. 右眼广角眼底照相可见鼻侧斑片状黄白色坏死病灶（红色框示），沿着周边视网膜动脉（黄箭示）和静脉（红箭示）的节段性颗粒样病变，玻璃体混浊影响成像质量；B. 左眼广角眼底照相亦可见沿着周边视网膜动脉（黄箭示）和静脉（红箭示）的颗粒样病变，部分血管可见血管白鞘（绿箭示），玻璃体混浊影响成像质量；C. 右眼 OCT 可见明显视网膜上玻璃体混浊，视网膜动脉以及静脉节段性颗粒样病变向玻璃体腔突出。

　　图点评1：从该患者的广角眼底照相中可见比较特殊的视网膜血管的节段性颗粒样病变，分布较为广泛，既往被报道存在于人嗜T淋巴细胞病毒Ⅰ型（HTLV-1）相关葡萄膜炎［human T-lymphotropic virus type Ⅰ（HTLV-1）-associated uveitis, HAU］中。HAU的眼底病变包括在视网膜动脉和静脉的视网膜血管壁上节段性颗粒样病变向玻璃体腔突出。HAU中出现节段性颗粒状病变的原因是HTLV-1感染的淋巴细胞黏附于视网膜血管内皮细胞。有文献报道，淋巴细胞亦参与ARN综合征的发病机制，并且亦可扩散到玻璃体。因此，ARN综合征出现的视网膜血管节段性颗粒样病变的发病机制与HAU相似，是由HSV或VZV感染的淋巴细胞在视网膜血管壁中的增殖及其通过内皮细胞进入玻璃体腔所致。

　　图点评2：视网膜血管壁上的颗粒样病变持续约6个月，且该病变倾向于突出到玻璃体腔内，亦可黏附到非血管区域。此类病变于ARN综合征患者较为少见，当患者进行玻璃体切除术后颗粒样病变很快消失。

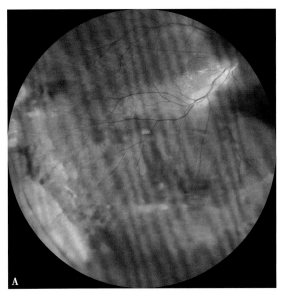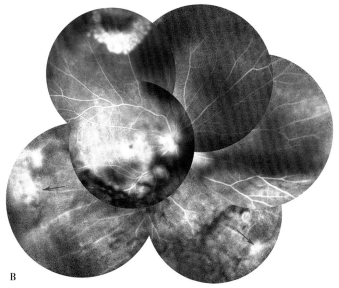

图 4-7-2　ARN综合征患者的双眼广角眼底照相以及FFA广角图像

患者，男，32岁，右眼视力下降3天，VOD FC/50cm，VOS 1.0，右眼玻璃体明显混浊，眼底隐约可见下方及颞侧视网膜黄白色坏死灶；曾出现全身乏力症状，予服用抗生素和抗病毒药物治疗后自觉好转；经验性治疗后房水检测：CMV（-），HSV（-），VZV（-）；A. 眼底照相可见颞下方黄白色病灶伴出血；B. FFA晚期广角图像可见视网膜周边血管壁染色，下方、鼻下及颞侧部分小动脉管壁节段性染色，视网膜坏死灶呈强荧光（红箭示），黄斑区弥散性染料积存，视盘呈强荧光，边界稍模糊，颞上方中周部可见激光斑性荧光。

　　图点评1：这名患者的房水检测未见明显阳性结果。有研究表明，在疑似ARN综合征的患者中79%～100%可检测出HSV、VZV DNA阳性，但随着抗病毒治疗，病毒载量会下降，可能会导致该患者的房水检测结果为阴性。

　　图点评2：这名患者的晚期FFA能够观察ARN综合征的眼底血管改变，视网膜血管管壁（尤其是视网膜动脉）染色，这些表现可为诊断ARN综合征提供依据。并且，ARN综合征常伴有玻璃体混浊，广角眼底照相对于小动脉的观察较差，而眼底血管造影有助于辅助临床医生观察更周边以及更清晰的血管相关性改变。由于ARN综合征常先发生于周边视网膜，广角FFA更有助于临床医生观察周边的病灶，以进行更准确的判断，给予患者更准确的治疗。

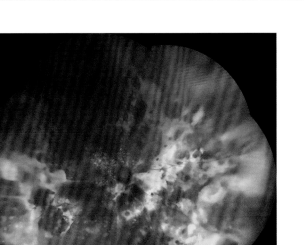

图 4-7-3　ARN 综合征患者的右眼广角眼底照相

患者，男，28 岁，右眼视力下降 2 个月余，突发眼痛 10 余天，VOD 无光感，VOS 0.8，患者右眼角膜水肿，虹膜可见新生血管，玻璃体混浊，视网膜可见大片黄白色病灶，房水检测显示，CMV-IgG、HSV-IgG、EBV-IgG 均升高；右眼广角眼底照相清晰呈现全视网膜黄白色坏死病灶伴散在斑片状视网膜出血灶。

图点评 1：从该患者广角眼底照相可见到，患眼的黄白色坏死病灶分布在全周视网膜，尤其鼻侧中周部视网膜更为明显。ARN 综合征的坏死病灶先出现在远中周部，逐渐环形向后极部发展，常规的眼底照相常难以发现并记录，且玻璃体混浊也可能影响对后极部病灶的判断。但广角眼底照相因其拍摄范围广且分辨率高，可以发现早期的周边部坏死灶。有研究者利用广角真彩成像对 35 例 ARN 综合征患者的 38 只眼进行了分析，结果表明，约 14 只眼（36.8%）的坏死病灶仅位于远中周部。因此，ARN 综合征患眼病变早期就需要重视对周边部视网膜的检查。

图点评 2：ARN 综合征的坏死病灶主要分为扇形与斑片形的融合坏死病灶两种类型，斑片形的坏死病灶常与更广泛的坏死象限相关，而扇形的坏死病灶则与较多的第二眼受累相关。两种不同的坏死病灶类型可能与患者的免疫功能差异相关。研究表明，坏死累及的视网膜象限越多，发生牵拉性视网膜脱离的危险越高，患者的视力预后也可能较差。

● 治疗建议

以抗病毒治疗为主，目前常用的全身抗病毒治疗方案为单纯疱疹病毒感染首选阿昔洛韦，水痘 - 带状疱疹病毒感染首选更昔洛韦。口服药物可以选择伐昔洛韦（1 000mg/ 次，每日 3 次）以及泛昔洛韦（500mg/ 次，每日 3 次）。玻璃体腔注射抗病毒药物更有利于病情的控制，常用药物包括更昔洛韦和膦甲酸钠。而对于应用糖皮质激素治疗 ARN 综合征仍存在争议。可采取抗凝治疗缓解周边视网膜小血管闭塞，推荐常规口服小剂量阿司匹林（100mg/d）。如果出现严重的玻璃体混浊以及并发严重的视网膜脱离，可以考虑玻璃体切除术。有报道认为激光光凝对于预防视网膜脱离有一定的作用。

（陈雪琳　文　峰）

第八节 Vogt-小柳-原田综合征

- Vogt-小柳-原田综合征（Vogt-Koyanagi-Harada syndrome，VKH综合征）是一种由黑色素细胞相关抗原等诱发的，以双眼肉芽肿性葡萄膜炎为特征，并常伴有脑膜刺激征、听觉功能障碍、皮肤和毛发异常的特发性多系统自身免疫性疾病。

- VKH综合征可细分为Vogt-Koyanagi病和Harada病，Vogt-Koyanagi病以皮肤改变和前葡萄膜炎为特征，Harada病以神经系统症状和渗出性视网膜脱离为主。

- VKH综合征是我国最常见且最具致盲性的葡萄膜炎类型之一，好发于20~50岁青壮年，男女发病比例基本相似。

- 国内学者制定的VKH综合征自然病程分期包括以下4个阶段。

- 前驱期：一般指葡萄膜炎发生前的1~2周，主要表现为头痛（多为头皮触摸疼痛）、耳鸣、听力下降、恶心眩晕等，眼部也可发生眼眶疼痛、眼痛、畏光、流泪等表现。

- 后葡萄膜炎期：葡萄膜炎发生2周，常出现双侧弥漫性脉络膜炎（由于脉络膜肿胀和渗出，视网膜呈"丘陵"状外观和苍白肿胀感）、神经视网膜炎（视盘肿胀及附近视网膜和黄斑区放射状皱褶）及渗出性视网膜脱离，该期玻璃体及前房反应轻微或缺如（图4-8-1），但仍可伴有头痛、耳鸣等全身表现。

- 前葡萄膜炎受累期：葡萄膜炎发生2周~2个月，在后葡萄膜炎基础上出现前房炎症反应（如尘状KP、轻度前房闪辉及前房炎症细胞，一般无睫状充血和肉芽肿性前葡萄膜炎体征），玻璃体炎症反应比例增高（但反应轻微），可有全身表现（主要为耳鸣）。

- 肉芽肿性前葡萄膜炎反复发作期：葡萄膜炎发生2个月以后相当长时间，该期眼底活动性病变通常消失，取而代之的是晚霞状眼底、Dalén-Fuchs结节、多发性脉络膜视网膜萎缩病灶、色素上皮增殖移行等（图4-8-2、图4-8-3）。而前葡萄膜炎多表现为肉芽肿性，常具有羊脂状KP、虹膜结节、虹膜后粘连等表现，并发症常见并发性白内障、继发性青光眼，偶见并发性视网膜新生血管、CNV等，可出现耳鸣、脱发、白发、白癜风等全身表现。

- FFA表现：对于后葡萄膜炎期及前葡萄膜炎受累期，造影早期可见对应受累部位的多发点状或针尖样RPE渗漏、神经上皮层脱离所致遮蔽荧光以及放射状脉络膜细皱褶性弱荧光带；造影晚期可形成多湖状视网膜下染料积存，视盘水肿或染色。前葡萄膜炎反复发作期则主要表现为：弥漫斑驳状透见荧光伴不规则斑片状色素增生遮蔽荧光（RPE广泛脱色素伴局灶色素增殖），周边部视网膜可见多发Dalén-Fuchs结节染色或萎缩性透见荧光，造影晚期多有视盘染色（提示炎症仍处于活动期）（图4-8-1、图4-8-2）。

- ICGA表现：炎性点状弱荧光病灶是VKH综合征相对特异性的ICGA表现，多表现为早期出现的脉络膜内散在类圆形的点状弱荧光，中晚期弱荧光可逐渐消退（对应脉络膜基质炎性浸润灶的深浅，浅层病灶弱荧光消退慢）。对于急性期或伴有严重渗出性视网膜脱离的反复发作期，部分明显的RPE渗漏也可在ICGA中显示。急性期患眼常还有弥漫性脉络膜血管扩张伴通透性增强（图4-8-2）。

- OCT表现：急性期常可见较混浊的视网膜下积液，可伴有视网膜下隔腔膜（可能由纤维素性渗出和外层视网膜结构组成）、脉络膜显著增厚（大量炎性细胞脉络膜基质浸润使脉络膜反射弥漫性减弱且其内血管腔形态不可见）、脉络膜皱褶（脉络膜炎症水肿组织堆积所致）及视盘肿胀。而慢性期患者则常可见视网膜下不规则的 RPE 增殖块伴后阴影、脉络膜变薄（病情复发时脉络膜可出现反弹增厚）、突破 RPE 层视网膜下浸润的 Dalén-Fuchs 结节（常继发于脉络膜炎性肉芽肿）（图 4-8-1）。

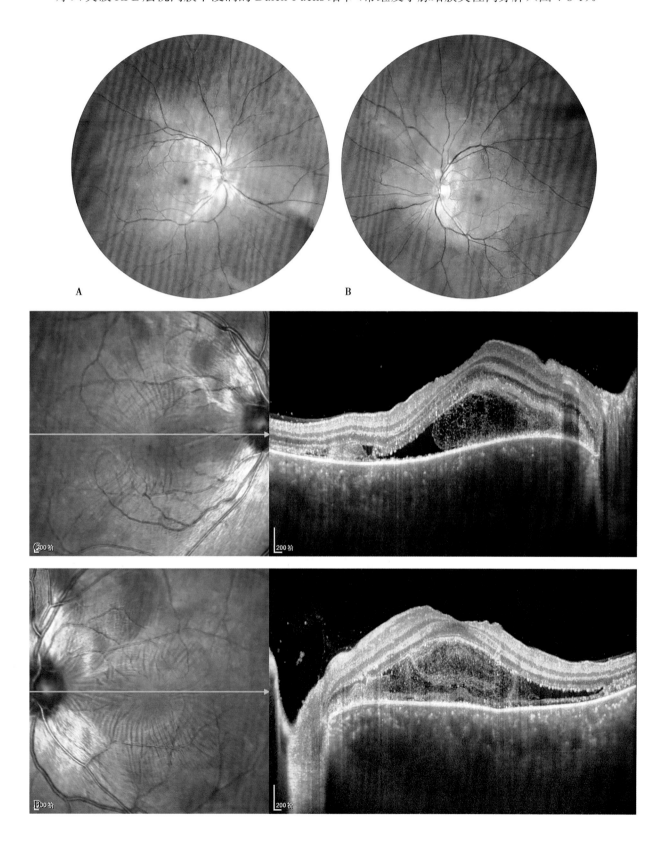

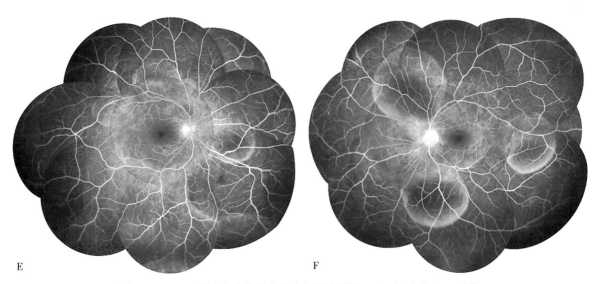

E   F

图 4-8-1 VKH 综合征急性发作的广角眼底照相、OCT 及广角 FFA 图像

患者,男,35 岁,双眼视力下降 3 天;眼部检查:VOD 0.15, VOS 0.2;A、B. 广角眼底照相可见双眼渗出性视网膜脱离;C、D. OCT 可见混浊的视网膜下积液并伴有视网膜下隔膜,脉络膜增厚伴脉络膜反射减弱和脉络膜血管腔形态不清;E、F. 广角 FFA 拼图晚期可见 RPE 渗漏引起的多湖状神经上皮层脱离,视盘染色。

图点评 1:初发 VKH 综合征后葡萄膜炎期,葡萄膜被淋巴细胞和巨噬细胞弥漫性浸润增厚,并混入上皮样细胞和含有黑色素颗粒的多核巨细胞。眼底表现从后极部延至中周部的脉络膜炎表现,视网膜和视盘间接受累。广角眼底照相将“丘陵状”视网膜脱离所波及范围及脱离程度清晰表现出来,有助于临床上对患者病变严重程度及范围的判断。

图点评 2:非典型性 VKH 综合征应注意与慢性中心性浆液性脉络膜视网膜病变(CSC)相鉴别,眼底影像检查 VKH 综合征的下列特征有助于鉴别诊断:①FFA 中 RPE 渗漏点多且细密;②视盘水肿或 FFA 晚期视盘染色;③OCT 示脉络膜增厚伴脉络膜反射减弱及脉络膜血管形态不清,CSC 的脉络膜增厚为特征性的肥厚脉络膜改变(脉络膜大血管腔扩张);④OCT 显示视网膜下隔膜或脉络膜皱褶;⑤ICGA 示散在小类圆形的炎性点状弱荧光。其中 OCT 的脉络膜特征是两者病因层面本质性的鉴别。

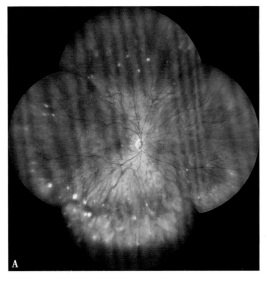

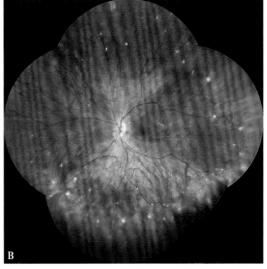

A   B

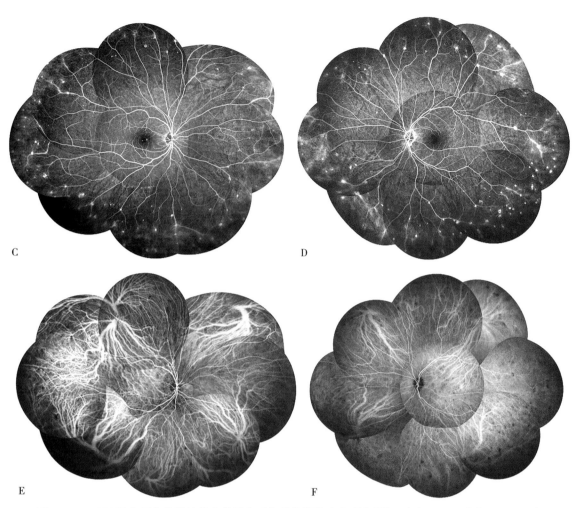

C   D

E   F

图 4-8-2　VKH 综合征肉芽肿性前葡萄膜炎反复发作期的广角眼底照相、广角 FFA 及广角 ICGA 图像
患者,男,29 岁,双眼视力下降 1 年余,治疗不规律;眼部检查:VOD 0.63,VOS 0.63,双眼羊脂状 KP(+),前房 cell(+),Tyn(+);A、B. 广角眼底照相可见双眼"晚霞"状眼底,周边部视网膜可见较多散在分布的 Dalén-Fuchs 结节及色素增殖,右眼(A)黄斑区可见孤立的小 Dalén-Fuchs 结节;C、D. 广角 FFA 拼图可见右眼黄斑及双眼中周部多发圆点状 Dalén-Fuchs 结节染色,双眼周边部散在节段性视网膜小静脉管壁轻度染色;E、F. 广角 ICGA 拼图早期可见双眼后极部脉络膜散在点状弱荧光,双眼周边部可见比彩照显示的 Dalén-Fuchs 结节数量更多的点状弱荧光。

　　图点评 1:VKH 综合征患眼呈现的"晚霞"状眼底改变主要是由于葡萄膜内黑素细胞内黑色素脱失造成,严重脱色素同时伴脉络膜萎缩时可透见巩膜而呈白色。VKH 综合征治疗及时且规范可不出现晚霞状眼底。Dalén-Fuchs 结节是类上皮细胞和巨噬细胞组成的小灶状炎性结节,位于 Bruch 膜和 RPE 之间或突破 RPE 位于视网膜下,并主要分布于周边视网膜,其中新鲜的 Dalén-Fuchs 结节在 ICGA 上呈现稍强荧光,而陈旧性者则为透见荧光。利用真彩广角眼底成像,我们能清楚地观察到 VKH 综合征患者周边眼底的 Dalén-Fuchs 结节,有助于我们鉴别活动期边界较不清的炎性病灶及慢性期边界尚清的 Dalén-Fuchs 结节或萎缩灶。

　　图点评 2:VKH 综合征的 Dalén-Fuchs 结节有时会累及黄斑区,这时应注意与点状内层脉络膜病变(PIC)或多灶性脉络膜炎(MFC)相鉴别。此外,黄斑区存在活动性 Dalén-Fuchs 结节的患眼,有继发 CNV 的风险。

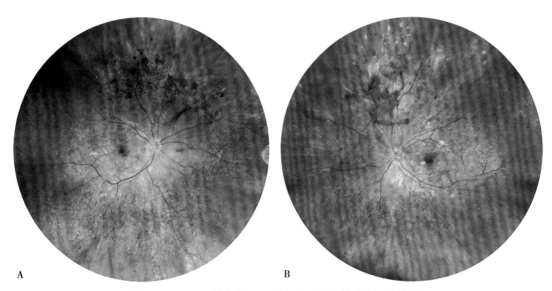

图 4-8-3　VKH 综合征伴视网膜下纤维化的广角眼底照相

患者,女,42 岁,双侧视力下降(眼前指数)伴头痛、耳鸣 3 个月;接受泼尼松和环孢素治疗后,患者视力改善,VOD 0.1,VOS 0.2,同时耳鸣消退,但头痛仍持续;广角眼底照相显示双眼渗出性视网膜脱离恢复后遗留的视网膜下纤维化伴斑片状色素增生(红箭示)(A. 右眼;B. 左眼)。

图点评 1:视网膜下纤维化可发生在炎症性疾病(VKH 综合征、MFC 等)和非炎症性疾病[年龄相关性黄斑变性 AMD、CSC、孔源性视网膜脱离、增生性玻璃体视网膜病变(proliferative vitreoretinopathy,PVR)等]中。亚洲 VKH 综合征患者继发视网膜下纤维化较为少见,从初诊至继发视网膜下纤维化的时间为 2~6.5 年不等。其病理机制可能与 RPE 化生、炎症细胞及其相关产物(炎症因子、纤维素、促纤维化因子等)浸润有关,而早期足量抗炎有利于减轻视网膜下纤维化的形成。

图点评 2:VKH 综合征患眼眼底可出现条索状视网膜下纤维及散在的斑片状色素增生,表明患者渗出性视网膜脱离治疗不及时、不充分或病情迁延复发。

● 治疗建议

　　VKH 综合征是糖皮质激素治疗效果较好的葡萄膜炎类型。全身应用糖皮质激素是急性期 VKH 综合征的主要治疗方法,一般选用泼尼松,初始剂量 1~2mg/(kg•d),根据治疗反应调整用量,总疗程常需 6~9 个月,剂量或治疗时间不足可使病情复发。激素联合免疫抑制剂或生物制剂治疗可用于复发或顽固性患者,且降低糖皮质激素的总剂量,避免其严重的并发症。治疗过程中根据炎症控制情况和患者耐受程度调整用量,并密切关注药物不良反应。早期、足量、全程的糖皮质激素使用是患者视力预后良好、减少并发症和复发的保证。

（庄雪楠　张雄泽　文　峰）

第九节　猫　抓　病

● 猫抓病(cat-scratch disease,CSD)是人被猫抓伤或咬伤后感染巴尔通体引起的一种亚急性自限性传染病。巴尔通体是一种细胞内感染的革兰氏阴性杆菌,主要感染红细胞和内皮细胞。

- 患者的免疫状态决定系统和眼部表现的严重程度。免疫功能正常的 CSD 患者出现局灶性肉芽肿，其特征是坏死区域周围有组织细胞、淋巴细胞和巨噬细胞浸润，免疫功能低下患者可出现血管增生性反应。

- 临床表现：以皮肤患处的非瘙痒性红斑丘疹或脓疱为原发表现，通常持续 3～10 天，也可延续至 2～3 周。区域淋巴结肿大可在皮肤病灶出现后 1～2 周发生，通常累及滑车上淋巴结、腋窝淋巴结和颈部淋巴结。此外，也可能出现一些全身症状和体征，如低热、疲劳、头痛、畏寒、恶心、呕吐、咽痛和盗汗。

- 非典型 CSD 始于淋巴结外表现，这是细菌血源性传播的结果。在细菌血液传播的情况下，眼睛被认为是最常见的受累器官，据报道，5%～10% 的 CSD 患者有眼部表现。严重的眼外系统表现包括脑病、无菌性脑膜炎、肺炎、胸腔积液、心内膜炎、关节炎、骨髓炎、椎旁脓肿、肝脾疾病（肉芽肿性肝炎、肝脾脓肿、脾大）。

- 眼部最常见的表现为 Leber 视神经视网膜炎（黄斑区星芒状渗出、视盘水肿，图 4-9-1）和视网膜脉络膜局部浸润病灶，还可以表现为视网膜分支动脉或静脉阻塞和帕里诺眼 - 腺综合征（单侧肉芽肿性结膜炎、同侧耳前或颌下淋巴结肿大和低热三联征）等。

- 诊断：猫接触史，系统及眼部临床表现，血清学阳性，排除其他感染和非感染性炎症。血清学提示 IgM 阳性，或 IgG 滴度≥1∶256 可以确诊（滴度在 1∶64～1∶256 之间时，要求 10～14 天后复查效价 ≥4 倍）。血清学检测阴性时，可考虑 PCR 检测，与血清学检测相比，其特异度更高，灵敏度更低，通常用于淋巴结组织或脓液的检测。

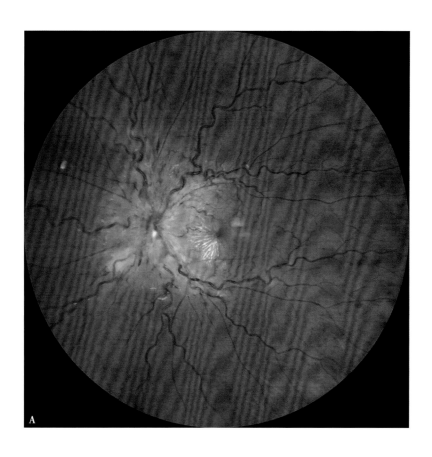

A

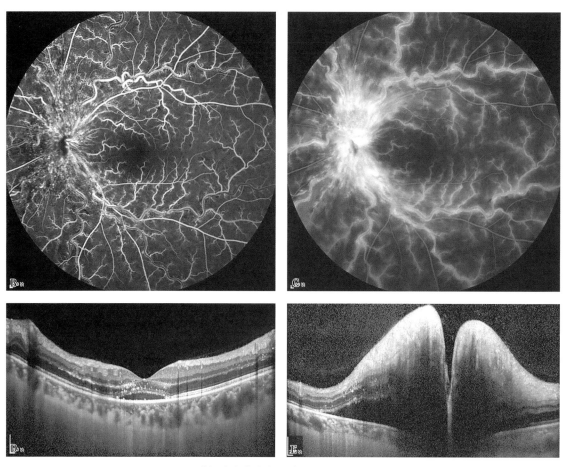

图 4-9-1　猫抓病患者广角眼底照相、FFA 和 OCT 图像

患者，女，28 岁，VOD 1.0，VOS 0.05，左眼视物模糊 15 天，否认猫接触史；A. 广角眼底照相示左眼黄斑区星芒状渗出，视盘水肿，视网膜静脉迂曲扩张；B. FFA 静脉期可见左眼视盘表面毛细血管扩张、渗漏，视网膜静脉迂曲扩张；C. FFA 晚期视盘呈强荧光，边界不清，视网膜静脉及其属支染料轻渗漏；D. OCT 于左眼黄斑区可见脂质渗出呈点状高反射，神经上皮层浅脱离；E. OCT 示左眼视盘高度水肿。

图点评 1：此患者左眼具有猫抓病的典型表现，即 Leber 视神经视网膜炎显示视盘水肿及黄斑区星芒状渗出两大特征。视神经视网膜炎的病因可分为特发性、感染性和非感染性。其中感染性以猫抓病最为常见，该患者的血清巴尔通体抗体检测阳性有助于明确诊断。

图点评 2：注意该患眼除了猫抓病，还合并有视网膜中央静脉阻塞（CRVO），因此推测该猫抓病患眼并发 CRVO 可能与免疫炎症介导有关。

● 治疗建议

目前尚无标准治疗方案，治疗措施取决于患者的年龄、免疫状态和临床表现。免疫状态正常及轻中度全身症状的患者，因具有自限性，可不须特殊治疗。若出现严重的全身症状，并发生了眼部猫抓病，或任何免疫缺陷的患者，则需要用全身抗生素治疗，推荐使用多西环素（100mg，每日 2 次，免疫正常者，用药 4～6 周，免疫缺陷者，用药需长达 4 个月）。考虑到多西环素的副作用，12 岁以下儿童推荐使用大环内酯类药物（如阿奇霉素）。眼部猫抓病患者联合口服激素，可获得更好的视力预后。眼病患者经及时治疗常可恢复较好视力，免疫功能正常者很少遗留系统性后遗症。愈后可获持久免疫力，再次感染者罕见。

（李妙玲）

第十节 眼弓蛔虫病

- 眼弓蛔虫病（ocular toxocariasis，OT）是由犬弓蛔虫或猫弓蛔虫的幼虫侵犯眼组织引起的感染性疾病。发病年龄 2～31 岁，多见于 3～16 岁儿童。患者多有猫狗接触史，男女发病比例相似，90% 为单眼发病。

- 弓蛔虫的天然宿主是狗和猫，人是中间宿主。成虫寄生于狗和猫的消化道，虫卵随狗和猫的粪便排出体外，多数落在土壤中孵化。幼虫主要经消化道进入人体，其可钻过肠壁进入肝门静脉及肠淋巴循环到达身体各处，释放毒性产物并引起组织的肉芽肿反应。

- 眼部的主要表现为视力进行性下降伴眼前固定黑影；或继发斜视、白瞳征被发现；或无任何症状，于体检时发现。严重者伴有玻璃体炎、黄斑囊样水肿或牵拉性视网膜脱离，甚至失明。

- 眼弓蛔虫病被认为是儿童葡萄膜炎的三大原因（弓形虫病、巨细胞病毒感染和眼弓蛔虫病）之一，其中眼弓蛔虫病占 10%。弓蛔虫幼虫可直接经过睫状体、脉络膜或视网膜中央动脉入眼，引起葡萄膜炎和肉芽肿性炎症，也可通过引起免疫应答而导致葡萄膜和视网膜的炎症。

- 弓蛔虫葡萄膜炎通常分为四种：①慢性眼内炎，常有严重玻璃体炎症反应，视网膜黄白色病灶，继发视网膜脱离。②后极部肉芽肿（图 4-10-1），玻璃体混浊较轻，发病初期，后极部肉芽肿边界欠清。玻璃体炎症吸收后，后极部可见灰白色肉芽肿团块，常有牵拉带与视网膜相连，黄斑区可出现脉络膜视网膜血管吻合。③周边部肉芽肿，常表现为急性活动性弥漫性眼内炎，周边视网膜可见局限球形、灰白色炎性团块，呈弥漫分布。严重者平坦部可见雪堤现象和连接周边炎性团块与后极部视网膜、视盘的纤维机化带。局部牵拉可产生周边视网膜皱襞。④非典型弓蛔虫病，可有视盘炎、弥漫性脉络膜视网膜炎等表现。大约一半为周边部肉芽肿，其次是慢性眼内炎，非典型眼弓蛔虫病较少见发生后极部肉芽肿。

- OCT 表现：团状病灶可位于视网膜内层、外层或累及全层，突出于 RPE 上。病变处视网膜增厚，呈高反射，其后呈遮蔽声像。

- FFA 表现：FFA 早期团状肉芽肿病灶为遮蔽荧光，随造影时间延长，病灶内及周围视网膜血管扩张伴明显染料渗漏。陈旧性肉芽肿病灶 FFA 晚期染色。位于黄斑区的弓蛔虫性肉芽肿病灶可发生视网膜 - 脉络膜血管吻合（RCA）。

- B 超检查：玻璃体腔可见分层树枝样条带状回声，球壁回声局限增厚隆起或中高强度团块状回声，部分患眼 B 超显示局灶视网膜浅脱离、视网膜皱襞等表现。

- UBM 检查：可清晰显示睫状体平坦部的炎症、增殖膜，以及周边肉芽肿团块病灶。

- CT 检查：眼内无钙化灶。

- 实验室检查：血清酶联免疫吸附测定（enzyme-linked immunosorbent assay，ELISA）方法对弓蛔虫病有高度特异性。房水和玻璃体液检查灵敏度更高。血清学检查滴度 >1∶8 有诊断意义，但阴性并不能排除本病感染。另外，当眼内炎症破坏了血 - 视网膜屏障，血液中的抗体进入眼内，也会导致阳性结果。可利用 Goldmann-Witmer 系数法（G-W 系数）进行校正：（房水或玻璃体中弓蛔虫特异抗体 IgG/ 血清中弓蛔虫特异抗体 IgG）/（房水或玻璃体中 IgG 总量 / 血清中 IgG 总量）。若 G-W 系数比值 >4，表明眼组织自身产生抗体，进一步证实存在眼弓蛔虫感染。活动期白细胞升高，其中嗜酸性粒细胞升高显著，可达 50%～90%。血清 IgG、IgM、IgE 亦升高。

● 广角眼底照相清晰显示肉芽肿病灶的形态、大小及位置特征，并且便于识别周边部肉芽肿，有效提高周边部肉芽肿的检出率，避免漏诊或误诊。

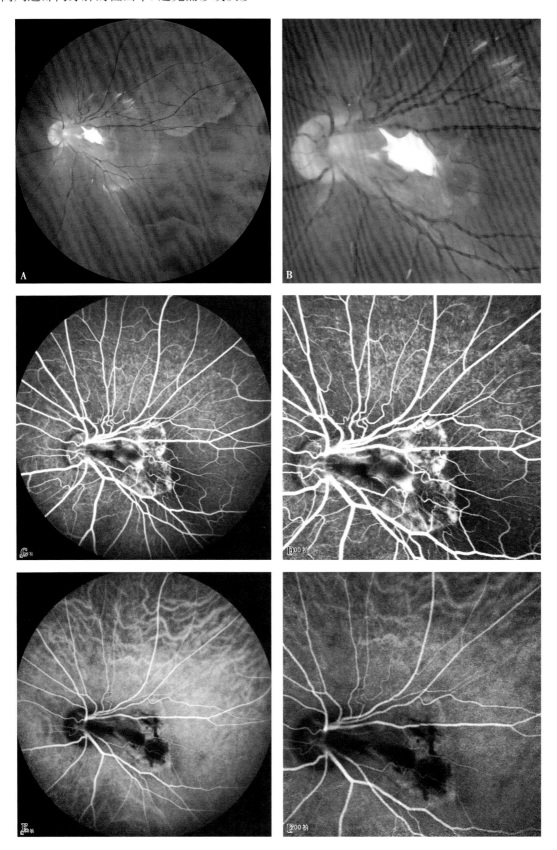

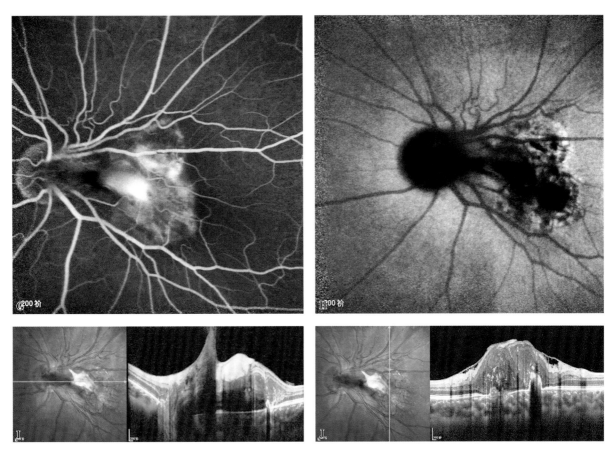

图 4-10-1　左眼眼弓蛔虫病患者的多模式影像

患者，男性，15 岁，左眼体检发现视力差，既往体健；眼部检查：VOD1.0，VOS 手动／眼前 50cm；双眼眼前节未见明显异常；A. 广角眼底照相于左眼黄斑区可见白色机化团块，该病灶对周围视网膜产生牵拉致视网膜血管走行扭曲并相互靠拢，其表面可见增殖膜及色素增生；B. 为 A 放大图；C. FFA 静脉期于左眼黄斑区可见微隆起稍强荧光病灶，其表面覆盖以视网膜前增殖膜及斑点状色素遮蔽荧光，病灶表面增殖膜牵拉致视网膜颞上、颞下血管弓走行迂曲并相互靠拢，其内可见微小血管扩张；D. 为 C 放大图；E. ICGA 早期于左眼黄斑区可见稍强荧光病灶，其表面覆盖以视网膜增殖膜及斑点状色素遮蔽荧光，牵拉致视网膜颞上、颞下血管弓走行迂曲并相互靠拢；F. 为 E 放大图；G. FFA 晚期显示左眼黄斑区病灶染色；H. ICGA 晚期示黄斑区部分病灶染色；I. 左侧为 IR 图，右侧为扫描线处 OCT 图，可见病灶处视网膜增厚，肉芽肿病灶位于视网膜内层；J. 可见病灶处视网膜增厚，肉芽肿病灶位于视网膜内层。

图点评 1：该弓蛔虫病患儿为后极部肉芽肿型，广角眼底照相可清晰显示隆起的白色机化团块，该病灶因牵拉致黄斑中心凹结构破坏而严重影响视力。另外，若患者为其他类型眼弓蛔虫病，广角眼底照相图像可以弥补传统眼底照相的不足，有效提高周边部肉芽肿的检出率，避免漏诊或误诊。

图点评 2：患儿后极部或中周部视网膜发现灰白色肉芽肿团块伴牵拉表现，需要考虑眼弓蛔虫病，应尽早行房水或玻璃体中弓蛔虫特异抗体 IgG 与血清中弓蛔虫特异抗体 IgG 检测，通过弓蛔虫特异抗体 IgG 总量与 Goldmann-Witmer 系数（G-W 系数）确认诊断。

● 治疗建议

对患有活动性眼内炎症的眼弓蛔虫病患者使用糖皮质激素，可以缓解由虫体毒素超敏反应引起的视网膜炎性表现。据报道，糖皮质激素和阿苯达唑联合治疗对有活动性炎症的患眼有较好疗效。另有学者认为，弓蛔蚴被杀死，反而会导致炎症更加严重。视网膜内的活体幼虫可行激光光凝杀死虫体，由于光凝可诱发炎症反应，因此激光光凝后需要联合激素治疗。对于周边部肉芽肿伴局灶渗出性视网膜脱离者,可冷凝治疗,若随访观察仍存在活动性病灶,可再次冷凝。病灶增殖伴牵拉性视网膜脱离者,炎症稳定后可行玻璃体切除手术解除牵拉并清除肉芽肿团块。近期有研究表明,玻璃体视网膜手术、激素、阿苯达唑联合治疗可有效减少眼弓蛔虫病的炎症和复发。

(何桂琴　文　峰)

第十一节　结核性葡萄膜炎

- 眼结核(ocular tuberculosis,OTB)是由结核分枝杆菌引起的眼部感染。眼结核可表现多样,除晶状体之外,眼睛的任意部位均可受累。有些临床表现高度提示结核感染,而有的表现与其他炎症性表现类似,需要留意鉴别。

- 2019 年,协作眼结核组(Collaborative Ocular Tuberculosis Study,COTS),国际葡萄膜炎研究组(International Uveitis Study Group,IUSG)和国际眼部炎症学会(International Ocular Inflammation Society,IOIS)为眼结核共同制定了命名共识。该共识指出眼内结核包括结核性葡萄膜炎(前葡萄膜炎、中间葡萄膜炎、后葡萄膜炎、全葡萄膜炎、结核性视网膜血管炎)及结核性巩膜炎,而结核性脉络膜炎包括结核性匍行性脉络膜炎、结核性多灶性脉络膜炎(图 4-11-1～图 4-11-4)、结核性局灶性脉络膜炎、结核瘤。

- 目前认为有两种发病机制可能参与眼结核的发病。一种是由于结核分枝杆菌直接介导的眼内炎症反应和损害,一种是由于结核分枝杆菌引起的免疫介导反应导致了眼部的炎症反应。

- 临床表现的巨大差异和诊断标准的不统一,常使眼结核的诊断变得困难,眼内组织中检测出结核分枝杆菌为诊断金标准,但在临床上具有较大的操作难度。有学者拟定了以下临床诊断标准:①眼部表现;②结核菌素试验阳性,或胸部 X 线检查显示结核病灶已治愈或活跃的证据,或确诊活动性肺外结核的证据;③排除其他原因引起的葡萄膜炎,如梅毒、弓形虫;④抗结核治疗 4～6 周后有效。

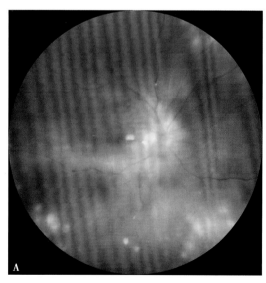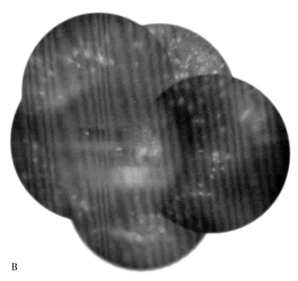

图 4-11-1　结核性全葡萄膜炎患眼的广角眼底照相

患者,男,58 岁,右眼反复视物模糊 2 年余,VOD 0.16,眼压正常,眼部检查:右眼角膜透明,前房水闪辉(Tyn)(+),细胞(+),玻璃体混浊;患者有肺结核病史,T-spot 检查及 PPD 检查均为阳性,胸部 CT 异常,存在炎症改变;A.右眼玻璃体混浊,视盘充血水肿,边界欠清,隐约可见视网膜血管粗细不均;B.右眼中周部视网膜可见散在黄白色点状病灶。

图点评 1：广角眼底照相可清晰显示结核性全葡萄膜炎所累及后极部及中周部的炎性表现及病变的范围，如玻璃体炎性混浊、视网膜血管粗细不均、中周部黄白色的炎性病灶。

图点评 2：由于眼结核可累及除晶状体外的任何眼部组织，故所有葡萄膜炎患者，在确诊及治疗之前，均须考虑是否与结核感染相关。

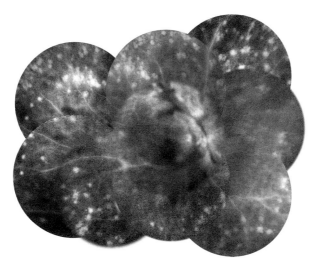

图 4-11-2　结核性全葡萄膜炎患眼的 FFA 拼图
右眼 FFA 晚期像广角拼图可见玻璃体条絮状混浊致视网膜前遮蔽荧光，视盘呈强荧光，边界不清，视网膜静脉节段性着染，各象限中周部视网膜可见多个大小不一类圆形强荧光炎性病灶。

图点评 1：患眼视盘水肿，视网膜血管节段性染色，中周部视网膜的圆点状强荧光提示脉络膜受累，结合患者玻璃体混浊及前段炎症表现，提示该患眼存在全葡萄膜炎。

图点评 2：当看到视网膜血管存在炎症时，须结合广角眼底照相仔细辨认是视网膜动脉还是静脉受累，对判断病因具有一定帮助（视网膜动脉受累需要考虑病毒感染或者免疫炎症性疾病）。该患眼是视网膜静脉受累。

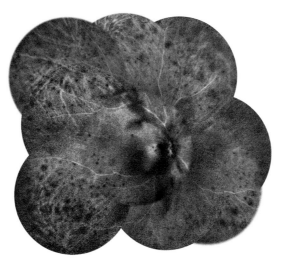

图 4-11-3　结核性全葡萄膜炎 ICGA 拼图
右眼 ICGA 中期可见玻璃体强条絮混浊所致视网膜前遮蔽荧光，各象限中周部脉络膜可见多个大小不一的弱荧光病灶。

图点评1：结合患者的病史及眼部表现，考虑ICGA多个大小不一的弱荧光为炎性弱荧光。

图点评2：根据炎性病灶累及脉络膜层次不同，炎性弱荧光在ICGA的不同时期可具有不同的表现。位于脉络膜基质的炎性病灶，在ICGA早中期可表现为弱荧光；在晚期由于脉络膜毛细血管未受累，可表现为与背景荧光强度一致。如果炎性病灶累及脉络膜毛细血管层，早期的弱荧光可不明显，随着造影时间推移，中晚期弱荧光的表现会逐渐明显。

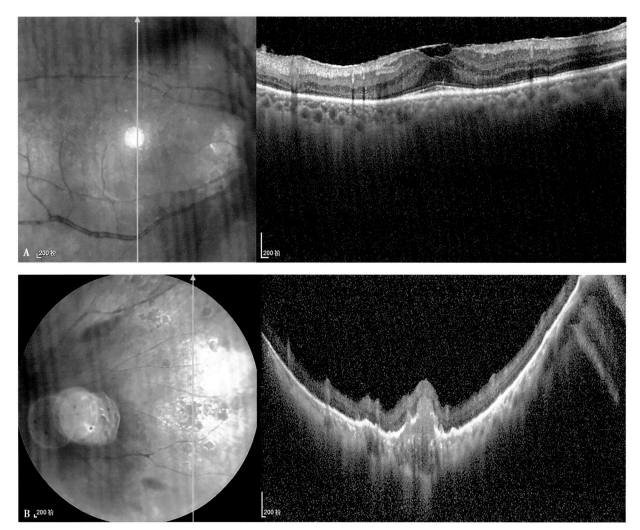

图 4-11-4　结核性全葡萄膜炎广角 OCT

A. 后极部 OCT 可见黄斑区视网膜增厚，视网膜前增殖膜形成，黄斑中心凹上方局部外层视网膜光带消失；B. 广角 OCT 可见鼻侧中周部脉络膜局灶性肉芽肿性病灶，表现为中高反射实性病灶隆起，部分突破 RPE，呈"火山口"样外观，对应处局部脉络膜增厚，可见中等均匀反光，夹杂点状高反射信号物质，未见明显脉络膜管腔。

图点评1：脉络膜肉芽肿是结核性葡萄膜炎的一种典型表现，结合该患者的临床表现、广角眼底照相、FFA 及 OCT 结果，可诊断该患者为左眼结核性全葡萄膜炎。

图点评2：广角 OCT 可帮助更好地明确周边部炎性病灶累及的层次和形态，辅助临床诊断。

● 治疗建议

当高度怀疑眼部结核感染时，即使没有明确的实验室证据，仍需要接受抗结核治疗。根据 COTS

2021年发表的共识,在任何一项免疫学检查(结核菌素皮肤试验、γ干扰素释放实验)呈阳性且放射学特征提示结核病的情况下,即可以开始对结核性脉络膜炎进行抗结核治疗。对于结核性匍行性脉络膜炎和结核瘤,只要有一项免疫学检测呈阳性,即使放射学结果检查没有提示结核病,也推荐抗结核治疗。对于复发性结核性前葡萄膜炎、结核性中间葡萄膜炎、结核性全葡萄膜炎和活动性结核性视网膜血管炎患者,存在任何一项免疫学测试的阳性结果,放射学检查提示有活动性或既往结核感染证据,即可开启抗结核治疗。在给予抗结核治疗的同时,还需要根据病情的严重程度、眼内组织受损的情况,以及对抗结核药物治疗的反应,综合判断是否需要接受局部或全身的激素治疗及免疫抑制剂治疗,以期降低炎症反应,减少复发机会。

（吉宇莹）

第十二节 眼弓形虫病

- 刚地弓形虫是一种单细胞寄生性微生物(寄生虫),通过先天或进食被污染的生肉、蔬菜、水而感染,可引起系统性和眼部并发症,有较高的复发率。
- 弓形虫的生活史分为5个阶段:速殖子期(滋养体)、缓殖子期(包囊)、裂殖体期、配子体期和子孢子期。
- 症状:视力下降、眼前黑影飘动、畏光、眼红。
- 诊断依靠典型临床表现和血清学检查。
- 临床表现:活动性病灶表现为疏松的白色局部坏死性视网膜炎,累及视网膜全层,从视网膜内层发展至RPE,玻璃体有炎性混浊,呈雾灯样外观(图4-12-1)。复发病灶表现为色素性视网膜脉络膜瘢痕(图4-12-2)。
- 血清学检查:血清学检查用于排除诊断。血清IgG阳性不能作为确诊的依据,但IgG阴性在免疫正常患者可基本排除。仅在免疫抑制患者,血清学阴性又高度怀疑的情况下使用眼内液检测,常用的检测包括IgG抗体或PCR检测。

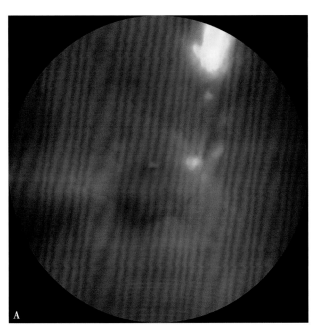
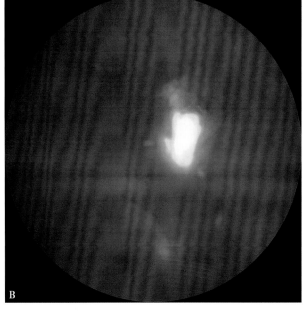

A

B

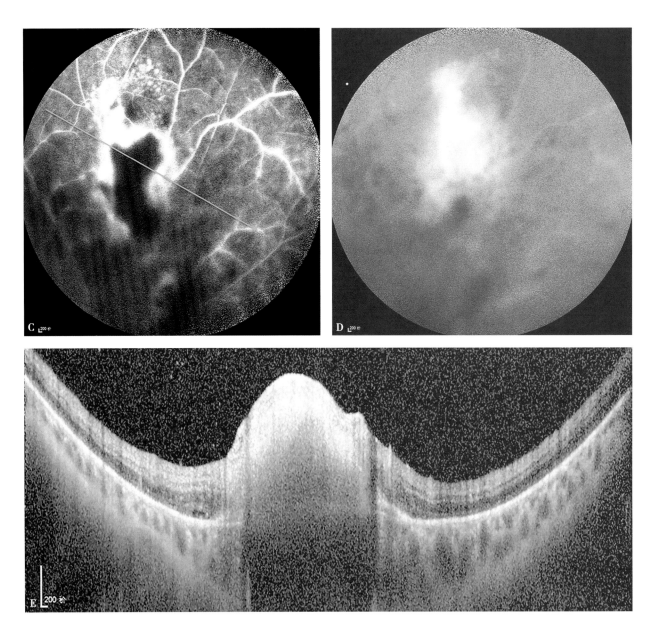

图 4-12-1 初发眼弓形虫病患者的广角眼底照相、FFA 和 OCT 图像

患者,女,25 岁,VOD 0.05,VOS 1.0,右眼渐进性视力下降 1 月余,否认全身性疾病史,术前四项及 T-spot(−);A、B. 真彩广角眼底成像可见玻璃体混浊,视盘上方黄白色局灶坏死性病灶,边界不清,在玻璃体混浊映照下,呈雾灯样外观;C. FFA 静脉期显示右眼活动性病灶呈弱荧光,病灶边缘呈强荧光;D. FFA 晚期可见病灶荧光增强,由于显著玻璃体混浊,FFA 晚期成像欠清;E. 在 OCT 中,活动性病灶因视网膜全层水肿而呈高反射,病灶下方脉络膜增厚。

图点评 1:本例患者为初发病例,眼底表现无陈旧的弓形体病灶,诊断有一定的难度,应结合多模式眼底影像,必要时眼内液取材检测,以明确诊断。

图点评 2:眼弓形虫病可累及脉络膜,OCT 表现为局灶性脉络膜增厚。

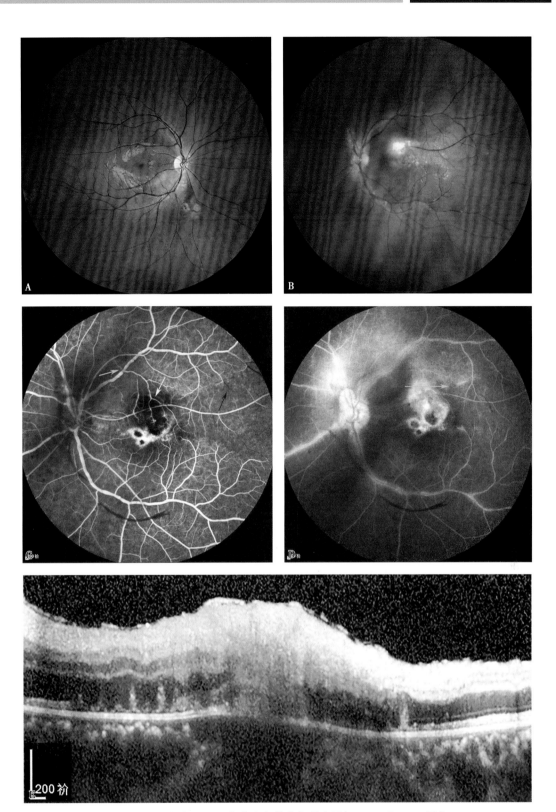

图 4-12-2　复发眼弓形虫病患者的广角眼底照相、FFA 和 OCT 图像

患者，男，38 岁，VOD 1.0，VOS 0.2，左眼视力下降 2 周，左眼 15 年前曾有类似症状；A. 右眼视盘下方可见陈旧视网膜脉络膜瘢痕伴色素增殖；B. 左眼颞上血管弓处可见黄白色视网膜坏死灶，坏死灶下缘可见陈旧视网膜脉络膜瘢痕伴色素增殖；C. FFA 静脉期显示左眼活动性病灶呈弱荧光（黄箭示），其下方陈旧性病灶呈色素性遮蔽荧光，视网膜静脉扩张（绿箭示）、回流迟缓（红箭示）；D. FFA 晚期可见左眼活动性病灶荧光增强，视网膜静脉轻渗漏，视盘染色；E. 在 OCT 中，活动性病灶因视网膜全层水肿而呈高反射，病灶下方脉络膜增厚。

图点评 1：眼弓形虫病一般累及单眼，但在免疫抑制的患者（如艾滋病、白血病），玻璃体炎可以表现轻微，视网膜坏死灶通常为双侧、多灶和广泛（与局灶、不连续相对）分布。此类患者合并多系统感染的危险性更高，其中以脑炎最为常见。应注意排查，此例患者人类免疫缺陷病毒（HIV）（−），血常规仅中性粒细胞数升高。

图点评 2：眼弓形虫病除玻璃体炎、坏死性视网膜炎外，还可伴视网膜血管炎，一般以静脉受累为主。

● 治疗建议

在免疫功能正常患者，通常为自限性，4～8 周可自行缓解。但当后极部出现活动性病灶时，须给予治疗，以防视力丧失。目前尚无统一的治疗方案。经典治疗方案：磺胺类抗生素可有效针对滋养体，经典三联方案为磺胺嘧啶＋乙胺嘧啶＋糖皮质激素（须额外补充叶酸），疗程为 4～6 周。复方磺胺甲噁唑（甲氧苄啶/磺胺甲噁唑）片与磺胺嘧啶＋乙胺嘧啶疗效相当。阿奇霉素可抑制滋养体的复制并破坏包囊。研究表明，阿奇霉素可替代磺胺嘧啶，且副作用更小。用法：250mg 每天或 500mg 隔天。对不耐受全身用药的患者，可以采用局部治疗：玻璃体腔注射甲氧苄啶/磺胺甲噁唑（剂量及安全性尚待进一步研究）或克林霉素（1～1.5mg）＋地塞米松 400μg/0.1mL 灭菌注射用水，每 1～2 周 1 次，平均针数为 1.6 针。

（李妙玲）

第十三节　后 巩 膜 炎

● 后巩膜炎（posterior scleritis）是指发生于锯齿缘之后的巩膜炎症，临床上最常见的是非感染性后巩膜炎，感染性者少见。表现为视盘水肿、渗出性视网膜脱离、葡萄膜渗漏、脉络膜皱褶、视网膜下肿块、眼肌炎、眼球突出等，约 19.8% 伴前节炎症。多单眼起病，64% 患者表现为眼周痛，13% 患者头痛，17.1% 患者无疼痛症状。

● 年轻患者多健康，55 岁以上患者中约 1/3 有相关系统性疾病，类风湿性关节炎（12.28%）、系统性红斑狼疮（4.38%）和抗中性粒细胞胞质抗体（pANCA）阳性的系统性血管炎（5.26%）是最常见的相关系统性疾病。目前认为与自身免疫性疾病相关的巩膜炎是免疫复合物介导的，而无关联的巩膜炎可能是一种迟发性过敏反应。

● 临床表现：后巩膜炎可不同程度累及眼后部组织，炎症可累及视盘，当巩膜增厚压迫视神经，可表现为视盘水肿、视网膜血管走行迂曲。当炎症累及视网膜动、静脉，可引起视网膜血管闭塞。炎症、渗出及 RPE 下液体或肉芽肿的持续压力可导致 RPE 损害，甚至撕裂。由于巩膜增厚、巩膜外静脉压升高导致脉络膜、睫状体回流障碍，使脉络膜上腔、睫状体上腔液体积聚，继而造成葡萄膜渗漏综合征、睫状体水肿导致继发性闭角型青光眼等。

● 辅助检查：眼底多模式影像如彩照、FFA、ICGA、OCT、B 超等有助于后巩膜炎诊断，OCT 可辅助排除视盘玻璃疣，常表现为视盘水肿、黄斑水肿、神经上皮层脱离、视网膜/脉络膜皱褶等。FFA 检查可表现为视盘毛细血管渗漏、RPE 异常、黄斑水肿、视网膜毛细血管渗漏，病情重者甚至可引起视网膜血管闭塞。ICGA 往往表现为脉络膜大血管不同程度扩张，伴或不伴通透性增强（图 4-13-1、图 4-13-2）。

● B 超是诊断后巩膜炎的有效检查手段，提示巩膜增厚（占 54.4%）、巩膜结节（3.5%）、Tenon 囊与巩膜分离，甚至呈 T 形征（41.2%）（图 4-13-3）。根据 B 超表现将后巩膜炎分为弥漫型和结节型，约 12%

的患者后巩膜炎表现为局限性视网膜下肿块，须与肉芽肿性病变、无色素性脉络膜黑色素瘤、脉络膜转移癌、脉络膜血管瘤等鉴别。MRI与CT可能显示巩膜增厚和眼球突出。

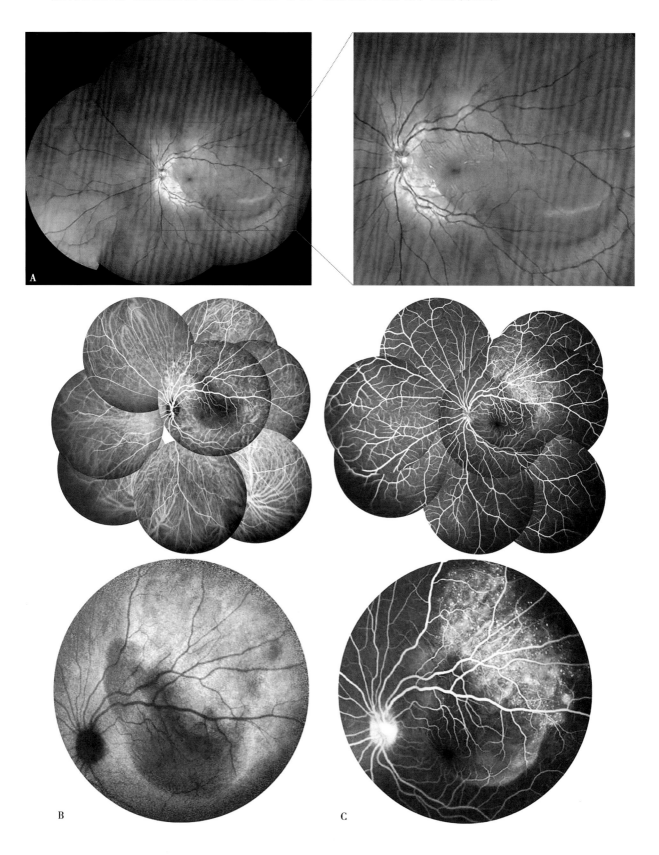

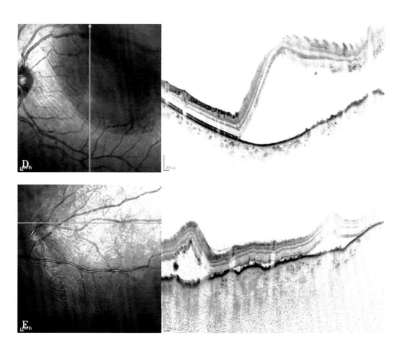

图 4-13-1　非感染性后巩膜炎致渗出性视网膜脱离 1 例

患者,女,20 岁,左侧眉弓胀痛 3 周,左眼视物模糊 14 天,VOS 0.05,近视 −1.0D,矫正无提高;A. 左眼超广角眼底照相可见视盘充血,边界可辨,后极部及颞侧中周部较大范围渗出性视网膜脱离,黄斑区见放射状脉络膜皱褶;B. ICGA 早期见后极部及颞侧中周部脉络膜大血管扩张,中晚期见脉络膜大血管通透性增强所致大片强荧光,颞上血管弓处见脉络膜皱褶所致线性弱荧光;C. FFA 提示黄斑颞上方大量针尖样强荧光伴渗漏,晚期其下方见较大范围染料积存区,视盘轻水肿;D. OCT 示左眼黄斑区及其颞上方较大范围神经上皮层渗出性脱离、视网膜内表面皱褶;E. OCT 示黄斑颞上方神经上皮层渗出性脱离,RPE/脉络膜皱褶可见,相应脉络膜增厚。

图点评 1:OCT 所示脉络膜皱褶是由于脉络膜不均匀增厚、前移时所致,不具诊断特异性,还可见于其他疾病如交感性眼炎、VKH 综合征、脉络膜淋巴瘤、低眼压、眶内肿物压迫等。

图点评 2:后巩膜炎患者 RPE 功能尚完整者 FFA 上可无明显异常荧光,而当炎症、渗出及 RPE 下液体或肉芽肿的持续压力可导致 RPE 封闭小带受损或小撕裂时,可表现为点状、针尖样 RPE 渗漏,液体积聚于神经上皮层下,多个脱离区可呈多湖样荧光素积存,须与活动期 VKH 综合征鉴别。后巩膜炎患者 FFA 上 RPE 渗漏点分布无规律,与巩膜炎症部位对应。VKH 综合征患者起病初期 FFA 上 RPE 渗漏点常以视盘及黄斑为中心,向后极部、中周部离散分布。

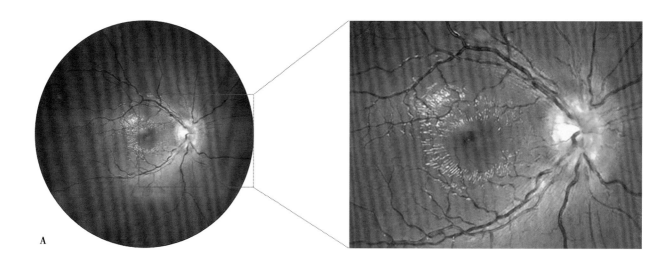

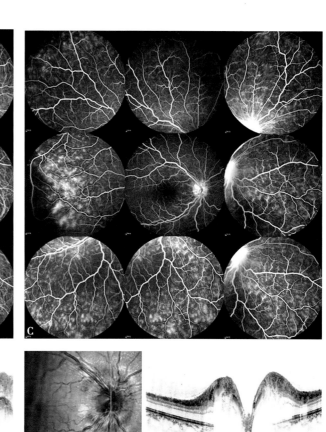

图 4-13-2 单侧视盘水肿为表现的后巩膜炎 1 例

患者,女,13 岁,右眼球胀痛 1 周,VOD 1.0;A. 右眼眼底照相可见视盘水肿,黄斑区见放射状细小视网膜皱褶;B. 右眼 ICGA 早期见后极部及中周部部分脉络膜大血管轻扩张,不伴明显通透性增强;C. 右眼 FFA 示视盘毛细血管扩张伴渗漏,视网膜血管走行迂曲,广泛视网膜微血管渗漏;D. 右眼 OCT 示黄斑区视网膜、脉络膜厚度正常,黄斑鼻侧视网膜外丛状层、内核层散在高反射点,未见伪影(白箭示);E. OCT 示视盘水肿、隆起。

图点评 1:与前例患眼体征不同,本例患眼眼底表现为视盘水肿、广泛视网膜毛细血管渗漏。临床上后巩膜炎患者体征各异,在 FFA 上可表现为视盘毛细血管扩张导致充血和水肿、视网膜毛细血管渗漏、RPE 渗漏,甚至累及视网膜动静脉引起血管闭塞等,须注意。

图点评 2:患者 OCT 提示黄斑中心凹鼻侧视网膜内核层、外丛状层间见散在视网膜内高反射点(hyperreflective foci,HRF)。目前 OCT 上视网膜内 HRF 主要有以下 3 种类型:①如本病例所示,HRF 分布于视网膜内层及外层,中等反射,边界清晰,无伪影,通常≤30μm,此类 HRF 本质推断来源于视网膜内活化的小胶质细胞或血液中单核-巨噬细胞的聚合体,为视网膜神经炎性反应的生物标志物。生理情况下仅在视网膜内层见少量分布,炎性反应状态下,HRF 可散在位于视网膜各层、脉络膜,如糖尿病视网膜病变、年龄相关性黄斑变性、后葡萄膜炎等疾病中都有观察到 HRF,与炎症程度相关。②硬性渗出是视网膜血管内屏障损坏后脂蛋白沉积,主要位于视网膜外丛状层及邻近视网膜,可散在点状或成团、片状,此类 HRF 大小>30μm,高反射,存在伪影。③微动脉瘤,分布于视网膜内层,大小>30μm,中等反射,存在伪影。临床上炎性 HRF 须与硬性渗出及微动脉瘤鉴别,后两者直径更大,在彩照上均有相应改变,且 OCT 上有伪影。

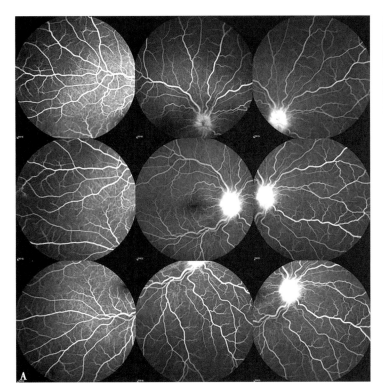
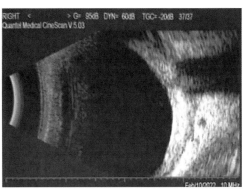
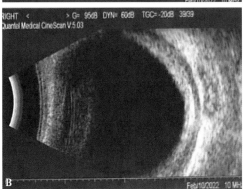
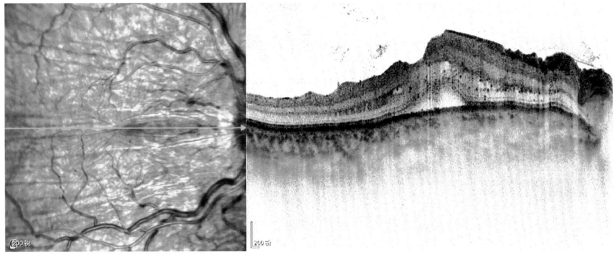

图4-13-3　1例典型后巩膜炎患者的多模式影像图

患者，男，25岁，右眼眼部胀痛20天，视力下降3天来诊，VOD 0.15，临床诊断为右眼后巩膜炎；A. FFA示右眼视盘毛细血管扩张、渗漏（视盘轻水肿），视网膜动静脉走行迂曲不伴荧光素渗漏；B. B超示球壁广泛明显增厚，Tenon囊水肿，见T征；C. OCT示黄斑区视网膜水肿伴局限性渗出性神经上皮层脱离，视网膜内表面、RPE/脉络膜皱褶，中心凹及其周围可见视网膜内高反射点（HRF）。

图点评1：B超是诊断后巩膜炎的重要手段，须注意并非所有后巩膜炎患者均有T征，仅当炎症累及视盘邻近区域，导致其筋膜囊水肿、暗区增宽，与视神经的声影相对应才呈现该体征。

图点评2：远离视盘的结节性后巩膜炎B超一般不会出现T征，但病灶区可出现脉络膜皱褶、点状RPE渗漏或视网膜下液。

● 治疗建议

后巩膜炎患者临床表现各异，有时候容易误诊。临床上拟诊后巩膜炎的患者建议查血常规、红细胞沉降率、C 反应蛋白、类风湿因子、抗核抗体、抗中性粒细胞胞质抗体（ANCA）、术前四项及尿常规等。对于可疑结核、结节病等建议行结核分枝杆菌感染排查、胸部 CT 等。口服糖皮质激素是非感染性后巩膜炎患者短期治疗的主要手段，推荐起始口服泼尼松剂量 1mg/（kg•d），根据患者的治疗反应每周递减。对于治疗效果不佳、激素不耐受或口服激素减量时巩膜炎复发者，免疫抑制剂是一种重要的联合治疗方法，其中甲氨蝶呤是首选药物，临床上硫唑嘌呤、环磷酰胺、吗替麦考酚酯、环孢素等也被用于治疗巩膜炎。此外，生物制剂及靶向药物已经成为非感染性巩膜炎的有效治疗方法，TNF-α、IL-6、CD20 等是重要的治疗靶点，目前我国眼科领域应用最广泛的是 TNF 阻断生物制剂阿达木单抗，取得了良好的临床疗效。

（米　兰）

参 考 文 献

1. GILBERT R M，NIEDERER R L，KRAMER M，et al. Differentiating multifocal choroiditis and punctate inner choroidopathy: A cluster analysis approach. Am J Ophthalmol，2020，213：244-251.

2. STANDARDIZATION OF UVEITIS NOMENCLATURE（SUN）WORKING GROUP. Classification criteria for punctate inner choroiditis. Am J Ophthalmol，2021，228：275-280.

3. STANDARDIZATION OF UVEITIS NOMENCLATURE（SUN）WORKING GROUP. Classification criteria for multifocal choroiditis with panuveitis. Am J Ophthalmol，2021，228：152-158.

4. ZHANG X，ZUO C，LI M，et al. Spectral-domain optical coherence tomographic findings at each stage of punctate inner choroidopathy. Ophthalmology，2013，120（12）：2678-2683.

5. GAN Y H，ZHANG X Z，SU Y Y，et al. OCTA versus dye angiography for the diagnosis and evaluation of neovascularisation in punctate inner choroidopathy. Br J Ophthalmol，2022，106（4）：547-552.

6. ESSILFIE J，BACCI T，ABDELHAKIM A H，et al. Are There two forms of multiple evanescent white dot syndrome? Retina，2021，42（2）：227-235.

7. MATHIS T，DELAUNAY B，CAHUZAC A，et al. Choroidal neovascularisation triggered multiple evanescent white dot syndrome（MEWDS）in predisposed eyes. Br J Ophthalmol，2018，102（7）：971-976.

8. CICINELLI M V，HASSAN O，GILL M K，et al. A MEWDS-like reaction to concurrent retinal insults. Ophthalmology Retina，2021，5（10）：1017-1026.

9. KANG H G，KIM T Y，KIM M，et al. Expanding the clinical spectrum of multiple evanescent white dot syndrome with overlapping multifocal choroiditis. Ocul Immunol Inflamm，2022，30（1）：81-89.

10. DELL'OMO R，MANTOVANI A，WONG R，et al. Natural evolution of fundus autofluorescence findings in multiple evanescent white dot syndrome: A long-term follow-up. Retina，2010，30（9）：1479-1487.

11. Standardization of Uveitis Nomenclature（SUN）Working Group. Classification criteria for serpiginous choroiditis. Am J Ophthalmol，2021，228：126-133.

12. MONTORIO D，GIUFFRE C，MISEROCCHI E，et al. Swept-source optical coherence tomography angiography in serpiginous choroiditis. Br J Ophthalmol，2018，102（7）：991-995.

13. AHN S J，PARK S H，LEE B R. Multimodal imaging including optical coherence tomography angiography in serpiginous choroiditis. Ocul Immunol Inflamm，2017，25（2）：287-291.

14. MACEDO S，POHLMANN D，LENGLINGER M，et al. Optical coherence tomography angiography（OCTA）findings in Serpiginous Choroiditis. BMC Ophthalmol，2020，20（1）：258.

15. BURKE T R，CHU C J，SALVATORE S，et al. Application of OCT-angiography to characterise the evolution of chorioretinal lesions in acute posterior multifocal placoid pigment epitheliopathy. Eye（Lond），2017，31（10）：1399-1408.

16. NERI P，HERBORT CP J R，HEDAYATFAR A，et al. "White dot syndromes", an inappropriate and outdated misnomer. Int Ophthalmol，2022，42（1）：1-6.

17. PAPASAVVAS I，TUGAL-TUTKUN I，HERBORT C P JR. Mechanisms，pathophysiology and current immunomodulatory/immunosuppressive therapy of non-infectious and/or immune-mediated choroiditis. Pharmaceuticals（Basel），2022，15（4）：398.

18. TESTI I，VERMEIRSCH S，PAVESIO C. Acute posterior multifocal placoid pigment epitheliopathy（APMPPE）. J Ophthalmic Inflamm Infect，2021，11（1）：31.

19. Standardization of Uveitis Nomenclature（SUN）Working Group. Classification Criteria for Behçet Disease Uveitis. American Journal of Ophthalmology，2021，228：80-88.

20. GRECO A，DE VIRGILIO A，RALLI M，et al. Behçet's disease：New insights into pathophysiology，clinical features and treatment options. Autoimmunity Reviews，2018，17（6）：567-575.

21. TAZI MEZALEK Z，KHIBRI H，CHADLI S，et al. Vascular complications of Behçet disease. Minerva Medica，2021，112（6）：767-778.

22. YAZICI Y，HATEMI G，BODAGHI B，et al. Behçet syndrome. Nature Reviews Disease Primers，2021，7（1）：67.

23. ZHANG C，WANG Y E，MIAO H，et al. Efficacy and safety of aqueous interleukin-8-guided treatment in cytomegalovirus retinitis after bone marrow hematopoietic stem cell transplantation. Ocular Immunology and Inflammation，2022，30（3）：758-765.

24. TANG Y，SUN J，HE T，et al. Clinical features of cytomegalovirus retinitis in HIV infected patients. Frontiers in Cellular and Infection Microbiology，2020，10：136.

25. HEIDEN D，TUN N，SMITHUIS F N，et al. Active cytomegalovirus retinitis after the start of antiretroviral therapy. The British Journal of Ophthalmology，2019，103（2）：157-160.

26. MUNRO M，YADAVALLI T，FONTEH C，et al. Cytomegalovirus retinitis in HIV and non-HIV individuals. Microorganisms，2019，8（1）：55.

27. Standardization of Uveitis Nomenclature（SUN）Working Group. Classification criteria for cytomegalovirus retinitis. American Journal of Ophthalmology，2021，228：245-254.

28. DI Y，YE J J. Research progress on the diagnosis and treatment of acute retinal necrosis. Zhonghua Yan Ke Za Zhi，2018，54（4）：306-311.

29. Standardization of Uveitis Nomenclature（SUN）Working Group. Classification criteria for acute retinal necrosis syndrome. Am J Ophthalmol. 2021，228：237-244.

30. 文峰. 眼底病临床诊治精要. 北京：人民军医出版社，2011.

31. LEI B，ZHOU M，WANG Z，et al. Ultra-wide-field fundus imaging of acute retinal necrosis：Clinical characteristics and visual significance. Eye（Lond）. 2020，34（5）：864-872.

32. MEGHPARA B，SULKOWSKI G，KESEN MR，et al. Long-term follow-up of acute retinal necrosis. Retina.2010，30（5）：

795-800.

33. 刘文，文峰，易长贤. 临床眼底病　内科卷. 北京：人民卫生出版社，2015.

34. CHUJO S，MATSUBARA H，ICHIO A，et al. Three cases of acute retinal necrosis with atypical fundus findings. Retin Cases Brief Rep，2022.

35. SCHOENBERGER SD，KIM SJ，THORNE JE，et al. Diagnosis and treatment of acute retinal necrosis：A report by the American academy of ophthalmology. Ophthalmology，2017，124（3）：382-392.

36. DU L，KIJLSTRA A，YANG P. Vogt-Koyanagi-Harada disease：Novel insights into pathophysiology，diagnosis and treatment. Prog Retin Eye Res，2016，52：84-111.

37. YANG P，REN Y，LI B，et al. Clinical characteristics of Vogt-Koyanagi-Harada syndrome in Chinese patients. Ophthalmology，2007，114（3）：606-614.

38. GRECO A，FUSCONI M，GALLO A，et al. Vogt-Koyanagi-Harada syndrome. Autoimmun Rev，2013，12（11）：1033-1038.

39. SAKATA VM，DA SILVA FT，HIRATA CE，et al. Diagnosis and classification of Vogt-Koyanagi-Harada disease. Autoimmun Rev，2014，13（4-5）：550-555.

40. YANG P，LIU S，ZHONG Z，et al. Comparison of clinical features and visual outcome between sympathetic ophthalmia and Vogt-Koyanagi-Harada disease in Chinese patients. Ophthalmology，2019，126（9）：1297-1305.

41. BARROS S，DE ANDRADE G C，CAVALCANTI C，et al. Cat scratch disease：Not a benign condition. Ocul Immunol Inflamm，2018，26（7）：1115-1122.

42. KARTI O，ATAŞ F，SAATCI A O. Posterior segment manifestations of cat-scratch disease：A mini-review of the clinical and multi-modal imaging features. Neuro-ophthalmology（Aeolus Press），2021，45（6）：361-371.

43. HABOT-WILNER Z，TRIVIZKI O，GOLDSTEIN M，et al. Cat-scratch disease：Ocular manifestations and treatment outcome. Acta Ophthalmol，2018，96（4）：e524-e532.

44. MA G，HOLLAND C V，WANG T，et al. Human toxocariasis. Lancet Infect Dis，2018，18（1）：e14-e24.

45. WANG Z J，ZHOU M，CAO W J，et al. Evaluation of the Goldmann-Witmer coefficient in the immunological diagnosis of ocular toxocariasis. Acta Trop，2016，158：20-23.

46. LIU J，LI S，DENG G，et al. Ultrasound biomicroscopic imaging in paediatric ocular toxocariasis. Br J Ophthalmol，2017，101（11）：1514-1517.

47. AHN S J，RYOO N K，WOO S J. Ocular toxocariasis：Clinical features，diagnosis，treatment，and prevention. Asia Pac Allergy，2014，4（3）：134-141.

48. WANG H，TAO Y. Clinical features and prognostic factors in northern Chinese patients with peripheral granuloma type of ocular toxocariasis：A retrospective cohort study. Ocul Immunol Inflamm，2021，29（7-8）：1259-1264.

49. 孙浩，李姣，郭大东，等. 眼弓蛔虫病的诊治进展. 国际眼科杂志，2022，22（4）：587-591.

50. AGRAWAL R，AGARWAL A，JABS D A，et al. Standardization of nomenclature for ocular tuberculosis-results of collaborative ocular tuberculosis study（COTS）workshop. Ocul Immunol Inflamm，2020，28（sup1）：74-84.

51. AGRAWAL R，TESTI I，BODAGHI B，et al. Collaborative ocular tuberculosis study consensus guidelines on the management of tubercular uveitis-report 2：Guidelines for initiating antitubercular therapy in anterior uveitis，intermediate uveitis，panuveitis，and retinal vasculitis. Ophthalmology，2021，128（2）：277-287.

52. AGRAWAL R，TESTI I，MAHAJAN S，et al. Collaborative ocular tuberculosis study consensus guidelines on the management of tubercular uveitis-report 1：Guidelines for initiating antitubercular therapy in tubercular choroiditis.

Ophthalmology，2021，128（2）：266-276.

53. BASU S，ELKINGTON P，RAO N A. Pathogenesis of ocular tuberculosis：New observations and future directions. Tuberculosis（Edinb），2020，124：101961.

54. BETZLER B K，PUTERA I，TESTI I，et al. Anti-tubercular therapy in the treatment of tubercular uveitis：A systematic review and meta-analysis. Surv Ophthalmol，2023，68（2）：241-256.

55. GUPTA V，GUPTA A，RAO N A. Intraocular tuberculosis--an update. Surv Ophthalmol，2007，52（6）：561-587.

56. BOSCH-DRIESSEN L H，VERBRAAK F D，SUTTORP-SCHULTEN M S，et al. A prospective，randomized trial of pyrimethamine and azithromycin vs pyrimethamine and sulfadiazine for the treatment of ocular toxoplasmosis. Am J Ophthalmol，2002，134（1）：34-40.

57. OZGONUL C，CG BESIRLI. Recent developments in the diagnosis and treatment of ocular toxoplasmosis. Ophthalmic Res，2017，57（1）：1-12.

58. PATEL N S，VAVVAS D G. Ocular toxoplasmosis：A review of current literature. Int Ophthalmol Clin，2022，62（2）：231-250.

59. SOHEILIAN M，SADOUGHI M M，GHAJARNIA M，et al. Prospective randomized trial of trimethoprim/sulfamethoxazole versus pyrimethamine and sulfadiazine in the treatment of ocular toxoplasmosis. Ophthalmology，2005，112（11）：1876-1882.

60. YOSHIMASA A，KEINO H，NAKAYAMA M，et al. Clinical features，treatment，and visual outcomes of Japanese patients with posterior scleritis. Ocul Immunol Inflamm，2020，28（2）：209-216.

61. MAJUMDER P D，AGRWAL R，MCCLUSKERY P，et al. Current approach for the diagnosis and management of noninfective scleritis. Asia Pac J Ophthalmol（Phila），2020，10（2）：212-223.

62. YANG P Z，YE Z，TANG J H，et al.Clinical features and complications of scleritis in Chinese patients. Ocul Immunol Inflamm，2018，26（3）：387-396.

63. AGRAWAL R，LAVRIC A，RESTRORI M，et al. Nodular posterior scleriris：Clinico-sonographic characteristics and proposed diagnostic criteria. Retina，2016，36（2）：392-401.

64. LAVRIC A，GONZALEZ-LOPEZ J J，MAJUMDER P D，et al. Posterior scleritis: analysis of epidemiology，clinical factors，and risk of recurrence in a cohort of 114 patients. Ocul Immunol Inflamm，2016，24（1）：6-15.

65. GONZALEZ L A，MOLINA-PRAT N，Doctor P，et al. Clinical features and presentation of posterior scleritis：A report of 31 cases. Ocul Immunol Inflamm，2014，22（3）：203-207.

66. TRIPATHY K. Comment on："Intravitreal injection of sulfamethoxazole and trimethoprim associated with dexamethasone as an alternative therapy for ocular toxoplasmosis". Ocul Immunol Inflamm，2018，26（7）：1045-1046.

第五章

视网膜血管性疾病

第一节 糖尿病视网膜病变

- 糖尿病视网膜病变（diabetic retinopathy，DR）是由长期、慢性高血糖所导致的特征性眼底病变，也是糖尿病患者最常见的神经微血管并发症之一。截至 2020 年，全球糖尿病患者中 DR 的发病率估计已达 22.27%，发病人数约 1.03 亿。而估计到 2045 年，这一数字将攀升至 1.6 亿。DR 是一种可预防的致盲性眼病，早期防治尤其重要。患者可表现为缓慢或突发的视力下降，典型眼底表现有视网膜微动脉瘤（毛细血管囊样扩张）、出血、硬性渗出、黄斑水肿、视网膜内微血管异常（IRMA）、棉绒斑、静脉串珠及视网膜新生血管等。

- 按是否出现视网膜新生血管，DR 可分为非增生期 DR（NPDR）及增生期 DR（PDR）。目前国际上常用的 DR 分类标准有国际糖尿病视网膜病变临床分期及早期糖尿病视网膜病变治疗研究（early treatment diabetic retinopathy study，ETDRS）分期。其中 ETDRS 分期是依据标准 7 方位眼底彩色照相所定。我国也在 2014 年建立了新的糖尿病视网膜病变分期，依据散瞳下经检眼镜发现不同类型的 DR 改变，制定分期标准如下。

- NPDR 分为 3 期：
- Ⅰ期：轻度非增生期，仅有微动脉瘤（图 5-1-1）。
- Ⅱ期：中度非增生期，介于轻度到重度之间的视网膜病变，可合并视网膜出血、硬性渗出和 / 或棉绒斑（图 5-1-2、图 5-1-3）。
- Ⅲ期：重度非增生期，每象限视网膜内出血≥20 个出血点，或者至少 2 个象限已有明确的静脉串珠样改变，或者至少 1 个象限视网膜内微血管异常，无明显特征性的 PDR 表现（图 5-1-4）。
- PDR 也分为 3 期：
- Ⅳ期：增生早期，出现视网膜新生血管或视盘新生血管。当视盘新生血管>1/4～1/3 视盘直径或视网膜新生血管>1/2 视盘直径或伴视网膜前出血或玻璃体积血时称高危 PDR（图 5-1-5、图 5-1-6）。
- Ⅴ期：纤维增生期，出现纤维膜，可伴视网膜前出血或玻璃体积血（图 5-1-7～图 5-1-11）。
- Ⅵ期：增生晚期，牵拉性视网膜脱离，合并纤维膜，可合并或不合并玻璃体积血，也包括虹膜和房角的新生血管。
- 我国 2014 年 DR 分期与国际 DR 分期的对应关系可见表 5-1-1。

表 5-1-1 我国 DR 分期与国际 DR 分期

国际分期	我国分期	散瞳眼底所见
轻度 NPDR	Ⅰ期: 轻度非增生期	仅有微动脉瘤
中度 NPDR	Ⅱ期: 中度非增生期	介于轻度到重度之间的视网膜病变,可合并视网膜出血、硬性渗出和 / 或棉绒斑
重度 NPDR	Ⅲ期: 重度非增生期	出现以下任一改变,但无 PDR 体征: (1) 每象限视网膜内出血≥20 个出血点 (2) 至少 2 个象限已有明确的静脉串珠样改变 (3) 至少 1 个象限视网膜内微血管异常
PDR	Ⅳ期: 增生早期	出现视网膜新生血管或视盘新生血管
	Ⅴ期: 纤维增生期	出现纤维膜,可伴视网膜前出血或玻璃体积血
	Ⅵ期: 增生晚期	牵拉性视网膜脱离,合并纤维膜,可合并或不合并玻璃体积血

● 糖尿病性黄斑水肿(DME)是 DR 患者血 - 视网膜屏障破坏导致的渗出性改变,可引起黄斑区视网膜厚度增加,常合并黄白色硬性渗出。早期糖尿病视网膜病变治疗研究(ETDRS)将有临床意义的 DME 定义为:①距黄斑中心凹 500μm 以内出现视网膜增厚;②距黄斑中心凹 500μm 以内出现硬性渗出,且邻近区域内有视网膜增厚(不包括有视网膜增厚治疗史残余的硬性渗出);③一处或多处视网膜增厚的面积为≥1 个视盘面积,且病变任何部分距黄斑中心凹为 1 个视盘直径之内。

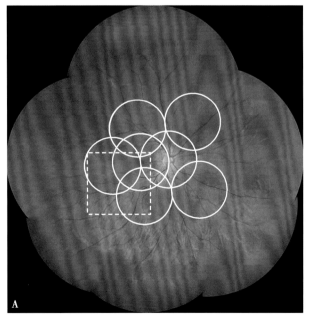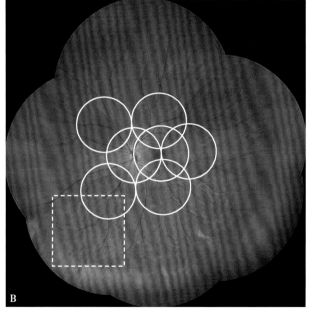

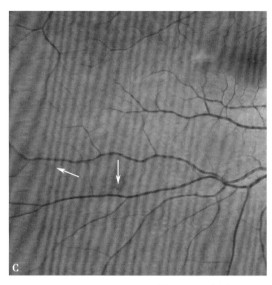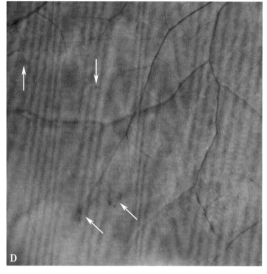

图 5-1-1　轻度 NPDR 患者双眼广角眼底照相

患者,女,61 岁,体检发现眼底病变 3 天,既往糖尿病病史 20 年;A~D.患者右眼(A)周边部视网膜未见明显的 DR 病灶;病灶主要集中于后极部(B),后极部可见 2 个微动脉瘤(白箭示);患者左眼(C)后极部及近中周部未见 DR 病灶;患者左眼颞上及鼻下(D)远中周部视网膜可见多发微动脉瘤(白箭示);患者双眼诊断为:DR I 期,即轻度 NPDR。

图点评 1:超广角真彩眼底成像可获取接近 200°的视网膜图像(图 5-1-1A、B),而 ETDRS 标准 7 方位眼底照相仅可覆盖约 30% 的视网膜(7 个白色环所囊括的区域)。研究表明,超广角眼底照相能清晰地呈现周边部视网膜 DR 病灶,因此,有助于 DR 早期诊治。传统的单方位、双方位或 ETDRS 标准 7 方位眼底照相很可能会遗漏周边部隐匿的 DR 病灶,导致分期错误,甚至延误治疗。该患者左眼后极部及近中周部视网膜并无 DR 病灶,若按 ETDRS 标准,该患者眼底并无 DR 改变,但其远周边部多发微动脉瘤则说明该患者应诊断为轻度 NPDR。更全面的眼底照相有利于准确判断 DR 的分期,制订合适的治疗方案。

图点评 2:有部分 DR 患眼,可能周边部的 DR 病变比后极部严重或周边部先发病,而研究表明,周边部病变严重的 DR 疾病进展的风险更大,因此对于 DR 患眼,我们要关注周边部病变的发生与进展。

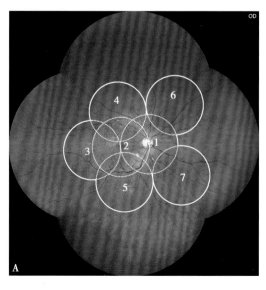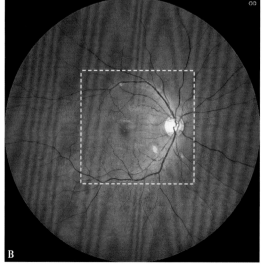

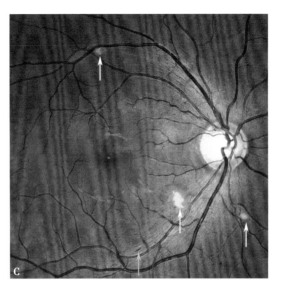

图 5-1-2　中度 NPDR 患者右眼广角眼底照相
患者，男，46 岁，体检发现右眼眼底病变 3 天，既往糖
尿病病史 5 年；A. 广角眼底照相显示患者右眼周边
部视网膜未见明显的 DR 病变；B. 患者视网膜病灶
主要集中于后极部及中周部；C. 后极部可见散在微
动脉瘤（蓝箭示），血管弓处可见一处线状出血（绿箭
示）及三处棉绒斑（白箭示），提示患者 DR 分期为Ⅱ
期，即国际分期中的中度 NPDR。

　　图点评 1：图 5-1-2B 为超广角眼底相机单张成像范围，对比图 5-1-2A 可知，其显示的范围已超过
ETDRS 标准 7 方位眼底照相所包含的区域。单张广角眼底照相范围已较大，且能清晰地显示病灶的
细节。

　　图点评 2：中度 NPDR 因介于重度与轻度 NPDR 之间，常不易判断。广角眼底照相显示点状视网膜
出血数量不多或出现棉绒斑，有助于中度 NPDR 的诊断。

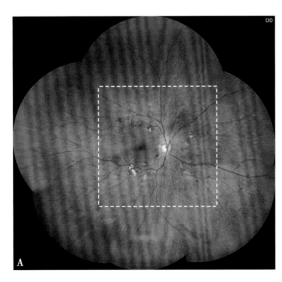
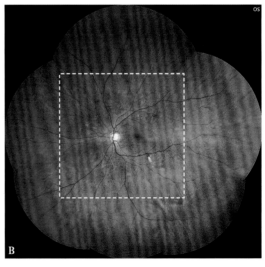

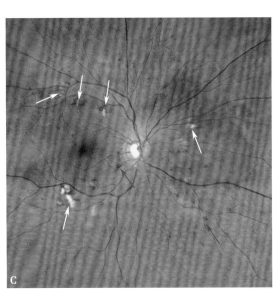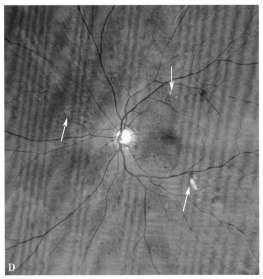

图 5-1-3 中度 NPDR 患者双眼广角眼底照相

患者,男,66 岁,右眼视力模糊 1 个月,既往糖尿病病史 8 年;A、B. 广角眼底照相显示双眼 4 个象限视网膜内出血灶均少于 20 处;C、D. 病灶主要集中于后极部及中周部,可见视网膜散在微动脉瘤、多发棉绒斑(白箭示),点状及线状视网膜内出血(蓝箭示),未见明显 IRMA、静脉串珠及 PDR 改变。本病例诊断为双眼中度 NPDR。

图点评 1:DR 视网膜出血随病情进展涉及多个层次,不同层次的出血形态各有特点。视网膜深层出血可表现为点状,仅凭彩照难以将其与微动脉瘤区分,须借助 FFA 加以鉴别。在 DR 分期中小点状视网膜出血和微动脉瘤可等同视之,区分意义不大。

图点评 2:DR 患眼可出现四种不同类型的视网膜出血,最早出现的是位于视网膜内核层的圆点状视网膜深层出血,病情进展可发生位于视网膜神经纤维层的线状或火焰状视网膜浅层出血,视网膜深层与浅层出血都属于视网膜内出血,为 NPDR 的表现形式之一。病情严重可出现遮蔽视网膜大血管的舟状或片状视网膜前出血,甚至出血突破内界膜发生玻璃体积血,视网膜前出血与玻璃体积血为 PDR 的表现形式之一。

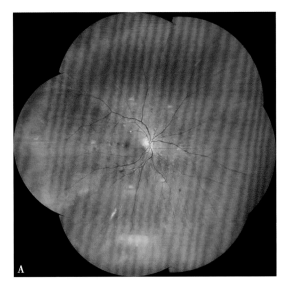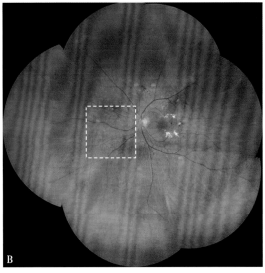

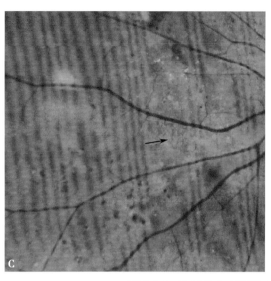
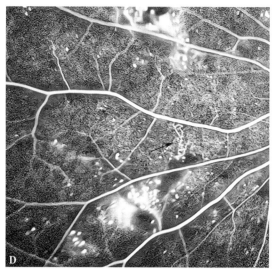

图 5-1-4　NPDR 患者双眼广角眼底照相及 FFA 局部图像

患者，女，67 岁，双眼视力下降 1 周，既往糖尿病病史 10 年余；A. 患者右眼视网膜可见散在微动脉瘤、点状及线状视网膜内出血，黄斑区少许黄白色硬性渗出，右眼诊断为 II 期 DR，即中度 NPDR；B. 患者左眼存在更多的黄斑区硬性渗出及散在棉绒斑，鼻下象限一处显示 IRMA；C. 局部放大图，IRMA 清晰可见（黑箭示）；D. FFA 未见 IRMA 明显渗漏；左眼诊断为 III 期 DR，即重度 NPDR。

图点评 1：IRMA 是一种分流血管，表现为视网膜内现有血管（毛细血管）的异常分支或扩张，可能是由于无灌注区缺氧刺激血管内皮细胞增殖、重塑毛细血管所致。IRMA 在 DR 中起到供应无灌注区的作用，故其常位于无灌注区附近。IRMA 与视网膜新生血管外观存在相似之处，且 IRMA 有可能会发展成新生血管。与突破内界膜的视网膜新生血管相比，IRMA 位于视网膜内，且很少有血管襻样结构。视网膜新生血管常有襻样血管结构。

图点评 2：管径更大、缠绕疏松的 IRMA 尚未突破内界膜，在严重缺血缺氧的诱导下，IRMA 可突破内界膜形成视网膜新生血管芽，且进一步沿着玻璃体后皮质界面生长，并伸向玻璃体腔。FFA 是鉴别 IRMA 和视网膜新生血管的重要手段。FFA 显示视网膜新生血管呈团状染料渗漏，而 IRMA 通常没有明显渗漏。OCT 和 OCTA 可在层次上鉴别两者。

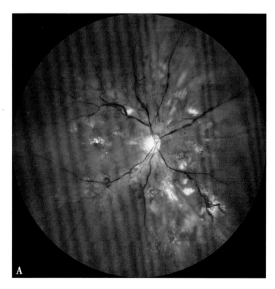
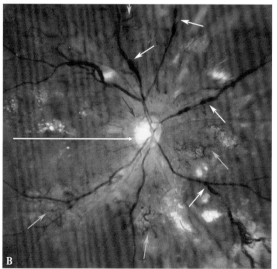

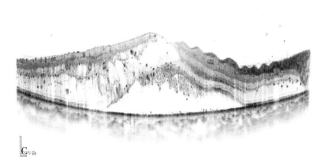

图 5-1-5 PDR 患者广角眼底照相及 OCT

患者,女,48 岁,左眼视力下降 2 月余,既往糖尿病病史 10 余年;A. 患者右眼视盘及视网膜可见血管增生性表现、广泛的黄白色硬性渗出及棉绒斑;B. 局部放大图可见视盘新生血管(蓝箭示),多灶视网膜新生血管(绿箭示),视网膜中央静脉各分支均可见串珠样改变(白箭),黄斑存在黄白色硬性渗出;C. OCT 提示黄斑囊样水肿伴局灶神经上皮层脱离。

图点评 1:视网膜静脉串珠样改变为视网膜静脉对严重视网膜缺血缺氧的过度反应。依据诊断标准,当 2 个或以上象限出现静脉串珠样改变,且无 PDR 改变时,可明确诊断为重度 NPDR。但该患眼除了 4 个象限均出现静脉串珠样改变,还存在广泛的视网膜新生血管,视盘亦可见新生血管,已经进展到 PDR,可诊断为 Ⅳ 期 DR,即 PDR 增生早期。

图点评 2:至少 2 个象限已有明确的静脉串珠样改变是诊断重度 PDR"4-2-1 准则"之 2。但我们团队的研究表明,重度 NPDR 患者中仅 2.1% 在 2 个及以上象限出现静脉串珠;在 2 个及以上象限出现静脉串珠的患眼中,超过 95% 已进展至 PDR。因此,提出"在中国 DR 人群中,2 个象限静脉串珠可能不是重度非增殖型 DR 的合适分期指征"的观点。正如本病例右眼所示,4 个象限出现静脉串珠,但已经发生视盘及视网膜新生血管,就不再是重度 NPDR,而是 PDR 了。

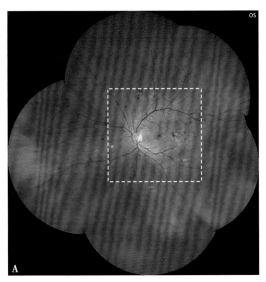
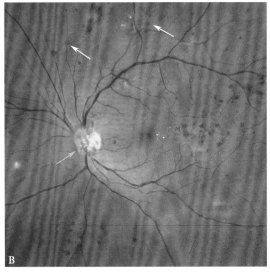

图 5-1-6 高危 PDR 患者左眼广角眼底照相

患者,女,58 岁,左眼视力下降 2 个月,既往糖尿病病史 15 年;A. 左眼广角眼底照相示微动脉瘤,点状、线状、斑状视网膜出血及血管白鞘,仔细辨识可见视盘新生血管及视网膜新生血管;B. 将图片局部放大后观察,相应细节则会更加明确及清晰,上方中周部可见明显新生血管形成(白箭示),颞下血管弓末端可见血管白鞘(蓝箭示),而最明显的莫过于视盘表面的新生血管膜(绿箭示),范围已达 3/4 视盘直径;该患眼诊断为 Ⅴ 期 DR,即高危 PDR。

图点评 1：当 DR 患眼视盘新生血管面积>1/4～1/3 视盘面积或视网膜新生血管面积>1/2 视盘面积或伴视网膜前出血或玻璃体积血时称为高危 PDR。此时须在短期内积极地接受抗 VEGF、全视网膜激光光凝等治疗，以防止视力进一步损害。

图点评 2：不伴玻璃体积血及视网膜前出血的高危 PDR，常被忽视。一旦眼底影像观察到视盘新生血管面积>1/3 视盘面积，这时无论是否伴有视网膜前出血或玻璃体积血，都须诊断为高危 PDR，应进行积极的干预治疗。

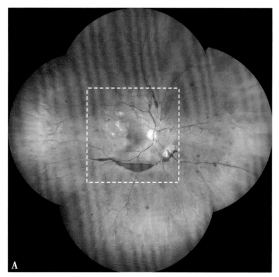
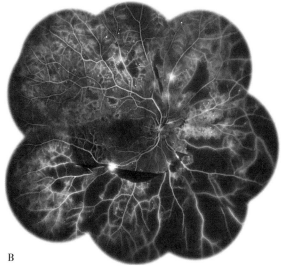

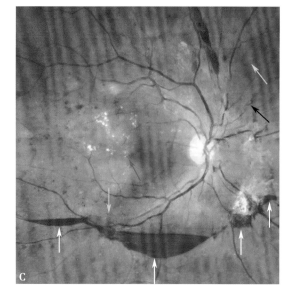

图 5-1-7　高危 PDR 患者右眼广角眼底照相及 FFA 拼图
患者，男，45 岁，右眼视力下降 10 余天，既往 2 型糖尿病病史 20 年；A. 广角眼底照相可见其病灶主要位于后极部；B. FFA 显示后极部及中周部多发新生血管及大片无灌注区；C. 后极部放大图显示最明显的病灶为颞下血管弓附近 4 处舟状视网膜前出血（白箭示）及片状黄白色增殖膜，此外，可观察到视网膜新生血管（绿箭示）；视盘鼻上亦可见视网膜血管襻（黑箭示），以及累及黄斑中心凹的黄白色硬性渗出（蓝箭示），提示重度黄斑水肿。

图点评 1：该患者右眼诊断为 V 期 DR 或高危 PDR。视网膜前出血因体位及重力原因，可使血细胞沉积于下方，而血浆成分位于上方，二者存在明显的液平面，故可呈现特征性的舟状或新月形。DR 患者若出现舟状视网膜前出血，往往提示视网膜新生血管形成。此外，该患眼黄斑区的硬性渗出已累及黄斑中心凹，提示患者发生了重度黄斑水肿。视网膜血管襻不是判断 DR 分期的指征，但其出现往往提示其周围视网膜存在严重缺血缺氧状态。

图点评 2：眼底照相显示典型的视网膜前出血呈舟状外观，但也有位于视网膜大血管前呈片状外观的视网膜前出血。OCT 可将视网膜前出血细分为内界膜下出血及玻璃体后皮质下出血。内界膜下出血指的是内界膜和神经纤维层间的大量出血。玻璃体下出血则指的是内界膜和玻璃体后皮质间的出血。

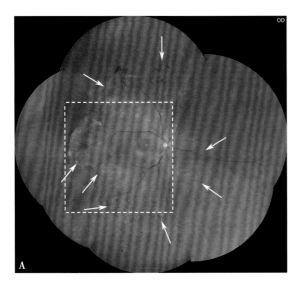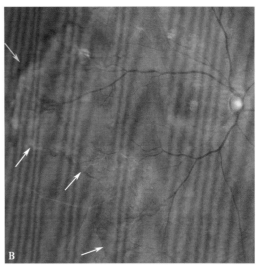

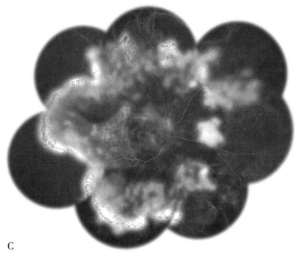

图 5-1-8　高危 PDR 患者右眼广角眼底照相及 FFA 拼图

患者，女，53 岁，双眼视力下降 3 月余，既往糖尿病病史 20 年，血糖控制不佳；A. 广角眼底照相可见各象限中周部视网膜存在相连的视网膜新生血管（白箭示）；B. 该患眼视网膜新生血管范围甚广，局部可见血管白鞘（蓝箭示），提示大片视网膜无灌注区形成，而视网膜新生血管位于无灌注区边缘（白箭示），部分视网膜新生血管内可见黄白色纤维增殖膜成分（绿箭示）；C. FFA 拼图显示中周部不规则环状视网膜新生血管性染料渗漏及大范围无灌注区形成。该患者右眼诊断为Ⅴ期 DR，即国际分期中的高危 PDR。

图点评 1：该患者视网膜新生血管累及范围广泛，提示存在严重的视网膜缺血，FFA 对判断无灌注区更具有优势。该患眼因视网膜新生血管范围广且渗漏明显，易并发玻璃体积血，进而影响后续全视网膜激光光凝治疗，故须及早干预治疗。

图点评 2：该患眼周边部的病变明显比后极部更严重，可以诊断为周边病变为主的 DR 病变。周边病变为主的 DR 病变常因黄斑区较晚才明显受累，患者平常感觉视力下降不明显而延误诊治，但待视力下

降后才去就诊，往往病变已经进展为较严重阶段，治疗效果也常欠佳。因此，糖尿病患者应留意周边部
DR 病变的排查。

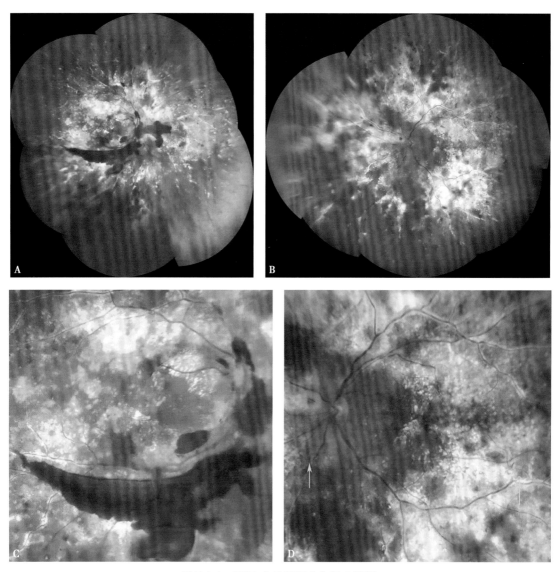

图 5-1-9 PDR 患者双眼广角眼底照相

　　患者，女，52 岁，双眼视力下降 1 月余，既往 2 型糖尿病病史 10 余年；A、B. 广角眼底照相显示双眼眼底大量黄白
色脂质渗出，右眼（A）下方玻璃体腔可见团絮状积血；C. 颞下血管弓处可见舟状视网膜前出血；D. 患者左眼后极
部可见多发视网膜新生血管形成（绿箭示）。

　　图点评 1：该患眼眼底病灶以脂质渗出、视网膜新生血管及视网膜前出血为主要表现，病变已达 V
期。其特殊之处在于双眼视网膜存在广泛的黄白色脂质渗出，提示血 - 视网膜内屏障受损严重。

　　图点评 2：眼底广泛存在脂质渗出的 DR，既往曾称为渗出型或脂质型 DR。多量的脂质渗出常与高
血糖与高血脂（尤其甘油三酯增高）相关。随着脂质组学分析方法的发展，除常规的血清脂质标志物以外
的多种脂质成分也被发现可能与 DR 进展相关。脂质渗出很难吸收，经积极的抗 VEGF 或抗炎结合全身
控制血糖、血脂等治疗，仍需 7～8 个月以上才可逐渐吸收。

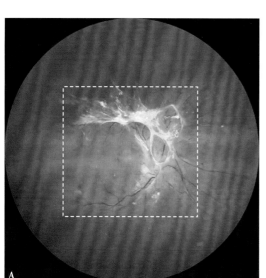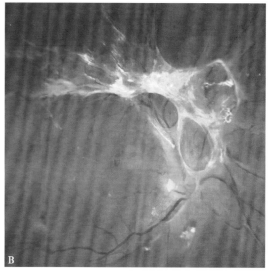

图 5-1-10 纤维增殖型 DR 患者右眼广角眼底照相

患者，女，既往 2 型糖尿病病史 10 余年；A. 广角眼底照相可见后极部大片黄白色纤维增殖膜，并牵拉相连的视网膜结构移位，以颞上血管弓为甚；B. 局部放大图可更清晰地显示增殖膜及其牵拉，还可见视盘新生血管、微动脉瘤、脂质渗出等表现。

图点评 1：该患者右眼眼底病灶以纤维血管增殖为主要表现，病变已达 V 期，即纤维增生期 DR。

图点评 2：该患眼后极部大量增殖膜伴明显牵拉，存在牵拉性黄斑浅脱离，可以考虑尽早行玻璃体手术＋全视网膜激光光凝治疗，以保护患者的视功能。

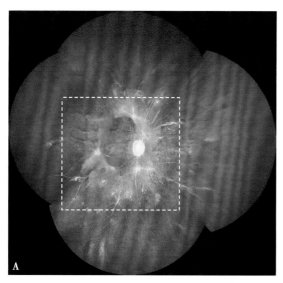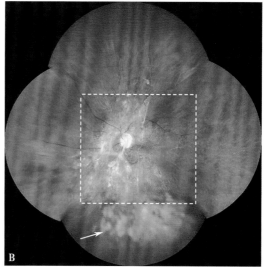

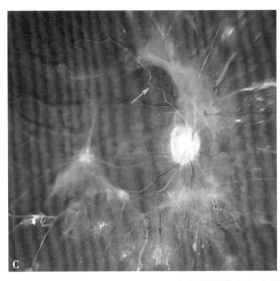
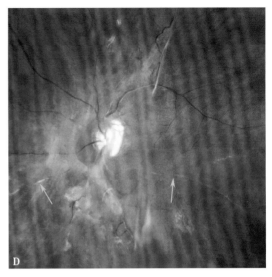

图 5-1-11　PDR 合并视网膜中央动脉阻塞(CRAO)患者双眼广角眼底照相

患者，男，71 岁，既往 2 型糖尿病病史 15 年；A、B. 双眼超广角真彩影像可见大片灰白色视网膜前增殖膜，以血管弓附近为甚，牵拉部分视网膜结构移位，左眼（B）玻璃体下方可见团絮状陈旧性积血（白箭示）；C、D. 后极部及中周部眼底照相显示双眼视网膜中央动脉（绿箭示）及新生血管（蓝箭示）皆呈白线状，提示可能存在视网膜动脉阻塞、大片无灌注区及新生血管残留。此外，患者双眼视盘苍白，提示视神经萎缩。

图点评 1：该患者糖尿病病史明确，眼底均可见视网膜前增殖膜、视网膜新生血管、玻璃体积血，故可明确诊断为 PDR。其特殊之处在于，患者双眼视网膜中央动脉及分支呈白线状改变，视神经萎缩，提示该患者可能存在双眼 PDR 合并 CRAO。

图点评 2：DR 常可合并 CRVO，但 DR 并发 CRAO 者较罕见，除了糖尿病，还须仔细检查是否存在引起视网膜动脉阻塞的危险因素（如颈内动脉狭窄、心脏疾病、动脉炎、血液成分异常等）。

● 治疗建议

在对 DR 的诊疗过程中，须建立一种全身性、延续性的诊疗观念。DR 是糖尿病微血管病变中的一环，身体的其他损害，例如糖尿病肾病，也会对 DR 造成影响。因此，全身及局部治疗应该同时进行。糖尿病患者须积极控制血糖、血压、血脂等全身情况。此外，糖尿病患者须定期检查眼底，以监测 DR 的发生与进展情况。对未并发糖尿病性黄斑水肿的早期 DR，除积极控制全身情况外，仅须观察及定期复诊。对于并发糖尿病性黄斑水肿的患者，视情况可选择抗 VEGF 治疗、抗炎治疗及黄斑区格栅样激光光凝或微脉冲激光治疗。NPDR 如合并有临床意义的糖尿病性黄斑水肿，对其进行激光光凝治疗可以减少 5 年内视力严重下降的风险，但一般先行黄斑局部光凝及推迟的全视网膜激光光凝。需要注意的是，全视网膜激光光凝只在重度 NPDR 或 PDR 时进行。在进行全视网膜激光光凝治疗时，须与患者明确该治疗方式可能会加重糖尿病性黄斑病变，且会对视野及暗视力带来一定的损害。根据 ETDRS 报告，不合并黄斑水肿的重度 NPDR 或增生早期 PDR，立即行全视网膜激光光凝的患者比推迟光凝者更容易发生中度视力下降。故对重度 NPDR 及增生早期 PDR 患者，如果不合并黄斑水肿可以考虑推迟全视网膜激光光凝，直至出现黄斑水肿。合并糖尿病性黄斑水肿的增生早期 PDR 可以先进行全视网膜激光光凝，光凝后若仍有黄斑水肿，则再考虑进行黄斑局部光凝。不建议全视网膜激光光凝和局灶黄斑光凝同时进行。对高危 PDR 患者，应尽快完成全视网膜激光光凝。无论是全视网膜激光光凝还是黄斑局灶光凝，视情况可联合抗 VEGF 治疗。对纤维增生期或增生晚期 PDR，视情况可行玻璃体切除术治疗。

（曾运考 张雄泽 文 峰）

第二节 视网膜静脉阻塞

- 视网膜静脉阻塞是由各种原因引起的视网膜静脉血流梗阻而导致的急性或亚急性眼病。按阻塞部位及影响区域不同，可分为视网膜分支静脉阻塞（BRVO）（图 5-2-1～图 5-2-3）及视网膜中央静脉阻塞（CRVO）（图 5-2-4），常见危险因素包括：年龄、高血压、高血脂、糖尿病及青光眼等。

- 视网膜静脉阻塞的原因可以是视网膜动脉对静脉、视盘盘沿对静脉、静脉周围组织对静脉的机械性压迫，或者是静脉局灶的血凝块形成、炎性浸润或管壁损伤。BRVO 的发生部位常为动静脉交叉处，而 CRVO 阻塞部位常在筛板附近。在动静脉交叉处，视网膜动静脉均由同一血管外膜所包绕。在筛板处，视网膜中央静脉穿行于筛板孔中。动静脉交叉部位及筛板处的空间相对狭窄而延展性较差，当视网膜动脉管壁增厚时，容易对静脉管壁造成挤压而使其狭窄或变形。血流通过不规则或狭窄的管腔则形成湍流，导致内皮细胞损害，故血栓好发于此。

- 根据累及部位及严重程度，患者常有不同的临床表现。多数患者表现为急性中心视力或周边视力下降。常见的并发症为黄斑水肿，迁延不愈者可导致增生性玻璃体视网膜病变、新生血管性青光眼等严重后果。结合患者病史及影像学检查，该病的诊断并不困难，但广角眼底影像可在诊断及治疗视网膜静脉阻塞时让我们对视网膜的状态有一个全局的认识及掌控。

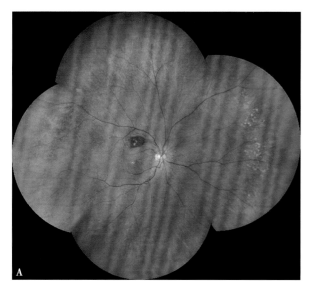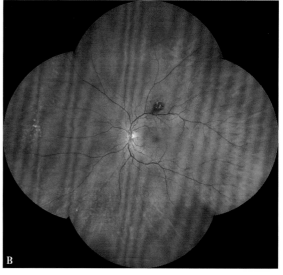

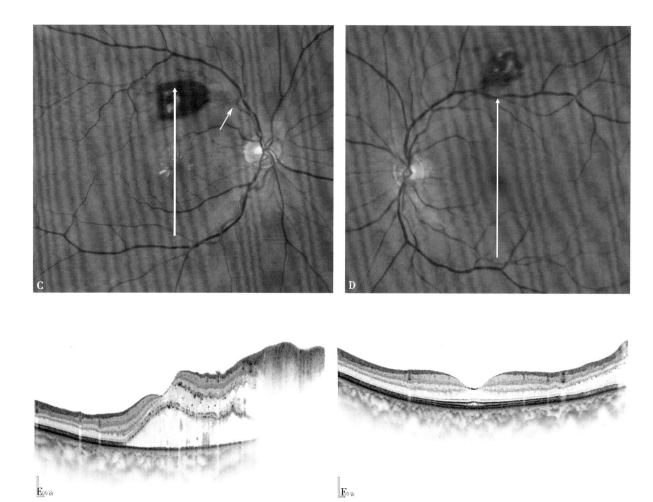

图 5-2-1　BRVO 患者双眼广角眼底照相和 OCT

患者,女,67 岁,右眼视力下降 10 余天,既往高血压病史 10 余年;眼部检查:VOD 0.05,VOS 1.0,双眼前节见晶状体轻度混浊,余无特殊;A～D. 右眼广角眼底照相可见颞上黄斑分支静脉支配区域视网膜浅层出血,鼻侧中周部可见散在玻璃疣(A);后极部局部放大图(C)可见视盘颞上约 1.5PD 处一动静脉交叉压迹(白箭示),其远端可见视网膜小静脉迂曲、扩张,局灶视网膜浅层出血及棉绒斑,黄斑区见黄白色渗出;患者检查时意外发现左眼颞上一视网膜小分支静脉阻塞(B、D);E. OCT 提示右眼黄斑水肿,以上方黄斑为甚;F. 左眼因病灶局限且远离黄斑,未造成黄斑水肿,故患者没有明显自觉症状。

　　图点评 1:该患者双眼均为视网膜小分支静脉阻塞,虽然范围局限,但如果累及黄斑区则可能造成黄斑水肿进而威胁视力。虽然广角眼底照相覆盖范围远远大于其受累范围,但广角眼底影像能协助医生评估周边视网膜是否合并其他病变。

　　图点评 2:因血管因素引起的视网膜静脉阻塞,患者常有控制不良的高血压、高血脂、高血糖等全身系统性疾病,需要双眼进行检查,以发现那些未明显影响视力、远离黄斑区的血管病变,并进行早期预防及治疗。

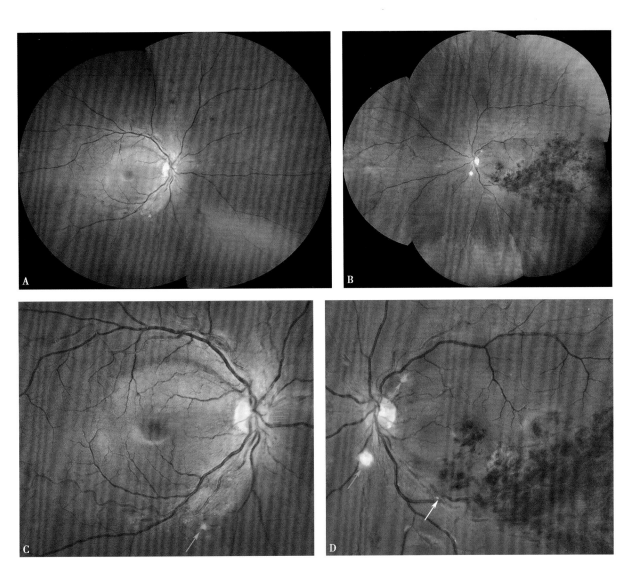

图 5-2-2 高血压性视网膜病变及 BRVO 患者双眼广角眼底照相

患者,女,65 岁,左眼视力下降 1 周,既往高血压病史 8 年;眼部检查:VOD 1.0, VOS 0.1, 前节无特殊;A、B. 双眼广角眼底照相可见视网膜中央动脉及其属支迂曲,管壁反光增强呈铜丝状,可见多发视网膜点状及小片状出血,提示高血压性视网膜病变,左眼(B)可见颞下视网膜分支静脉及其属支迂曲扩张伴大量火焰状出血,提示左颞下分支静脉阻塞;C. 后极部局部放大图可见右眼颞下血管弓一处棉绒斑(蓝箭);D. 左眼颞下血管弓处可见动静脉交叉压迹(白箭示),视盘旁亦可见多发棉绒斑(蓝箭示),棉绒斑位置与静脉阻塞区域相互独立,提示棉绒斑并非由静脉阻塞所致,而是高血压性视网膜病变的表现。

图点评 1:高血压是视网膜静脉阻塞的危险因素,该患者诊断为左眼视网膜分支静脉阻塞及双眼高血压性视网膜病变。临床上有时会发现患者存在与视网膜静脉阻塞不符的体征或出现独立于视网膜静脉阻塞的表现。如该患者存在两种不同原因的视网膜出血及独立于视网膜静脉阻塞区域的棉绒斑,此时则须结合患者病史、对侧眼眼底表现等线索得出合理的解释,确保不误诊或漏诊。

图点评 2:视网膜静脉阻塞常发生在高血压性视网膜病变基础上,且与血压波动相关。因此,在眼底影像发现局灶视网膜小血管扭曲、棉绒斑、点状或小片状视网膜出血区域,表明存在高血压性视网膜病变,须提醒患者注意控制血压波动,降血脂、血糖等。

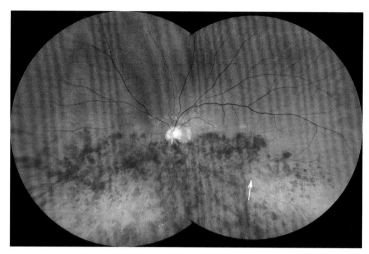

图 5-2-3 半侧视网膜静脉阻塞患者左眼广角眼底照相

患者，女，53 岁，左眼视力下降 1 个月，否认全身性疾病；眼部检查：VOD 0.1，眼前节检查示晶状体轻度混浊，余无特殊；广角眼底照相显示患眼下半视网膜分支静脉阻塞，相应支配区域内视网膜静脉迂曲扩张伴大量沿静脉分布的火焰状浅层视网膜出血，颞下中周部可见一闭塞视网膜静脉（白箭示），提示其远端及周围无灌注区形成。

图点评 1：半侧视网膜静脉阻塞较为特殊，在临床上并不多见，可能与该类患者特殊的视网膜中央静脉主干分支血管结构有关。在胚胎发育过程中，玻璃体动脉经过胚裂进入视杯，发育至 3 个月时，动脉两侧出现两支静脉进入视神经，并在视盘后的视神经内汇合成视网膜中央静脉。其中一支常在出生后消失，留下的另一支成为主干。若其中一支静脉不消退则会形成两支静脉主干。半侧性视网膜静脉阻塞即是其中一支主干在筛板处或视神经内形成阻塞所致。广角眼底照相能清晰地显示受累半侧与健侧的分界，有助于全面评估受累范围。

图点评 2：如本病例所示，半侧视网膜静脉阻塞的视网膜受累面积多为 1/2，偶见 1/3 或 2/3 面积。半侧视网膜分支静脉阻塞易并发视网膜新生血管，但其继发新生血管性青光眼的风险比视网膜中央静脉阻塞小，其视力预后介于视网膜中央静脉阻塞与视网膜分支静脉阻塞之间。

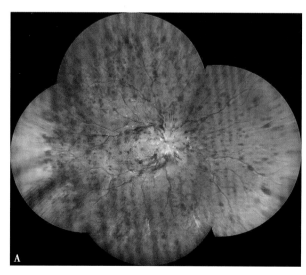
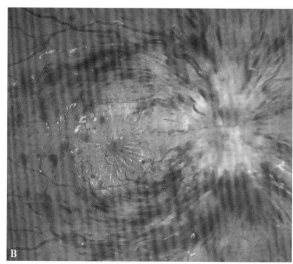

图 5-2-4 CRVO 患者右眼广角眼底照相

患者，女，20 岁，右眼视力下降 6 天；既往体健；眼部检查，VOD 0.05；眼前节检查无特殊；A. 超广角真彩眼底照相可见视网膜中央静脉及其属支迂曲扩张，全视网膜沿静脉分布数量不一的火焰状、点状或斑状视网膜出血，后极部火焰状出血更明显，而中周部视网膜出血形态多为点状及斑状；B. 黄斑区亦可见星芒状黄白色渗出；血液等全身检查未见异常。

图点评1：广角眼底照相让 CRVO 出血程度一目了然。CRVO 性的火焰状出血实为沿视神经纤维分布的浅层视网膜出血。因中周部视网膜神经纤维稀疏，该区域出血并不受神经纤维走行限制而呈现为斑状或点状。此外，广角眼底照相有助于发现视网膜侧支循环、周边部视网膜新生血管、血管闭塞等体征，在评估疗效方面也具有重要的作用。

图点评2：发生在年轻人的视网膜中央静脉阻塞，须寻找相关的全身系统性危险因素，如血液黏度增高、高血脂、同型半胱氨酸血症、高血压、糖尿病、胶原血管病、口服避孕药等。有研究表明，年轻患者的视网膜中央静脉阻塞的视力预后与初始视力无关，病程进展差异较大。因此，对于发生于年轻人的静脉阻塞，需要密切随访观察，并给予及时干预治疗。

● 治疗建议

对发生视网膜静脉阻塞患者，须重点关注患者黄斑水肿的程度及视网膜缺血的情况。除了进行眼部必要的检查，也要关注患者发病的危险因素，如进行血压、血糖、血脂、血生化、颈动脉彩超等检查。对于年龄<50 岁的患者，建议行全面检查以排除全身性疾病，如骨髓增生性疾病、获得性或遗传性血液高凝状态、高脂血症及炎症性疾病等。年轻女性口服避孕药是视网膜静脉阻塞常见的潜在影响因素。患者并发黄斑水肿则可根据患者情况选择抗 VEGF 药物注射治疗或地塞米松缓释剂玻璃体腔植入治疗。FFA 或广角 OCTA 可用于评估无灌注区，无灌注区较大应尽早行视网膜激光光凝治疗，避免新生血管性青光眼发生。若患者出现新生血管性青光眼或增生性玻璃体视网膜病变等严重并发症，则须进行相应处理。

（曾运考　张雄泽　文　峰）

第三节　视网膜动脉阻塞

● 视网膜动脉阻塞是由于视网膜动脉痉挛或栓子堵塞导致的眼底疾病，是眼科急症之一。急性视网膜动脉阻塞导致的内层视网膜缺血缺氧可在数小时内引起不可逆的细胞死亡和视力丧失。栓子的形成可由动脉粥样硬化斑块脱落等引起，常来源于颈内动脉、主动脉弓或心脏。非栓塞性视网膜动脉阻塞可由血液疾病、免疫相关性疾病、感染性疾病及全身性的血管炎等引起。按阻塞部位及影响区域不同，可分为睫状视网膜动脉阻塞、视网膜分支动脉阻塞（BRAO）（图 5-3-1）及视网膜中央动脉阻塞（CRAO）（图 5-3-2），眼动脉阻塞亦可导致类似改变。

● BRAO 的常见表现为不同程度的急性视力下降或不伴视力下降的急性视野缺损，眼底表现为边界清晰的视网膜灰白色水肿，与该分支动脉供应的范围密切相关。部分患者的视网膜分支动脉近端的管腔内可见灰白色或结晶样的栓子。

● 睫状视网膜动脉来源于睫状后短动脉，多呈钩状从视盘颞侧缘向黄斑区延伸，供应部分黄斑区的内层视网膜。睫状视网膜动脉阻塞时，患者会出现不同程度的视力下降或视野缺损，其影响程度取决于黄斑中心凹的缺血程度。眼底可见视盘颞侧的条形或舌形视网膜灰白色水肿。

● CRAO 的常见表现为急性、无痛性视力下降。急性期主要的眼底表现为视网膜灰白水肿、视网膜动脉变细和黄斑中心凹樱桃红斑。部分患者黄斑有睫状视网膜动脉供应部分内层视网膜，相应区域内层视网膜结构及功能相对正常。

● 视网膜动脉阻塞常见危险因素包括：吸烟、肥胖、高血压、高血脂、糖尿病、动脉粥样硬化、心血管疾病史、脑卒中史等。

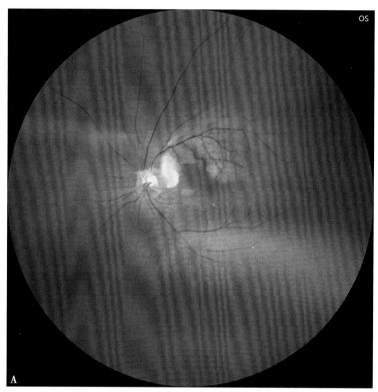

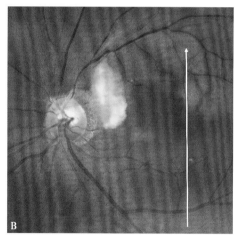

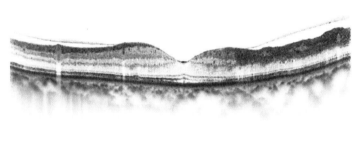

图5-3-1　BRAO患者左眼广角眼底照相及OCT

患者，女，68岁，左眼视力下降1月余，既往高血压病史10年余；眼部检查：VOS 0.5，左眼前节见晶状体轻度混浊，余无特殊；A. 左眼广角眼底照相可见视网膜颞上分支动脉管径变细，其支配区域视网膜灰白色水肿，提示该区域发生了分支动脉阻塞；B. 黄斑区局部放大图示视盘颞上视网膜呈苍白色外观，视盘颞上分支动静脉管径较颞下分支动静脉管径明显变细；C. 左眼OCT检查提示因阻塞区尚未累及黄斑中心凹，故其视力仍较好，但阻塞区域内层视网膜已有萎缩迹象。

图点评1：BRAO可导致不同程度的视力下降和视野缺损，视功能损害的程度取决于阻塞的位置及严重程度。该患者左眼颞上视网膜分支动脉阻塞，其阻塞区域视网膜动静脉管径变小，可能因阻塞区域血流灌注下降引起的血管充盈度下降所致。部分病例可见胆固醇栓、钙栓、血小板纤维栓等栓子。除视网膜血管征象外，该疾病显著的眼底表现为局部视网膜灰白水肿，由内层视网膜细胞内水肿所导致的视网膜透明度下降所致。灰白色细胞内水肿若累及黄斑或乳斑束则可导致视功能受损。该患者 OCT 检查提示黄斑中心凹结构较完整，视力较好而未及时就诊，但病程较长，此时内层视网膜已有萎缩迹象，相应区域也有视野缺损。

图点评 2：对于诊断为 BRAO 的患眼，需要仔细寻找栓子发生的部位及栓子的可能成分。黄色闪光的胆固醇栓子常来源于破溃的动脉粥样斑块。狭长暗红色的血小板纤维素栓子常源自颈动脉粥样斑块。白色的钙化栓子常来源于心瓣膜，或面部美容充填物栓子（如透明的玻尿酸栓子）。本 BRAO 病例的栓子为钙化栓子。

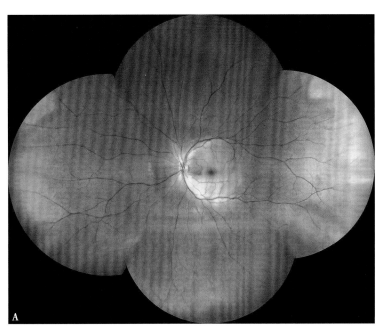

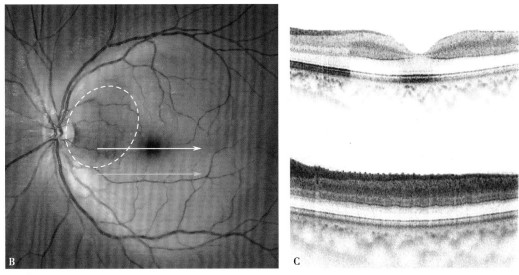

图 5-3-2　CRAO 患者左眼广角眼底照相及 OCT

患者，男，41 岁，左眼无痛性视力突降 10 小时，既往体健；眼部检查：左眼视力 FC/30cm，左眼瞳孔直接对光反射迟钝；A. 广角眼底照相可见后极部黄斑中心凹樱桃红斑，除视盘颞侧睫状视网膜动脉小分支所支配区域外，颞上及颞下血管弓包绕区域视网膜苍白水肿，但中周部视网膜未见明显苍白水肿；B. 后极部放大图中虚线椭圆区内由睫状视网膜动脉供血，黄斑下方视网膜苍白水肿较黄斑上方更为明显；C. 上图为 B 中白箭处的扫描层面，可见睫状视网膜动脉支配区内层视网膜未受累，但过渡区域显示为中层视网膜缺血性增厚；下图为 B 中绿箭处的扫描层面，提示内层视网膜全层缺血。

　　图点评 1：该患者诊断为 CRAO，因睫状视网膜动脉支配了其中一个很小的区域，故该区域受累较轻而黄斑中心凹仅为中层视网膜受累。值得注意的是，广角眼底照相显示视网膜的苍白仅仅局限于后极部，以黄斑区为甚，而同为视网膜中央动脉供血的中周部及远中周部却未见该现象，视网膜苍白水肿的本质是因缺氧引起的细胞内水肿，从而导致内层视网膜透明度下降。视网膜血供来源于两套系统，内层视网膜受视网膜中央血管系统供养，而外层视网膜由脉络膜血管供养。黄斑区耗氧量大且视网膜厚度较厚，当视网膜中央动脉系统阻塞时，来源于脉络膜血管系统的氧气很难弥散到内层视网膜。然而，中周部及周边部视网膜厚度较薄且需氧量少，来源于脉络膜血管系统的氧气可弥散到内层视网膜，进而缓解该处内层视网膜的缺氧状态。此外，在内层视网膜动脉供应的交界区域亦可见因旁边氧气弥散而缓解缺氧的现象。健全的睫状视网膜动脉与阻塞的视网膜中央动脉支配的过渡区域，可看到相对缺氧导致的中层视网膜缺血病变而非全层病变。

　　图点评 2：CRAO 再通后很少发生新生血管性青光眼。如果存在睫状视网膜动脉的 CRAO，睫状视网膜动脉正常供血与 CRAO 缺血的过渡区域，只发生相对缺氧导致的中层视网膜缺血，其他尚未坏死的视网膜细胞可能刺激视网膜产生血管内皮生长因子，导致其发生新生血管性青光眼的风险增加。未再通的 CRAO 需要密切随访观察，FFA 可明确 CRAO 是否再通，广角 OCTA 对急诊时判断 CRAO 是否再通有帮助。

● 治疗建议

　　临床上接诊视网膜动脉阻塞患者时应明确准确的发病时间。如阻塞发生在 4～6 小时内，及时治疗可能有助于挽救视力。一旦明确诊断视网膜动脉阻塞，应尽快针对病因予以抢救性治疗（如溶栓治疗），积极给予吸氧、降眼压、扩张血管等。降眼压措施包括眼球按摩、前房穿刺、口服乙酰唑胺等，其目的在促使栓子向远端更小动脉分支移动，减小受累范围。全身扩张血管药物，如舌下含服硝酸甘油亦可改善眼部循环。若怀疑动脉阻塞为巨细胞动脉炎引起，则须考虑静脉滴注大剂量糖皮质激素。此外，视网膜动脉阻塞患者发生心血管事件及脑卒中风险大大增加，须行系统性检查寻找病因，对因治疗，防止不良事件的发生。

（曾运考　张雄泽　文　峰）

第四节　视网膜大动脉瘤

● 视网膜大动脉瘤（retinal macroaneurysm）是一种后天获得性视网膜血管病变，表现为视网膜动脉管壁呈现纺锤状或梭形膨胀，又称获得性视网膜大动脉瘤（acquired retinal macroaneurysms）或孤立性大动脉瘤（isolated macroaneurysms）。

● 视网膜大动脉瘤多发生于 60 岁以上，有高血压、动脉硬化的老年人，女性多见。多为单眼发病，双眼发病仅占 10%。

● 视网膜大动脉瘤的瘤体绝大多数位于颞侧血管，尤其是颞上分支，多见于视网膜动脉第三分支以前，常位于动脉分叉或动静脉交叉处（图 5-4-1）。

● 视网膜大动脉瘤早期常无症状，随病情进展，瘤体内液体外渗引起黄斑水肿、渗出及出血而导致中心视力缓慢下降，少数可因瘤体破裂发生视网膜前、视网膜下、视网膜内出血或玻璃体积血而使视力骤降。当瘤体有搏动时，须警惕发生视网膜大出血的可能，临床上约 10% 的大动脉瘤有自发性搏动。

● 视网膜大动脉瘤多见于后极部，表现为局限性动脉壁膨胀，瘤的形态为圆形、纺锤形、梭形扩张或动脉管径不对称性扩大，瘤体大多数为 1/5～1/3PD 大小。瘤体表面及周围可有出血、环形或半环形黄白色脂质渗出、毛细血管扩张、微动脉瘤等，有时可见动脉侧支形成。

● FFA 早期显示视网膜大动脉瘤瘤体呈局部粟粒样或囊样强荧光，晚期荧光素渗漏，动脉瘤周围常见毛细血管扩张伴渗漏。当出血较多时，浓厚出血可遮挡瘤体荧光，使大动脉瘤不显影（图 5-4-2）。

● OCT 可显示视网膜大动脉瘤瘤体的圆形或椭圆形高反射结构，伴或不伴有视网膜水肿及渗出（图 5-4-3）。

● ICGA 常可穿透视网膜大动脉瘤并发的视网膜出血，观察到 FFA 发现不了的瘤体结构。

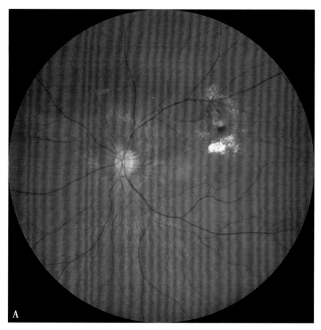 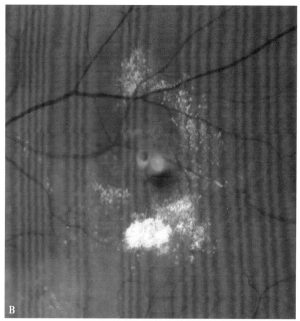

图 5-4-1 视网膜大动脉瘤患者广角眼底照相

患者，女，70 岁，左眼视力下降 1 月余；眼部检查：VOD 0.4，VOS 0.05，双眼前节检查未见明显异常；A. 广角眼底照相可见视网膜颞上分支动脉三级分支处两相邻的黄红色圆形局部膨隆灶，下方有视网膜内出血，瘤体周围有环形的黄白色硬性渗出，其余象限视网膜及视网膜血管未见明显异常；B. 对应 A 中瘤体区域的局部放大图。

图点评 1：视网膜大动脉瘤的瘤体多为单发，多发的瘤体较少见，2 个及以上者约占 20%。从该病例左眼的广角眼底照相可见，左眼颞上分支动脉的三级分支处有 2 个相邻的视网膜大动脉瘤瘤体，为多发的视网膜大动脉瘤。

图点评 2：视网膜大动脉瘤并非实体肿瘤，而是由于血管壁变薄与弹性降低而扩大膨出形成的动脉瘤，当动脉瘤破裂时可合并多层次的视网膜出血。该病例左眼的广角眼底照相可见瘤体周围合并了黄白色硬性渗出。当患者表现为视网膜出血及渗出时，临床中须与 RVO、息肉状脉络膜血管病变（PCV）、Coats 病等鉴别。

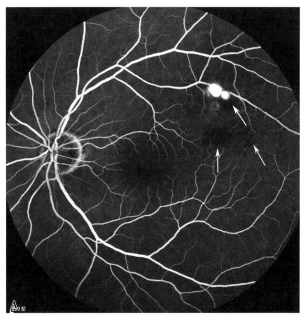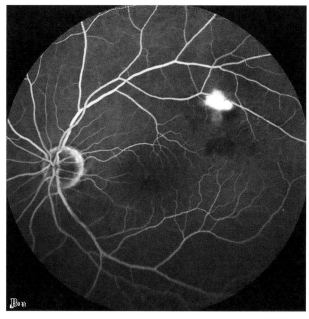

图 5-4-2　视网膜大动脉瘤患者 FFA 图像

A. 与图 5-4-1 同一患者左眼 FFA 图像,造影静脉期于颞上分支动脉行径中段见相邻两处动脉瘤样类圆形强荧光,其下方见片状视网膜内出血性遮蔽荧光(白箭示),其周围视网膜血管走行迂曲,瘤体附近可见浓厚硬性渗出呈遮蔽荧光(黄箭示);B. 该患者 FFA 晚期可见瘤体荧光素渗漏,瘤体旁及黄斑区呈染料积存。

图点评 1:对于非出血性视网膜大动脉瘤,FFA 可显示瘤体处情况,见局部囊样强荧光两端与该支动脉相连,边界清晰。此外,FFA 有助于显示瘤体周围毛细血管扩张渗漏范围,对激光治疗的定位有重要价值。

图点评 2:多层次视网膜出血及 FFA 所示动脉旁囊样瘤体强荧光是视网膜大动脉瘤的典型特征。如若瘤体周围少量出血,FFA 可表现为遮蔽荧光,造影晚期瘤体出现不同程度荧光素渗漏。如若视网膜大动脉瘤并发多层次视网内出血导致病灶被遮蔽,FFA 常难以透过浓厚出血显示动脉瘤体及其渗漏,此时须结合 ICGA 或高清 OCT、OCTA 影像结果明确诊断。

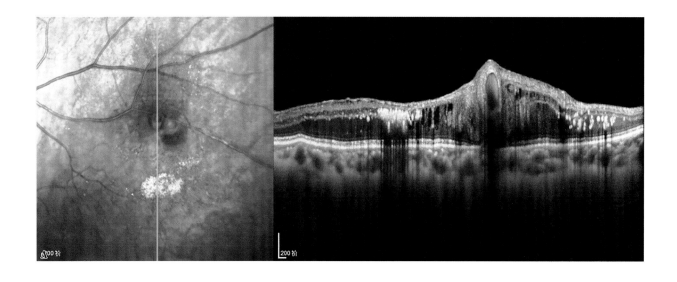

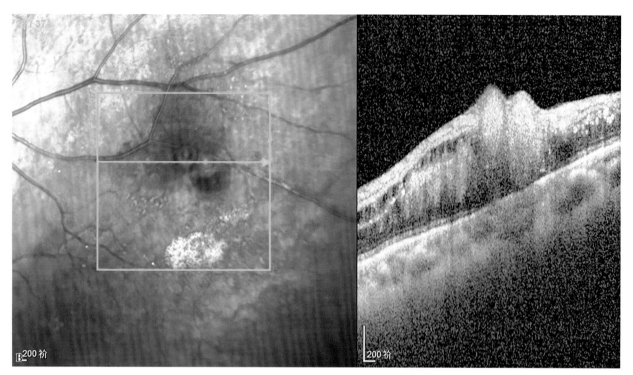

图 5-4-3　视网膜大动脉瘤患者 OCT 图像

A. 与图 5-4-1 同一患者左眼病灶垂直位 OCT 图像，可见与视网膜大动脉瘤对应处的视网膜浅层管腔样结构，视网膜层间可见大量渗出呈高反射信号及视网膜层间水肿；B. 该患者左眼病灶水平位 OCT 图像，经两个动脉瘤处的 OCT 可见瘤体在视网膜浅层呈高反射信号及与两动脉瘤体对应的两相邻管样结构。

图点评 1：无浓厚出血遮蔽时，OCT 可清晰显示与视网膜动脉相连的视网膜大动脉瘤管腔样结构，可与 PCV、视网膜血管瘤样增生（retinal angiomatous proliferation, RAP）相鉴别。

图点评 2：高清 OCT 除了可以发现位于视网膜浅层的大动脉瘤管腔样结构，还可较好显示动脉瘤及其周围毛细血管扩张渗漏引起的视网膜水肿，这对治疗效果的评价及随访观察有重要价值。

● 治疗建议

视网膜大动脉瘤有一定的自发闭塞而退行萎缩倾向，故部分患者未经治疗可自行恢复。尽管在部分病例中出血及渗出可自行吸收，但长期存在的视网膜积液及视网膜出血可对光感受器造成永久损伤，带来不可逆的视力损害。因此，对不同程度视网膜大动脉瘤患者选择合适的治疗尤为重要。当病变远离黄斑区且无明显的出血、渗出及水肿者可随访观察。当伴有视网膜出血、渗出及水肿但未累及黄斑中心凹时可药物保守治疗同时随访观察。黄斑水肿、渗出严重致视力减退者可予以激光光凝或联合抗VEGF 治疗。玻璃体积血者可采用促进其吸收的药物对症治疗后再行视网膜激光光凝，或行玻璃体切除术清除积血。

（张怡宁　文　峰）

第五节　Coats 病

● Coats 病（Coats disease）又称为外层渗出性视网膜病变（external exudative retinopathy），由 George

Coats 于 1908 年首先报道,是一种以视网膜血管扭曲、囊样或串珠样扩张、视网膜内或视网膜下大量黄白色渗出为特征的先天发育性视网膜血管病变。

● 常单眼发病,大多见于健康婴幼儿和青少年男性;少数成年发病者,称为成人型 Coats 病。

● 眼底表现为视网膜血管异常扩张,动静脉均可受累,尤以视网膜毛细血管及小动脉受累明显,以散在的粟粒状动脉瘤为表现特征。

● 早期血管病变多见于颞侧及下方象限,其他象限亦可部分受累。视网膜血管异常区域可见大量黄白色渗出,多位于视网膜血管下,渗出灶周围常可见胆固醇结晶及片状视网膜出血。

● 成人型 Coats 病患者眼底表现与青少年患者相似,但受累范围局限且病程发展缓慢,预后相对较好。

● 当血管病变局限于周边时对视力影响不大,但受重力影响,周边血管病变导致的水肿渗漏向黄斑聚集,引起黄斑区水肿及星芒状或环形硬性渗出,可出现明显视力下降。渗出明显时可引起局限性渗出性视网膜脱离,长期的渗出性视网膜脱离及视网膜大片出血可形成增殖性病变。病程晚期可发生新生血管性青光眼、眼球萎缩等严重并发症。

● FFA 显示病变区域的视网膜小动静脉及毛细血管明显迂曲扩张,周围斑片状无灌注区,间夹散在粟粒状动脉瘤荧光,可见异常交通支及微动脉瘤。当并发视网膜新生血管时可见团状荧光素渗漏。大量致密硬性渗出在 FFA 表现为遮蔽荧光(图 5-5-1、图 5-5-2)。

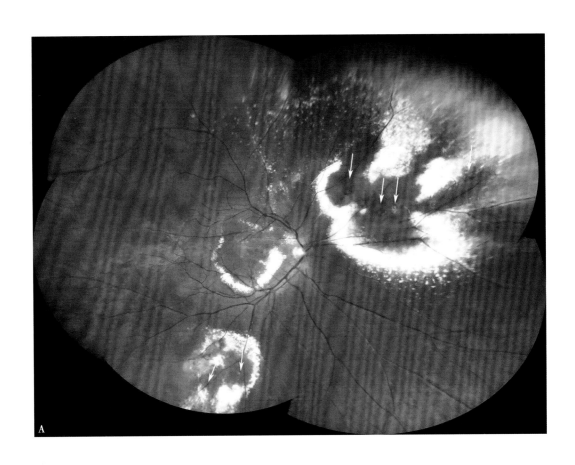

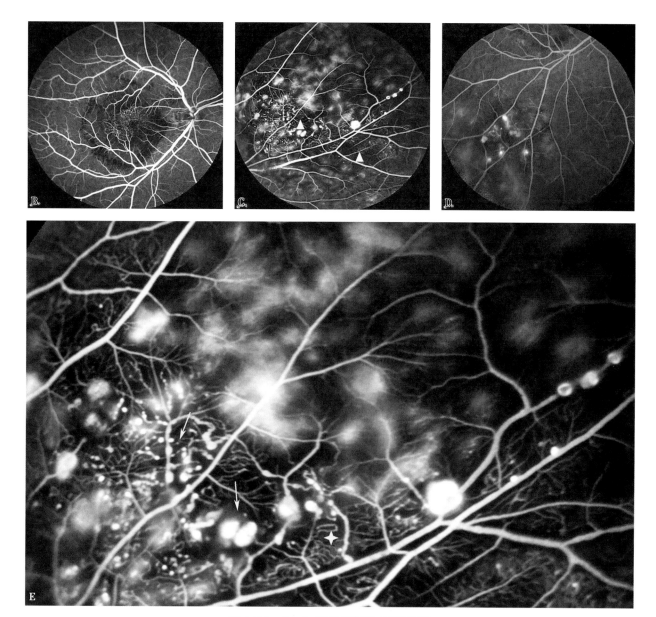

图 5-5-1　Coats 病患者多模式眼底影像

患者，男，16 岁，右眼视力下降伴眼前黑影飘动 3 月余，既往体健，否认眼部手术史、外伤史、眼遗传病史，双眼眼前节检查未见明显异常：A. 广角眼底照相显示右眼后极部、上方、鼻上及颞下中周部多个环形及斑片状黄白色渗出，已累及黄斑区，鼻上方及颞下方中周部环形黄白色渗出区域内可见数个粟粒状动脉瘤（白箭）；B. 右眼 FFA 0 分 34 秒可见黄斑区毛细血管异常扩张，微动脉瘤形成，周围环绕渗出性遮蔽荧光；C. FFA 2 分 30 秒，颞上方中周部可见小血管扭曲、扩张，呈豆样、粟粒状动脉瘤样强荧光（局部放大图 E 黄箭示），视网膜毛细血管显著扩张扭曲、异常交通支形成（局部放大图 E 星形示）及小片状无灌注区（黄色三角示）；D. FFA 8 分 07 秒，颞下方中周部病灶区域小血管扩张渗漏，并可见粟粒状动脉瘤样强荧光。

　　图点评 1：Coats 病早期病变轻微，可仅表现为周边部局限点状黄白色渗出，且 Coats 病多发于儿童单眼，患儿一般不会主动表述视力下降，对于眼底检查的配合度也较低，因此在疾病早期阶段很容易漏诊或误诊。多数患儿直到出现严重的视力下降、斜视及瞳孔区白色反光才引起家长的注意而就医。广角眼底照相操作简单、耗时短，对于患者配合程度要求较低。研究表明，Coats 病中有超过 50% 的视网膜病灶位于中周部，广角眼底照相可清晰显示 Coats 病患眼周边视网膜的暗红色粟粒状动脉瘤及环状渗出等病变，有助于早期诊断及指导激光或冷冻治疗。

图点评2：在Coats病的诊断与鉴别诊断中，应在血管异常病变里，仔细寻找是否存在散在的粟粒状动脉瘤及显著的视网膜毛细血管扩张，如眼底影像发现这两种病变，对明确诊断有重要价值。

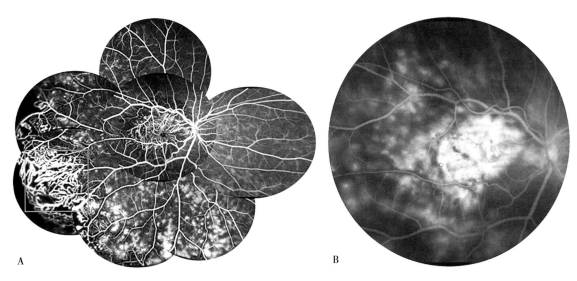

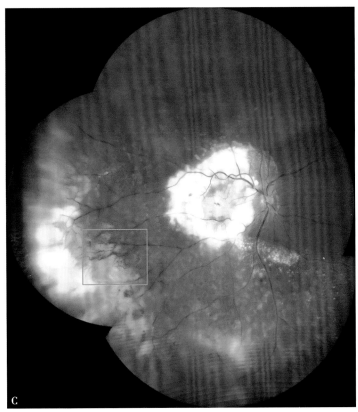

图5-5-2　Coats病患儿广角眼底照相与FFA拼图

患儿，男，10岁，右眼视力下降伴眼前黑影飘动3月余，既往体健，否认眼部手术史、外伤史、眼遗传病史，双眼眼前节检查未见明显异常；A. 右眼FFA拼图显示黄斑区毛细血管异常扩张、微动脉瘤形成，上方、颞侧及下方中周部可见视网膜血管扭曲扩张，散在豆样、粟粒状动脉瘤样强荧光，存在异常交通支及小片状无灌注区，以颞下方中周部为著（蓝色方框示）；B. 右眼FFA晚期可见黄斑区纤维化病灶染色，中周部视网膜小血管及毛细血管染料渗漏呈斑片状强荧光；C. 广角眼底照相为同一患眼行激光光凝术后，广角眼底照相显示右眼后极部视网膜下纤维化形成，累及黄斑区，视网膜血管扭曲变直，呈囊样及串珠样扩张，以颞下方为著（蓝色方框示）。

图点评1：广角眼底照相清晰显示该患者黄斑区及黄斑外视网膜下纤维化形成。研究表明，约40%的 Coats 病患眼可发生黄斑外视网膜纤维化，此类患者视力预后更差，发生牵拉性视网膜脱离及黄斑区纤维化的概率更高。一旦黄斑区视网膜下纤维化形成，患者的视力将严重受损。广角眼底照相可同时发现黄斑及中周部的视网膜纤维化病灶，为治疗提供帮助。

图点评2：Coats 病患眼周边部异常血管所致的长期慢性渗出及胆固醇结晶，因重力关系，可从周边部向黄斑区聚集，导致黄斑区致密盘状脂质堆积。随着病程延长，致密盘状脂质可诱发纤维化增生，在黄斑区形成盘状纤维化组织，导致视力不可逆损害。因此，Coats 病的周边部血管病变需要早期发现、早期治疗，尽量避免黄斑区盘状纤维组织的形成。

● 治疗建议

治疗目的是保存或提高视力，防止视网膜病变进一步发展。可根据病变程度选择不同治疗方案。对于轻到中度患者采用视网膜激光光凝及冷冻治疗，必要时可辅以玻璃体腔注射抗 VEGF 药物治疗。对于发生了广泛视网膜渗出及视网膜脱离患者，可视情况选择手术治疗。对于视力预后较差的病例应予以弱视训练。在 Coats 病终末期，无光感伴眼球疼痛时，可行眼球摘除术＋义眼座植入术。

（张怡宁　文　峰）

第六节　急性中央旁中层黄斑病变

● 急性中央旁中层黄斑病变（paracentral acute middle maculopathy，PAMM）并非一种独立的疾病，而是 OCT 发现的一种影像学征象。OCT 显示急性发病时以局限分布在内核层、多灶甚至融合的高反射条带为体征。

● PAMM 主要是由视网膜深层血管复合体（retinal deep vascular complex，DVC）或深层毛细血管丛（deep capillary plexus，DCP）损害所引起的内核层梗死。

● 急性发作期可出现眼前固定暗影，微视野检查可见到与 OCT 高反射条带对应的相对暗点。

● 眼底检查或眼底照相有时病变并不明显，仔细观看可见视网膜深层细小的灰白色改变及视网膜透明度下降（图5-6-1）。相比棉绒斑，PAMM 的病灶通常位于视网膜深层，轮廓更为光滑和灰暗。有时 PAMM 亦可累及内丛状层，此时病灶在眼底表现会更明显些。

● OCT 上 PAMM 的病灶较为典型，表现为内核层面的高反射条带，可分为离散型（skip PAMM）或弥漫型（diffuse PAMM），与红外眼底照相上弱荧光病灶相对应（图5-6-2）。

● OCTA 可见视网膜深层毛细血管丛（DCP）无灌注。OCTA 的 en face 成像是一种敏感的检查手段，部分患眼可表现为小静脉旁受累呈强反射灶，而小动脉旁回避，类似蕨齿植物的外观（fern-like）（图5-6-3）。

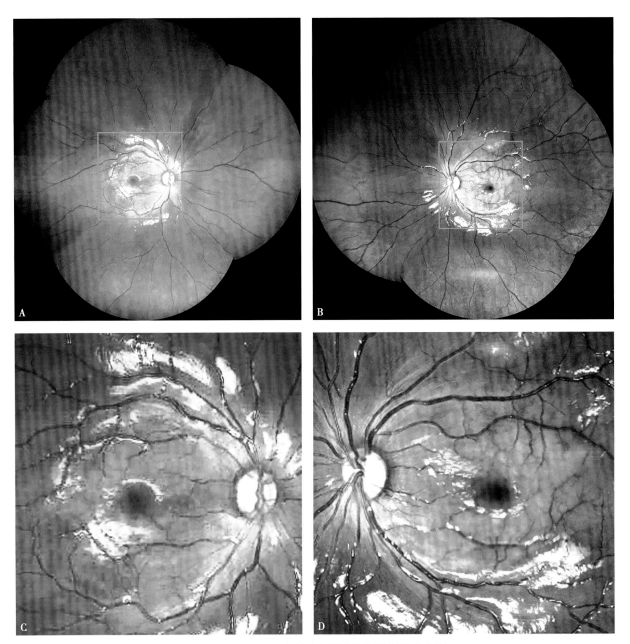

图 5-6-1　PAMM 患者的广角眼底照相及局部放大图

患儿，男，7 岁，左眼视力突发下降 1 天，发病前 10 天有发热病史，诊断为"扁桃体炎"，对症治疗后好转，既往体健；眼部检查：VOD 0.4，VOS 0.05，双眼前节检查未见明显异常；广角眼底照相可见右眼黄斑区视网膜深层黄白色多发病灶，中心凹反光欠清，视盘及余象限视网膜及视网膜血管未见明显异常（A、C）；左眼黄斑区视网膜深层黄白色病灶，部分融合，中心凹反光欠清，视盘及余象限视网膜及视网膜血管未见明显异常（B、D）；A. 右眼广角眼底照相；B. 左眼广角彩照；C. 右眼黄斑局部放大图；D. 左眼黄斑局部放大图。

　　图点评 1：该患儿的广角眼底图像显示患儿双眼的病灶主要局限在后极部，中周部视网膜血管及视网膜未见明显异常表现，可以排除患儿存在视网膜静脉阻塞、糖尿病视网膜病变等 PAMM 的常见病因。黄斑区的视网膜毛细血管分为三层：浅层毛细血管丛（superficial capillary plexuses，SCP）、中层毛细血管丛（intermediated capillary plexus，ICP）及深层毛细血管丛（deep capillary plexus，DCP）。ICP 与 DCP 组成了视网膜深层血管复合体（DVC）。研究表明，黄斑区视网膜血循环的流动方向为视网膜小动脉供应SCP，然后血液流向 ICP，再流向 DCP，DCP 不直接接受小动脉的供血，而是接受 ICP 的供血。静脉回流可以同时发生在三层毛细血管，但主要发生部位在DCP。这样的结构导致了DCP的氧分压相对较低，结合中层视网膜氧消耗量较大，而为了维持黄斑区视网膜透明度，中心凹旁的相对氧分压只保持在略高于基本氧需求量的水平，因而视网膜深层血管复合体对缺氧非常敏感，易导致PAMM的发生。

图点评2：广角OCTA发现，从中心凹向外围，ICP密度逐渐减小，在8~9mm的离心率位置时基本消失，此外的视网膜毛细血管仅有SCP和DCP两层，而且周边视网膜的耗氧量和需氧量相对中心凹较小，故PAMM常出现在中心凹旁的位置，周边部不易发生。

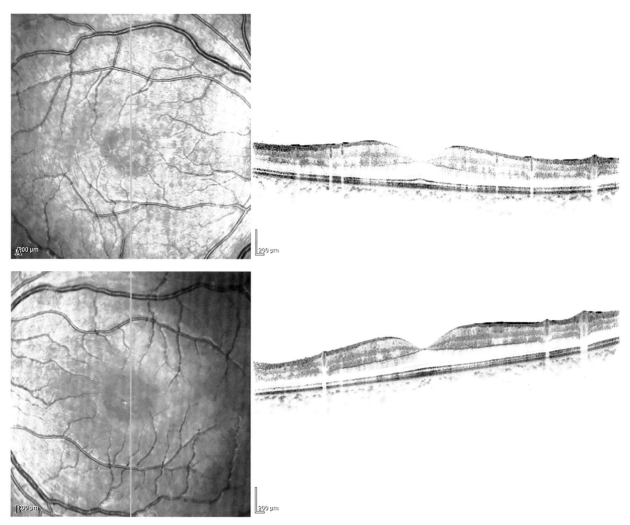

图 5-6-2　PAMM 患者的 OCT 图像

同一患儿的双眼OCT图像，可见黄斑区中心凹旁，内核层条带呈多发局灶性的高反射信号，部分累及内丛状层；A. 右眼；B. 左眼。

图点评1：OCT上内核层的高反射信号条带是PAMM的特征性表现。该患儿主诉左眼视力下降，眼底检查右眼的病灶较左眼相对隐匿。但OCT提示患儿双眼均存在PAMM的表现。因此，OCT是临床发现PAMM的敏感检测手段。

图点评2：PAMM多在血管性疾病或系统高危因素存在的基础上发生，OCT显示位于内核层的高反射信号条带为其特征表现。因此，PAMM并不是一种独立的眼底疾病，而是一种与深层视网膜循环缺血缺氧相关的影像学征象。

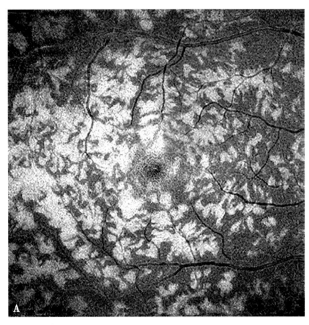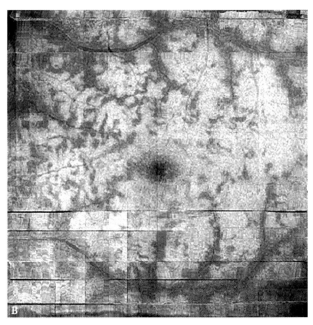

图 5-6-3　PAMM 患者的黄斑 OCTA 图像

PAMM 患者双眼黄斑区 OCTA 视网膜深层毛细血管的 en face 图像可见多发的静脉旁高反射信号，动脉未受累，呈蕨齿样外观，左眼尤甚；A. 右眼；B. 左眼。（该图片由广东省人民医院张良医生提供）

图点评 1：因为 PAMM 始发于视网膜深层毛细血管丛，该毛细血管丛对缺氧尤其敏感，且为视网膜毛细血管静脉引流初始层，故部分患者可在 OCTA 的 en face 图像出现这种静脉旁的强反射灶，因动脉未受累回避，而类似蕨齿样外观的表现。

图点评 2：PAMM 在 OCTA 的 en face 图像，除了最常见表现为蕨齿样外观的"蕨齿型"，还有"小动脉型"与"球型"。小动脉型表现为受累小动脉区域的条状强反射病灶，可能与视网膜小动脉缺血相关。球型表现为单发或多发的小卵圆形强反射病灶，其形成可能与视网膜终末小动脉或毛细血管前或远端缺血相关。

● 治疗建议

　　PAMM 可见于多种眼部及全身性疾病，如视网膜血管性疾病：糖尿病视网膜病变、高血压性视网膜病变、视网膜中央动脉阻塞、视网膜中央静脉阻塞、血液高凝状态（如怀孕）等。此外，其还可发生在医源性损伤、药物使用（避孕药、咖啡因）、自身免疫性疾病、镰状细胞贫血、炎性疾病等，也有一些个例报道继发于上呼吸道感染、发热等疾病。故病因的排查对 PAMM 的治疗非常重要。推荐的全身检查包括：血常规、血生化、糖化血红蛋白、感染相关的检查（弓形虫、巴尔通体、梅毒、CMV、HSV-1、HSV-2、VZV、HBV、HIV-1、HIV-2）、自身免疫系列相关检查（C 反应蛋白、红细胞沉降率，补体 C3、C4，ANA、ANCA、抗磷脂抗体）、血压、颈部血管超声等。须根据患者的眼底表现、病史、全身及系统的查体发现，进行个性化的全身检查。根据病因进行治疗及改善微循环药物或高压氧进行对症治疗。预后常与病因及病情初始的轻重有关。

（吉宇莹　文　峰）

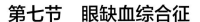

第七节　眼缺血综合征

- 眼缺血综合征（ocular ischemic syndrome，OIS）是指颈动脉阻塞或狭窄引起眼血流灌注严重减少所致的眼前、后节缺血性病变。OIS 多发生于 50～80 岁患者，平均年龄 65 岁。单眼发病多见，双眼受累者约占 20%，男女比例 2:1。

- 主诉为突发、无痛性、单眼或双眼视力下降，眼部或眶周痛，可有单眼短暂视力丧失（一过性黑矇）病史。

- OIS 最常见的病因是颈动脉粥样硬化，2/3 患者患有高血压，半数以上患者有糖尿病。发生双侧 OIS 患者，需要排查巨细胞动脉炎。

- 主要症状：①视力减退，早期典型表现为暂时性同侧黑矇，可合并对侧暂时性偏瘫，发作一次或数次后，常于数周或数月内视力缓慢下降，患者视力下降程度不一，如继发新生血管性青光眼时可致失明；②疼痛，多数患者眼部痛或眉部钝痛，继发新生血管性青光眼者疼痛可放射至颞侧，发生角膜水肿时眼痛常较剧烈；③偏瘫，反复发作者可出现暂时性或永久性偏瘫。

- 眼部体征：可有房水闪辉和房水细胞。部分患者首次就诊时可能存在虹膜新生血管，但很少发生高眼压，原因可能与睫状体血供减少导致房水分泌也相应减少有关。眼底见视网膜动脉纤细及视网膜静脉扩张，多伴点状或片状出血，出血常见于中周部，也可累及后极部。

- OIS 须与非缺血型视网膜中央静脉阻塞、糖尿病视网膜病变相鉴别，详见表 5-7-1。

- FFA 表现：① OIS 患者臂 - 脉络膜循环时间和臂 - 视网膜循环时间延长（图 5-7-1），脉络膜循环时间延长是 OIS 较特异的 FFA 表现，可长达 1 分钟或更长时间；②视网膜动静脉循环时间延长或视网膜静脉在动脉充盈后回流迟缓，部分可见视网膜动脉充盈前锋；③造影晚期可出现视网膜血管染色，视网膜动脉较静脉明显。随着疾病进展，可伴微动脉瘤及无灌注区等。

- ERG 表现：由于缺血累及视网膜及脉络膜循环，ERG 显示 a 波振幅降低（外层视网膜缺血），b 波振幅降低（内层视网膜缺血）。

- 颈动脉造影：绝大多数患者伴有单侧颈内动脉或颈总动脉狭窄，同侧颈动脉狭窄程度达 90% 以上，约 50% 的患者同侧颈动脉完全阻塞。

- 广角眼底照相优于传统彩照，可显示患眼周边部情况：视网膜动脉白鞘、视网膜静脉迂曲扩张、视网膜出血等情况，便于与其他血管性疾病鉴别，以免漏诊、误诊。

表 5-7-1　眼缺血综合征的鉴别诊断

比较项目		眼缺血综合征	视网膜中央静脉阻塞（非缺血型）	糖尿病视网膜病变
患眼		80% 单侧	单侧	双侧
年龄 / 岁		50～80	50～80	不限
眼前节		初诊可有虹膜新生血管	缺血型可有虹膜新生血管	PDR 可有虹膜新生血管
眼底	视盘	正常	充血	NPDR 正常，PDR 可有视盘新生血管
	静脉	扩张不伴迂曲	扩张伴迂曲	扩张或串珠状

续表

比较项目		眼缺血综合征	视网膜中央静脉阻塞（非缺血型）	糖尿病视网膜病变
眼底	眼动脉压	降低	正常	正常
	出血	周边，斑点状	后极部，火焰状	后极部，点片状
	微动脉瘤	中周部	不定	后极部
	硬性渗出	无	很少见	多见
FFA 检查	脉络膜充盈	延迟，斑块状	正常	正常
	动静脉循环时间	延迟	延迟	正常
	血管着染	多为动脉	多为静脉	一般无

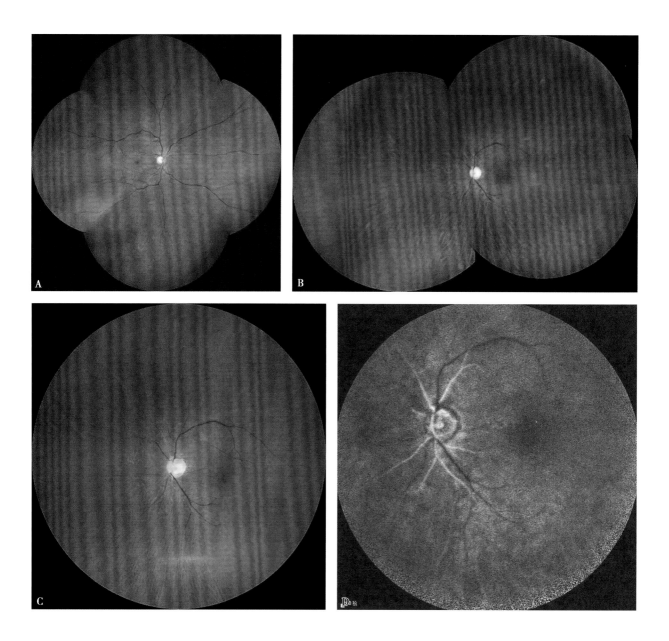

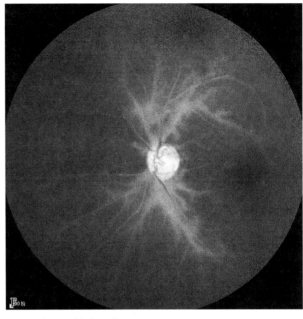

图 5-7-1　左眼眼缺血综合征患者的多模式影像

患者，男，62 岁，左眼突发视力下降 5 天，1 周前曾出现一过性黑矇，否认糖尿病、高血压史；眼部检查：VOD 0.8，VOS 0.05；双眼前节检查：右眼未见明显异常，左眼可见房水闪辉；A. 广角眼底照相，右眼底未见明显异常；B、C. 广角眼底照相，左眼视网膜中央静脉及其属支扩张，视网膜动脉纤细伴白鞘，动静脉比例 1∶2，大部分中周部视网膜血管闭塞；D. FFA 早期，左眼臂 - 视网膜循环时间（arm-retinal circulation time，A-RCT）=42 秒，可见脉络膜血管充盈迟缓及视网膜动脉充盈前锋，视网膜中央静脉及其分支扩张；E. FFA 2 分 09 秒，左眼大部分中周部视网膜动静脉未见充盈；F. 造影晚期，左眼视网膜动脉管壁着染，视网膜静脉及其分支轻渗漏，大部分中周部视网膜动静脉仍未充盈，视盘呈强荧光，边界尚清。

图点评 1：广角眼底照相清晰显示左眼视网膜动脉纤细伴白鞘、视网膜静脉扩张不伴迂曲，以及周边部视网膜小血管闭塞等 OIS 眼底表现，有利于疾病的早期诊断与鉴别诊断。

图点评 2：该患者具有典型的 OIS 特征，既往一过性黑矇，单眼、突发视力下降，视网膜动脉纤细及视网膜静脉扩张，FFA 表现睫状血管系统及视网膜中央血管系统均充盈迟缓，视网膜动脉管壁着染。由于患者起病时间较短，中周部尚未出现视网膜出血及微动脉瘤等表现。

● 治疗建议

未治疗者视力预后不良。发生虹膜新生血管或就诊时视力仅手动或以下者，均为预后不良征象。动脉粥样硬化为重要病因，须联合内科医生排查及控制其危险因素：糖尿病、高血压、高血脂、吸烟等。OIS 患者绝大多数合并颈动脉狭窄，建议行彩色多普勒超声检查颈动脉和眼动脉，如有条件行颈动脉造影更佳，以检测颈动脉和眼动脉有无狭窄、狭窄程度或阻塞部位。鉴于心血管疾病和中风已被证明是这些患者死亡的主要原因，也应对 OIS 患者进行心脏功能评估。在针对病因治疗上，可采用颈动脉血管重建（颈动脉血管成形术和支架置入术、动脉内膜剥离术、动脉分流术等）改善眼部缺血。眼部缺血改善后房水生成回升，部分患者可能由于存在虹膜新生血管而发生新生血管性青光眼，此时须给予降眼压药物及行滤过手术等抗青光眼治疗。伴虹膜和 / 或视网膜新生血管的患者建议行全视网膜光凝，或玻璃体腔注入抗 VEGF 药物联合全视网膜光凝治疗。

（何桂琴　文　峰）

第八节 Purtscher 视网膜病变

- Purtscher 视网膜病变又称远达性视网膜病变。狭义 Purtscher 视网膜病变指的是躯干或头部遭受严重外伤后，视盘周围微小血管栓塞导致的视网膜病变。该类患者眼部没有直接受到外力损害，而眼底出现了 Purtscher 斑、棉绒斑、出血、视盘水肿等损害（图 5-8-1）。

- 非外伤引起的类似改变则被称为 Purtscher 样视网膜病变。目前发现的与 Purtscher 样视网膜病变相关的因素包括急性胰腺炎、肾功能衰竭、分娩、结缔组织病、脂肪栓塞等。其发病机制可能与各种栓子或机体激活白细胞等聚集，导致视盘旁和后极部视网膜微小动脉及毛细血管堵塞有关。

- 病情轻重不一，故该疾病临床表现多样。常于创伤或诱发疾病出现后 2～4 天发病，多见双眼受累。典型症状为急性、无痛性视力下降。

- 急性期的主要眼底表现为视盘周围、后极部的 Purtscher 斑，棉绒斑、视网膜内出血及水肿，可伴有视盘充血水肿。棉绒斑及出血可自行吸收，而视盘损害较重者可引起视神经萎缩。

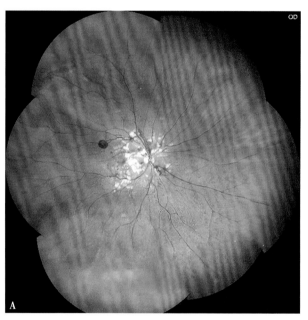

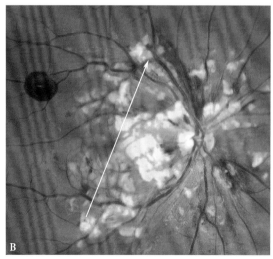

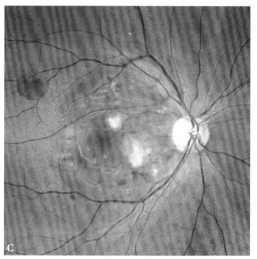

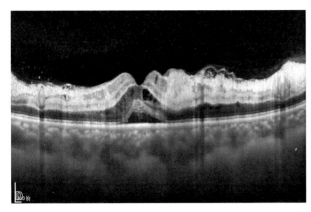
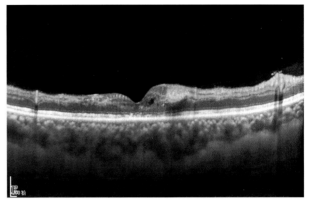

图 5-8-1　Purtscher 视网膜病变患者治疗前后右眼广角眼底照相及右眼 OCT

患者，男，43 岁，车祸致右眼视力下降 3 天，既往体健，眼部检查：VOD 0.4，VOS 1.0，双眼前节未见明显异常；A. 广角眼底照相可见右眼黄斑区及视盘周围多发 Purtscher 斑、棉绒斑和视网膜浅层出血，黄斑颞上方可见约 1PD 大椭圆形视网膜前出血，颞上远中周部可见格子样变性区；B. 后极部局部放大图能提供更详细的信息；C. 经治疗后，患者棉绒斑、视网膜出血明显吸收，视盘未见明显异常；D. B 图白色扫描线上层面的 OCT 可见内层视网膜水肿；E. 治疗后 C 图同一位置层面的 OCT 可见内层视网膜水肿消退并出现萎缩。

图点评 1：Purtscher 视网膜病变损害主要位于后极部，该广角真彩成像既能全局显示累及的范围与程度，又能较清晰地显示特征性的视盘周围 Purtscher 斑、棉绒斑及不同类型视网膜出血等。此外，广角眼底照相能同时发现患眼是否存在周边部其他病变，如视网膜变性区或裂孔等，有利于早期防治。

图点评 2：Purtscher 或 Purtscher 样视网膜病变的眼底均可呈现白色斑块状的 Purtscher 斑与棉绒斑，以下几点有助于两者之间的鉴别诊断。①Purtscher 斑是视网膜毛细血管前小动脉梗阻所致，棉绒斑为毛细血管前微动脉梗阻而引起，因此，Purtscher 斑的损害范围比棉绒斑要大；②Purtscher 斑边界清楚，其内小动脉周围常出现 50μm 左右的透明带，而棉绒斑边界模糊；③棉绒斑累及视网膜浅层，而 Purtscher 斑累及的范围更深更广。

● 治疗建议

由于 Purtscher 视网膜病变相对少见及临床异质性较大，目前没有关于 Purtscher 视网膜病变治疗的循证指南。建议重点关注引起 Purtscher 视网膜病变的全身性疾病并进行相应治疗。眼部治疗可使用糖皮质激素、营养神经、改善循环等处理。需要注意的是，大剂量全身使用糖皮质激素并不能明显改善患者预后。该类疾病的预后取决于血管阻塞的位置、范围及是否伴发视神经的损害。视盘水肿、脉络膜低灌注、外层视网膜受累和视网膜毛细血管无灌注等表现往往提示预后不良。

（曾运考　张雄泽　文　峰）

第九节　Eales 病

● Eales 病是视网膜血管壁炎症引起管腔闭塞，从而导致缺血及新生血管形成的一种疾病。其病因未明，有研究认为与结核高敏反应相关。

● Eales 病的典型表现为年轻男性反复玻璃体积血，通常累及周边部眼底，常双眼发病。疾病可分为 3 个阶段：①早期炎症阶段，即视网膜静脉周围炎，表现为血管周围渗出、视网膜浅层出血、血管白鞘等,动脉也可受累;②中期缺血阶段,表现为视网膜周边毛细血管无灌注;③晚期增殖阶段,视网膜新生血管形成,导致反复的玻璃体积血,伴或不伴视网膜脱离,还可因虹膜新生血管,导致青光眼发生。FFA 有助于诊断及判断病情的分期,实验室检查用于排除其他病因导致的视网膜血管炎(图 5-9-1)。

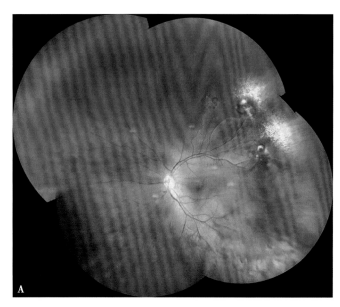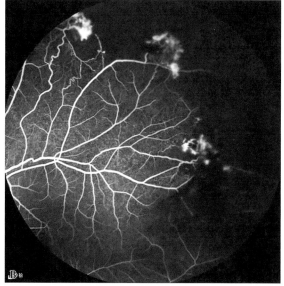

图 5-9-1　Eales 病患者的广角眼底照相和 FFA 图像

A. 患者左眼颞上周边视网膜静脉周围可见黄白色渗出及视网膜新生血管引起的视网膜浅层出血,颞侧周边部可见少量玻璃体积血;B. FFA 静脉期,颞上周边部可见对应的视网膜新生血管性团状染料渗漏和大片无灌注区,以及颞侧周边部玻璃体积血性视网膜前遮蔽荧光。

　　图点评 1:Eales 病的病灶主要位于周边部,广角成像可精准定位病灶位置,并避免遗漏。研究表明,广角成像对 Eales 病的病灶检出率显著高于检眼镜检查。

　　图点评 2:对于年轻男性反复玻璃体积血,应高度怀疑 Eales 病,FFA 有助于确诊及确定治疗方案。Eales 病通常累及双眼,建议散瞳检查对侧眼,根据无灌注区及视网膜新生血管情况,给予相应治疗。

● 治疗建议

　　根据疾病的不同阶段决定,糖皮质激素用于控制视网膜血管炎,包括眼内、球周注射和口服。视网膜光凝可用于视网膜缺血及新生血管阶段。若玻璃体积血持续不可吸收,伴或不伴视网膜脱离,则需要行玻璃体切除术,预后通常较好。对于在没有系统性结核表现的患者中是否使用抗结核治疗,目前仍无定论。

(李妙玲)

第十节　高血压性视网膜病变

● 高血压性视网膜病变是由于全身血压升高引起的血管变化在视网膜的表现。根据病情轻重不同,有不同的分级。目前临床上最常使用的分类是 Keith-Wagener-Barker 分类法(表 5-10-1)。

表 5-10-1　Keith-Wagener-Barker 高血压性视网膜病变分级

分级	病变表现
1 级	重度广泛的视网膜小动脉变窄
2 级	局部明确的动脉变窄及动静脉压迹
3 级	2 级表现加视网膜出血、渗出及棉绒斑
4 级	3 级表现加视盘水肿

● 早期由于血管痉挛和血管紧张度增加可导致视网膜小动脉普遍变窄。慢性高血压会导致血管壁的结构变化，如内膜增厚和透明变性，呈现出局灶或弥漫的管壁变化，称为铜线或银线。小动脉增厚导致交叉的小静脉受压称为动静脉（AV）压迹。严重的高血压会导致视网膜神经纤维层轴浆流中断，表现为棉绒斑。血 - 视网膜屏障的破坏导致渗出，恶性高血压可导致颅内压升高，引起视盘水肿（图 5-10-1）。

● 高血压性视网膜病变可以反映身体其他部位高血压的情况。研究显示，高血压性视网膜病变的微血管损害表现可预测心脑血管疾病及肾脏疾病的风险及死亡率。

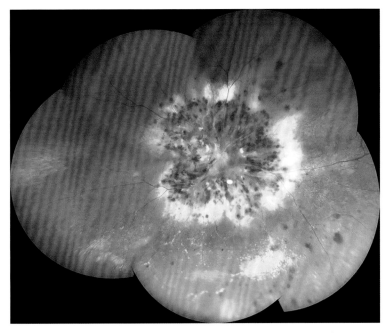

图 5-10-1　4 级高血压性视网膜病变患者的广角眼底照相

这是一位 4 级高血压性视网膜病变患者的眼底表现，右眼视盘水肿、充血，边界不清，后极部可见广泛的视网膜出血、棉绒斑及渗出；除上方外，余象限视网膜中周部及周边视网膜也可见多发的点状、片状渗出及视网膜深层出血；鼻下中周部可见类三角形黄白色病灶，疑似脉络膜梗死引起的改变。

　　图点评 1：广角眼底照相可以更加直观地反映高血压性视网膜病变受累的部位和轻重程度。

　　图点评 2：高血压性视网膜病变不仅可以反映身体其他部位高血压的情况，对于有些高血压患者，眼部视物不清有时还可作为首诊症状。作为眼科医生，需要注意当患者双眼均存在小的出血、棉绒斑、视盘水肿时，要想到存在高血压的可能。

● 治疗建议

　　高血压性视网膜病变的治疗重点是降低全身血压。出现严重高血压性视网膜病变的患者应立即测量血压，并应转诊至最近的急诊机构进行紧急血压管理，眼科可以予以扩张血管，去除出血、渗出及营养视网膜等药物对症治疗。

（吉宇莹）

参 考 文 献

1. TEO Z L，THAM Y C，YU M，et al. Global prevalence of diabetic retinopathy and projection of burden through 2045：Systematic review and meta-analysis. Ophthalmology，2021，128（11）：1580-1591.

2. 中华医学会眼科学会眼底病学组. 我国糖尿病视网膜病变临床诊疗指南（2014 年）. 中华眼科杂志，2014，50（11）：851-865.

3. WILKINSON C P，FERRIS F L，KLEIN R E，et al. Proposed international clinical diabetic retinopathy and diabetic macular edema disease severity scales. Ophthalmology，2003，110（9）：1177-1182.

4. Writing Committee for the Diabetic Retinopathy Clinical Research Network. Comparison of the modified Early Treatment Diabetic Retinopathy Study and mild macular grid laser photocoagulation strategies for diabetic macular edema. Arch Ophthalmol，2007，125（4）：469-480.

5. LIN K Y，HSIH W H，LIN Y B，et al. Update in the epidemiology，risk factors，screening，and treatment of diabetic retinopathy. J Diabetes Investig，2021，12（8）：1322-1325.

6. CHEN L，ZHANG X，WEN F. Venous beading in two or more quadrants might not be a sensitive grading criterion for severe nonproliferative diabetic retinopathy. Graefes Arch Clin Exp Ophthalmol，2018，256（6）：1059-1065.

7. SCOTT I U，CAMPOCHIARO P A，NEWMAN N J，et al. Retinal vascular occlusions. Lancet，2020，396（10266）：1927-1940.

8. KHAYAT M，WILLIAMS M，LOIS N. Ischemic retinal vein occlusion：Characterizing the more severe spectrum of retinal vein occlusion. Surv Ophthalmol，2018，63（6）：816-850.

9. HAYREH S S. Photocoagulation for retinal vein occlusion. Prog Retin Eye Res，2021，85：100964.

10. 文峰. 眼底病临床诊治精要. 北京：人民军医出版社，2013.

11. SCHARF J，FREUND K B，SADDA S，et al. Paracentral acute middle maculopathy and the organization of the retinal capillary plexuses. Prog Retin Eye Res，2021，81：100884.

12. CHRONOPOULOS A，SCHUTZ J S. Central retinal artery occlusion-A new，provisional treatment approach. Surv Ophthalmol，2019，64（4）：443-451.

13. 黎晓新. 视网膜血管性疾病. 北京：人民卫生出版社，2017.

14. 张承芬. 眼底病学. 2 版. 北京：人民卫生出版社，2010.

15. GASS J D M. Macular diseases. St. Louis：Morsby-Year Book，Inc.，1997.

16. ASDOURIAN G K，GOLDBERG M F，JAMPOL L，et al. Retinal macroaneurysms. Arch Ophthalmol，1977，95（4）：624-628.

17. PALESTINE A G，ROBERTSON D M，GOLDSTEIN B G. Macroaneurysms of the retinal arteries. Am J Ophthalmol，1982，93（2）：164-171.

18. RAJABIAN F，ARRIGO A，GRAZIOLI A，et al. Retinal arterial macroaneurysm associated with macular pucker. Eur J Ophthalmol，2020，30（5）：NP74-NP78.

19. LAVIN M J，MARSH R J，PEART S，et al. Retinal arterial macroaneurysms：A retrospective study of 40 patients. Br J Ophthalmol，1987，71（11）：817-825.

20. JONES J H，KROLL A J，LOU P L，et al. Coats' disease. International Ophthalmology Clinics，2001，41（4）：189-198.

21. SHIELDS J A，SHIELDS C L，HONAVAR S G，et al. Clinical variations and complications of Coats disease in 150 cases：The 2000 Sanford Gifford Memorial Lecture. Am J Ophthalmol，2001，131（5）：561-571.

22. SHIENBAUM G，TASMAN W S. Coats disease：A lifetime disease. Retina，2006，26（4）：422-424.

23. JARIN R R，TEOH S C，LIM T H. Resolution of severe macular oedema in adult Coat's syndrome with high-dose intravitreal triamcinolone acetonide. Eye（Lond），2006，20（2）：163-165.

24. SHIELDS J A，CL SHIELD S. Review：Coats disease：The 2001 LuEsther T. Mertz lecture. Retina，2002，22（1）：80-91.

25. RABIOLO A，MARCHESE A，SACCONI R，et al. Refining Coats' disease by ultra-widefield imaging and optical coherence tomography angiography. Graefes Arch Clin Exp Ophthalmol，2017，255（10）：1881-1890.

26. DARUICH A，MATET A，TRAN H V，et al. Extramacular fibrosis in Coats'disease. Retina，2016，36（10）：2022-2028.

27. ONG S S，CUMMINGS T J，VAJZOVIC L，et al. Comparison of optical coherence tomography with fundus photographs，fluorescein angiography，and histopathologic analysis in assessing coats disease. JAMA Ophthalmol，2019，137（2）：176-183.

28. SARRAF D，RAHIMY E，FAWZI A A，et al. Paracentral acute middle maculopathy：A new variant of acute macular neuroretinopathy associated with retinal capillary ischemia. JAMA Ophthalmol，2013，131（10）：1275-1287.

29. MOURA-COELHO N，GASPAR T，FERREIRA JT，et al. Paracentral acute middle maculopathy-review of the literature. Graefes Arch Clin Exp Ophthalmol，2020，258（12）：2583-2596.

30. LAVIA C，MECE P，NASSISI M，et al. Retinal capillary plexus pattern and density from fovea to periphery measured in healthy eyes with swept-source optical coherence tomography angiography. Sci Rep，2020，10（1）：1474.

31. 刘文，文峰，易长贤. 临床眼底病 内科卷. 北京：人民卫生出版社，2015.

32. 魏文斌，陈积中. 眼底病鉴别诊断学. 北京：人民卫生出版社，2012.

33. MENDRINOS E，MACHINIS T G，POURNARAS C J. Ocular ischemic syndrome. Surv Ophthalmol，2010，55（1）：2-34.

34. MA F，SU J，SHANG Q，et al. Changes in ocular hemodynamics after carotid artery angioplasty and stenting（CAAS）in patients with different severity of ocular ischemic syndrome. Curr Eye Res，2018，43（2）：266-272.

35. CHIAM P T L，LIM Y T，ONG C K，et al. Severe carotid stenosis presenting as ipsilateral ocular ischaemic syndrome：successful treatment with carotid artery stenting. Singapore Med J，2021，62（12）：667-669.

36. AGRAWAL A，MCKIBBIN M A. Purtscher's and Purtscher-like retinopathies：A review. Surv Ophthalmol，2006，51（2）：129-136.

37. MIGUEL A I，HENRIQUES F，AZEVEDO L F，et al. Systematic review of Purtscher's and Purtscher-like retinopathies. Eye（London），2013，27（1）：1-13.

38. AGRAWAL A，MCKIBBIN M. Purtscher's retinopathy：Epidemiology，clinical features and outcome. The British Journal of Ophthalmology，2007，91（11）：1456-1459.

39. RAIZADA K，TRIPATHY K. Eales disease. StatPearls. Treasure Island（FL）：StatPearls Publishing LLC，2022.

40. MURILLO LÓPEZ S，MEDINA MEDINA S，MURILLO LÓPEZ F. Eales' disease：Epidemiology，diagnostic and therapeutic concepts. Int J Retina Vitreous，2022，8（1）：3.

41. AGARWAL AAK，SHARMA R，BISWAS J. Role of ultra-widefield imaging in Eales' disease：A case series. Ocul Immunol Inflamm，2020，28（8）：1187-1191.

42. CHEUNG CY，BIOUSSE V，KEANE PA，et al. Hypertensive eye disease. Nat Rev Dis Primers，2022，8（1）：14.

43. DI MARCO E，AIELLO F，LOMBARDO M，et al. A literature review of hypertensive retinopathy：Systemic correlations and new technologies. Eur Rev Med Pharmacol Sci，2022，26（18）：6424-6443.

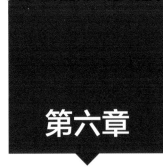

第六章

视网膜脉络膜肿瘤及相关疾病

第一节　视网膜星形细胞错构瘤

- 视网膜星形细胞错构瘤是一类由神经胶质细胞组成的良性肿瘤,可见于结节性硬化症、神经纤维瘤等患者。
- 常无自觉症状,瘤体一般较稳定,但当并发黄斑区视网膜积液或瘤体内在血管出血或出血流入玻璃体腔时可致视力下降。
- 眼底表现变化多样,两个最常见亚型为非钙化型与钙化型。非钙化型表现为神经视网膜层局灶灰黄色隆起灶,也可以为透明扁平病灶。钙化型表现为边界清楚的黄白色闪亮球形病灶,或呈鱼卵状。
- 钙化型患眼的自发荧光有助于诊断,病灶呈斑点状强自发荧光(图6-1-1)。
- 非钙化型半透明病灶于 OCT 显示为位于视网膜神经纤维层的边界清楚的局灶稍隆起病灶,反射强度与正常神经纤维层相当或稍弱。钙化型的结节病灶在 OCT 上表现为视网膜内反射增强的圆顶状隆起,病灶内可出现虫蚀状空腔。
- 组织病理学上,星形细胞错构瘤通常由纤维样星形胶质细胞构成,部分患眼病灶内可见钙化斑和囊腔。

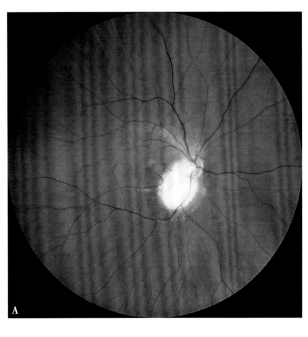
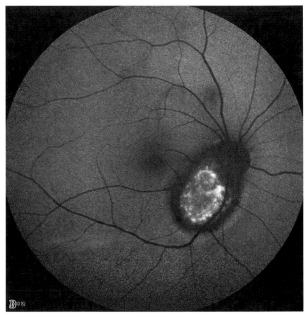

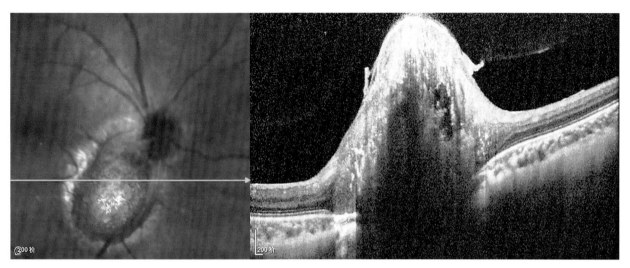

图 6-1-1　右眼视网膜星形细胞错构瘤(钙化型)

患者,女,24 岁,偶然发现眼底病变 1 年余:A. 广角眼底照相示视盘的颞下方闪亮淡金色瘤体,其周围伴不规则环状萎缩,部分透见下方的脉络膜血管;B. 自发荧光见瘤体呈强斑点状自发荧光;C. OCT 见瘤体位于视网膜神经纤维层,病灶内表现为虫蚀状外观。

　　图点评 1:视网膜星形细胞错构瘤具有一定可识别的眼底特征。非钙化型表现为视网膜内层半透明或灰黄扁平病灶,当瘤体出现明显钙化后,呈金色球形或鱼卵样外观,瘤体内出现虫蚀样空腔。广角眼底照相清晰显示瘤体的颜色和细节,可帮助明确诊断。自发荧光对病灶的检测敏感,强自发荧光可能由视网膜内空腔引起。OCT 可见瘤体累及视网膜表浅层次,具有高反射的特征,虫蚀状外观有助于诊断。

　　图点评 2:由于视网膜星形细胞错构瘤常无自觉症状,且较少累及中心凹,因此,眼底检查于视网膜浅层见到局灶灰黄色隆起灶或边界清楚的黄白色闪亮球形病灶时,应考虑到该病,建议行无创性的 OCT 及自发荧光检查,以明确诊断。

● 治疗建议

　　大多数视网膜星形细胞错构瘤位于黄斑中心凹外,体积小且病灶稳定,可定期随访观察。当病灶进行性增大并伴发视网膜积液时,可采取激光光凝瘤体或抗 VEGF 等干预手段。

(苏永悦　文　峰)

第二节　视网膜毛细血管瘤

● 视网膜毛细血管瘤(retinal capillary hemangioma,RCH)也称为视网膜血管母细胞瘤,是由增生的视网膜血管内皮细胞和血管腔构成的良性血管性肿瘤,可以表现为孤立性视网膜血管瘤,亦可为常染色体显性遗传性疾病 von Hippel-Lindau disease(VHL 病)的组成部分。瘤体病灶多发于颞侧中周部视网膜,多见于 10~30 岁年龄段,可孤立或多发性出现于单眼或双眼视网膜,其中约 50% 的患者属于 VHL 病。

● 根据视网膜毛细血管瘤瘤体位置可分为周边型、视盘旁型。根据病变的生长方式可分为内生型、外生型、无蒂型。

● 病变早期患者多无特殊症状,随着瘤体增大,可出现视网膜渗出、视网膜脱离、增生性玻璃体视网膜病变等改变,并伴有视力下降、视物变形等症状。

● RCH 早期仅表现为细小密集成团的毛细血管扩张,后逐渐形成典型的橘红色血管瘤,表现为细密的毛细血管团与其滋养动脉和回流静脉相互吻合。FFA 造影可准确显示瘤体的位置、大小、病灶的渗漏情况，并可辨别滋养动脉与回流静脉，对 RCH 的诊断及鉴别诊断有重要价值。RCH 造影早期滋养动脉即可迅速充盈，其后瘤体内血管团瞬间充盈，并见明显的回流静脉，病灶可逐渐有荧光素渗漏（图 6-2-1）。

● Lane 等学者根据病变进程将 RCH 分为 5 期：Ⅰ期可见微小的血管瘤但无明显的滋养血管；Ⅱ期表现为鲜红色结节状血管瘤及粗大迂曲的滋养血管，伴瘤体周围视网膜渗出；Ⅲ期表现为病变在Ⅱ期基础上形成局限性渗出性视网膜脱离；Ⅳ期病灶表现为在Ⅱ、Ⅲ期病变基础上发生玻璃体视网膜纤维增生致继发性视网膜脱离；Ⅴ期在发生视网膜脱离的基础上出现白内障、青光眼等并发症。

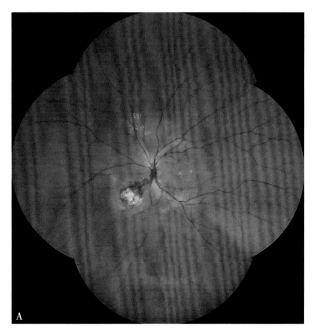

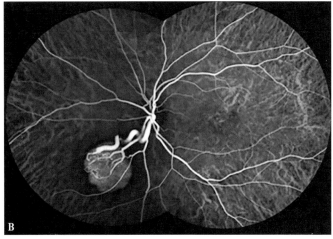
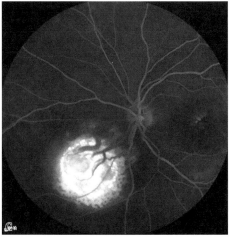

图 6-2-1　视网膜毛细血管瘤的广角眼底照相、ICGA 及 FFA 图像

患者，男，44 岁，左眼视力下降半年余，否认既往眼病史；眼部检查：VOD 1.0，VOS 0.1，双眼前节检查未见明显异常；A. 左眼广角眼底照相可见视盘鼻下视网膜动静脉迂曲扩张，与团状橘红色视网膜毛细血管瘤病灶相连，病灶周围可见大片视网膜浅脱离累及黄斑，其内散在黄白色渗出；B. 左眼 ICGA 拼图示视盘鼻下直径约 4PD 大小团状致密的视网膜血管团性荧光，可见粗大视网膜滋养血管；C. 左眼 FFA 晚期像可见瘤体明显染料渗漏，呈类圆形强荧光，边界欠清，其内视网膜滋养血管呈负影。

　　图点评 1：该患眼视盘鼻下动静脉血管迂曲扩张，与团状橘红色视网膜毛细血管瘤病灶相连。视网膜毛细血管瘤应注意与常发生在周边部视网膜的单发的视网膜血管增生性肿瘤相鉴别。后者平均发病年龄较大,无伴颅内或其他系统的血管瘤性病变,表现为边界清楚单发的灰白色或灰黄色视网膜内实性团块伴内部血管增生,其瘤体内的血管相对粗大、密度较稀疏,无法达到视网膜毛细血管瘤的程度,且其滋养血管及引流静脉常无明显扩张。

图点评2:一旦临床确诊视网膜毛细血管瘤,应督促患者进行全身检查(如B超及MRI),以排除颅内及其他器官(如胰腺、肾脏)是否合并存在多发性毛细血管瘤。

● 治疗建议

患者的预后与瘤体的大小、位置及是否伴有视网膜下积液、视网膜前增殖膜等相关,应注意对RCH患者进行VHL病的系统筛查。对于瘤体<5mm,且不伴有视网膜下积液等其他症状的患者可进行密切随访观察。对于瘤体较大且已威胁视功能的患者可采用视网膜激光光凝、冷冻疗法、光动力治疗、放疗及手术等方法。近年来,随着抗VEGF药物的临床应用,有研究表明,抗VEGF药物可减小RCH瘤体体积、减轻部分RCH并发症,有助于稳定患者视力。也有研究认为,对体积较大的RCH病灶在冷冻或激光光凝前使用抗VEGF药物预处理,有助于预防黄斑区视网膜下液的发生。

(杨蕤郡 张雄泽 文 峰)

第三节 视网膜母细胞瘤

● 视网膜母细胞瘤(retinoblastoma,RB)是婴幼儿最常见的眼内恶性肿瘤,占婴幼儿恶性肿瘤的2%~4%,约70%确诊患儿小于2岁。RB不仅影响眼球结构和视功能,甚至危及生命。*RB1*等位基因突变或缺失是RB的发病基础,故可根据病因将RB分为遗传性和非遗传性。遗传性RB约占40%,由生殖细胞基因突变所致,基因突变存在于患者的所有体细胞中,往往起病较早。非遗传性RB约占60%,由视网膜细胞基因突变所引起,其余体细胞基因正常,起病较晚。

● 由于RB患者年龄较小,难以主诉自身病情,故常因眼外观异常被家长发现而就诊。最常见的临床表现为白瞳征(瞳孔区发白、发黄或灯光下黄白反光),其次为斜视,少数因患儿反复眼红、用手揉眼或体检发现患儿视力下降而就诊。

● RB根据肿瘤生长方式可将其分为内生型、外生型、混合生长型、弥漫生长型及苔藓生长型,其中以混合生长型最常见。内生型肿瘤起源于视网膜内核层,向玻璃体内生长,可引起玻璃体混浊。外生型肿瘤起源于视网膜外核层,沿视网膜下间隙及脉络膜方向生长,在视网膜下形成肿块,可引起视网膜脱离。眼底检查可见单个或多个视网膜内黄白色瘤样隆起病灶,肿瘤病灶进展可引起玻璃体积血、虹膜新生血管、前房假性积脓、继发性青光眼、角膜变性等相关眼部并发症。

● RB在眼部B超上主要表现为起自眼底的实性光团(肿块型)或眼底光带不均匀增厚呈波浪形(弥漫型)。彩色多普勒血流显像可发现瘤体内有与视网膜血管相延续的彩色血流。病灶在MRI上呈眼球后部不均匀低信号。广角眼底照相上表现为后极部或周边部的团块状隆起,可孤立或病灶相连,呈黄白色(图6-3-1)或灰白色,表现为向视网膜下或玻璃体内生长趋势,部分可见灰白色钙化、坏死征,同时部分可见肿瘤侵入玻璃体、视神经及颅脑。这些影像学表现结合患儿病史有助于将其与其他多种白瞳征进行鉴别,如早产儿视网膜病变、先天性白内障、Coats病、永存原始玻璃体增生症及眼内炎等。

● RB的基因检测在临床上具有重要意义,可为患者治疗方式的选择、随访时间及频率、预后评估等提供强有力的证据。

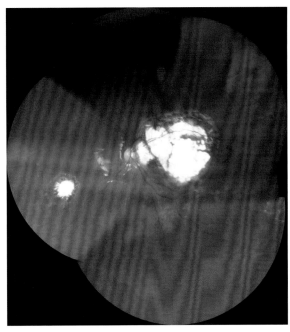

图 6-3-1 RB 患儿的左眼广角眼底照相
这是一位 3 岁男性患儿的左眼广角眼底照相，可见后极部直径约 10PD 大小类圆形隆起，呈黄白色，累及黄斑中心凹及视盘颞侧边缘，病灶上方可见视网膜血管爬行，上方及周缘可见大片色素沉积，视盘鼻下方中周部视网膜可见直径约为 1PD 的黄白色卫星病灶。

图点评 1：广角真彩影像可同时呈现该患儿后极部的黄白色视网膜母细胞瘤病灶及周边部卫星病灶，该患者肿瘤累及黄斑区及视盘，提示视力预后不良。既往由于患儿不配合检查，且缺乏清晰直观的检查手段，以致难以发现早期的肿瘤病灶。广角真彩影像可清晰成像周边视网膜，对 RB 患儿的早发现、早诊断、早干预有重要价值。

图点评 2：随着临床治疗水平的不断提高，RB 治疗的目标从单纯挽救转向提高患儿的生存质量，即最大可能地保留眼球和视功能。采用多模式眼底影像精准对肿瘤进行定位、范围大小的评估、治疗后随访等，以及对于明确 RB 的国际分期（international classification of retinoblastoma，ICRB）、指导治疗方式和判断预后都有重要意义。

● 治疗建议

RB 目前的治疗手段包括局部治疗、手术治疗、化学治疗、基因治疗与眼球摘除。局部治疗包括经瞳孔温热疗法、激光治疗、冷冻疗法、巩膜敷贴放射治疗等，一般用于体积较小或国际分期为 A 期、B 期的早期瘤体。化学治疗包括全身静脉化学治疗（IVC）、动脉介入化学治疗（IAC）及玻璃体腔注射化学治疗。化学治疗目前仍为眼内期肿瘤的一线治疗方案。

（蒲家欣　文　峰）

第四节　视网膜海绵状血管瘤

- 视网膜海绵状血管瘤（retinal cavernous hemangioma）是一种罕见的良性视网膜血管性肿瘤，可伴有皮肤和中枢神经系统受累。大多为散发病例，也可为常染色体显性遗传。
- 好发于青年人，一般单眼发病。常无眼部自觉症状，约 18% 的患者因黄斑区受累而视力下降。约 6% 的患者出现中枢神经系统受累相关的症状，如头痛、短暂视觉障碍或癫痫发作等。
- 眼底检查或眼底照相可见红色或紫蓝色葡萄状外观的无蒂薄壁血管瘤，稍突出于视网膜表面，不伴有滋养血管,瘤体表面常伴白色纤维胶质组织。一般无脂质渗出,极少见玻璃体积血。

● 眼底血管造影见海绵状血管瘤体与视网膜循环系统相对独立,瘤体染料充盈速度较慢,且不完全,晚期出现特征性囊腔内上方血浆内染料积存,下方沉淀的血细胞遮挡荧光(帽状荧光),造影期间常无染料渗漏(图6-4-1)。

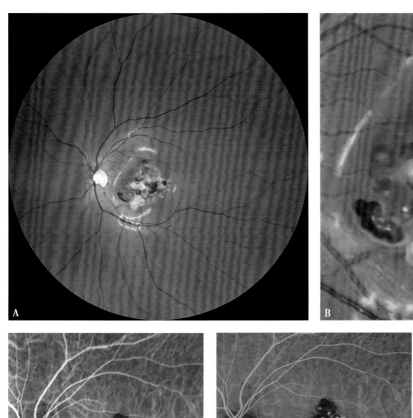
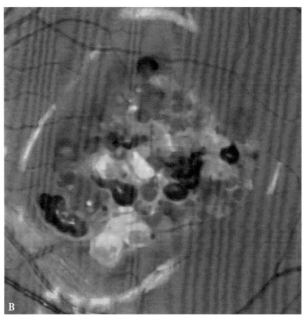
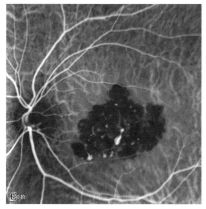
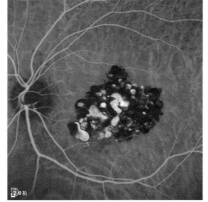
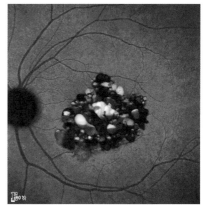

图 6-4-1 左眼视网膜海绵状血管瘤广角眼底照相及 ICGA 图像

患儿,男,13岁,左眼自幼视力差,既往体健。眼部检查:VOD 1.0, VOS 0.05,眼前节检查未见明显异常;A. 左眼广角眼底照相显示黄斑区紫蓝色葡萄状外观的薄壁血管瘤,轻突出于视网膜表面,不伴有滋养血管;B. 放大后见瘤体部分表面覆有白色纤维胶质组织,无脂质渗出,患者因对荧光素钠过敏,仅行 ICGA 检查;C. ICGA 0 分 21 秒见瘤体内血管开始充盈;D. 瘤体充盈速度缓慢,ICGA 3 分 01 秒尚未完全充盈;E. ICGA 晚期 36 分 27 秒见瘤体囊腔内上方血浆内 ICG 积存呈强荧光,下方沉淀的血细胞遮挡荧光呈特征性帽状荧光表现,造影期间未见染料渗漏。

图点评 1:视网膜海绵状血管瘤具有易于识别的眼底特征,如本患眼广角眼底照相所呈现的不伴滋养血管、无明显脂质渗出、轻度隆起薄壁扩张的紫蓝色葡萄状血管瘤。根据视网膜海绵状血管瘤的眼底特征表现,可与 Coats 病、von Hippel-Lindau 病等鉴别。此外,约 70% 以上视网膜海绵状血管瘤发生在周边视网膜,约 13% 的患者出现黄斑区受累,广角眼底照相有助于早期筛查出无症状的中周部视网膜海绵状血管瘤。

图点评 2:视网膜海绵状血管瘤因其瘤体血管内皮发育相对完整,一般不发生水肿和渗出,其特征性"帽状荧光"在 FFA 及 ICGA 均可呈现,但 FFA 更明显。

● 治疗建议

视网膜海绵状血管瘤是一种非进展性疾病,大多数情况下定期观察,不需治疗。罕见并发视网膜出血或玻璃体积血的患者,可考虑采用促进出血吸收的药物或对肿瘤试行激光、光动力疗法(PDT)、经瞳孔温热疗法或玻璃体手术等治疗。

(苏永悦 文 峰)

第五节 视网膜血管增生性肿瘤

● 视网膜血管增生性肿瘤(vasoproliferative tumor,VPT)是一种主要由神经胶质细胞和血管增生所形成的良性肿瘤。无性别偏好,可出现在任何年龄,常于40~60岁之间被检测到,多单眼发病。

● VPT分为原发性(特发性)和继发性。约80%为原发性(图6-5-1、图6-5-2),其他20%继发于视网膜色素变性(图6-5-3)、扁平部睫状体炎等。继发性VPT较原发性更常具有双侧性及多灶性表现。VPT与von Hippel-Lindau病无关。

● 眼底检查或眼底照相可见VPT多位于周边部视网膜的颞下象限,呈黄红色、边界欠清的视网膜肿块,伴有扩张的滋养动脉和引流静脉,常合并渗出、视网膜下液、黄斑水肿、玻璃体积血、视网膜前膜及牵拉性视网膜脱离等,可导致患者不同程度的视力下降。

● 眼底血管造影早期,瘤体内丰富的网络状毛细血管迅速充盈,迂曲扩张的滋养血管吻入瘤体,造影后期瘤体染料渗漏呈强荧光,边界欠清。

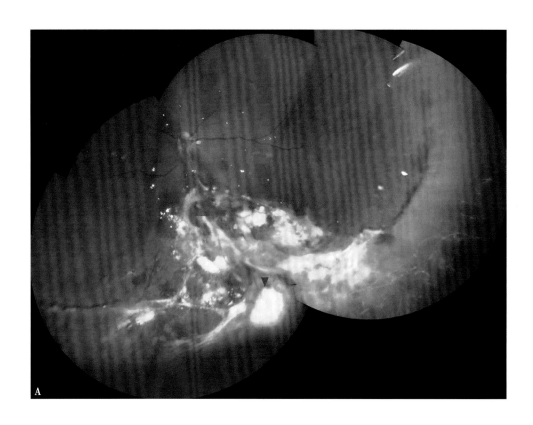

A

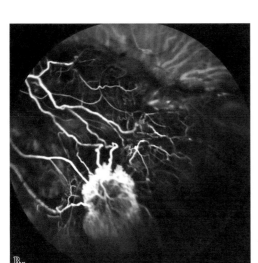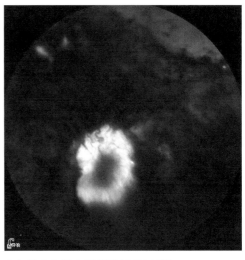

图 6-5-1　左眼视网膜血管增生性肿瘤患者广角眼底照相及 ICGA 图像

患者，女，42 岁，左眼视力下降伴眼前黑影飘动 3 月余，既往体健，有荧光素钠过敏史，否认眼部手术史、外伤史、眼遗传病史；眼部检查：VOD 1.0，VOS 0.1；眼压：右眼 13mmHg，左眼 12mmHg；眼前节检查未见明显异常，眼后节检查左眼玻璃体可见散在金褐色折光颗粒，少量玻璃体积血；A. 左眼广角眼底照相显示病灶位于颞下中周部，呈 2PD×2PD 大小的黄红色隆起肿物（红色箭头示），边界模糊，其周围有大量渗出及散在斑片状视网膜出血，较广泛的视网膜前增殖已累及后极部，伴黄斑水肿；患者因对荧光素钠过敏，仅行 ICGA 检查；B. 左眼 ICGA 2 分 14 秒可见瘤体富含大量毛细血管，数支视网膜滋养血管吻入瘤体内；C. ICGA 37 分 26 秒，瘤体内染料积存。

图点评 1：VPT 大多位于锯齿缘附近的周边眼底，因瘤体发生位置偏远，边界模糊，以及与背景眼底颜色相似，导致 VPT 在常规眼底检查中常难以被发现，广角眼底照相可帮助瘤体的识别，并显示瘤体引起的多种并发症。本例患眼广角眼底照相中可见散在大量的渗出、视网膜出血和大片视网膜前增殖，玻璃体内漂浮的金色颗粒为胆固醇结晶。

图点评 2：虽然 VPT 是一种良性肿瘤，但它可以产生与肿瘤的远程效应相关的严重视力丧失。研究表明，VPT 并发症可导致 18% 的患眼视力为 0.1 或更差，71% 的患眼并发视网膜渗出，32% 的患眼存在黄斑水肿，20% 的患眼发生视网膜增殖。因此，VPT 需要早期诊断及早期治疗，以避免严重并发症的发生。

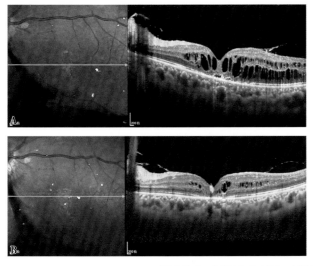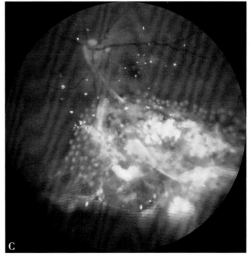

图 6-5-2　与图 6-5-1 同一 VPT 患眼治疗前后对比

A. 治疗前黄斑区 OCT 示明显的黄斑囊样水肿；B. 经抗 VEGF 及视网膜激光光凝后，黄斑区同一位置 OCT 扫描示黄斑水肿明显消退，患者自觉视力明显改善；C. 广角眼底照相示病灶周围激光包绕，并发的视网膜出血、水肿及渗出明显吸收。

图点评1：该患眼经抗VEGF联合病灶局部激光光凝治疗后黄斑水肿明显消退。这表明采用抗VEGF联合病灶局部激光光凝，可能有助于阻断VPT的血管供应，并可缓解VPT并发的水肿、渗出和出血。

图点评2：无论是原发性还是继发性VPT，通常发生于周边部视网膜，尤其是颞下象限，早期不易发现，但常会导致继发性黄斑前膜的形成。因此，对发生于中青年患者的黄斑前膜，需要仔细排查周边视网膜是否存在VPT。

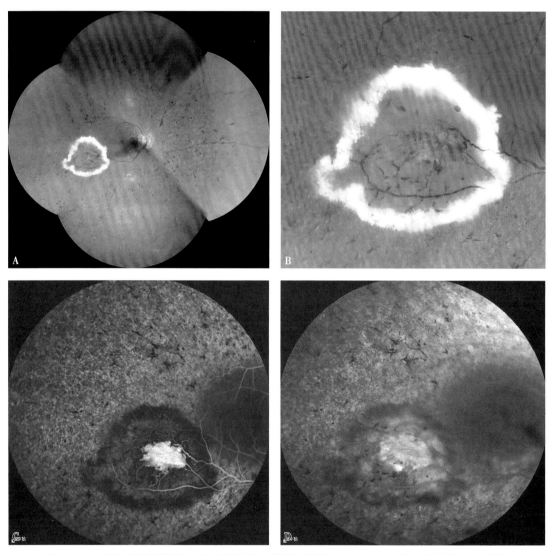

图6-5-3 继发于视网膜色素变性的视网膜血管增生性肿瘤患者的广角眼底照相及FFA图像

患者，男，31岁，双眼视野缩窄伴夜盲5年余，既往体健，否认家族遗传病史；眼部检查：VOD 0.8，VOS 0.6；双眼前节检查未见明显异常；A. 右眼广角眼底照相示后极部及中周部视网膜弥漫性青灰色改变，伴骨细胞样色素沉着，黄斑区颞下方可见约1.5PD大小粉红色肿物，伴周围环状渗出；B. 局部放大图可见肿瘤富含毛细血管，数条滋养血管深入其中；C. 右眼FFA 0分48秒见肿瘤内大量异常毛细血管网团；D. FFA后期19分55秒见瘤体染料渗漏，边界欠清，患者左眼眼底检查见与右眼对称的后极部及中周部视网膜弥漫性青灰色改变，伴骨细胞样色素沉着，但未见视网膜血管增生性肿瘤。

图点评 1：广角眼底照相可同时清晰显示视网膜弥漫性色素上皮变性及富含细小毛细血管的瘤体细节。在继发性 VPT 患眼中，视网膜色素变性最为常见，占 22%，其他还有继发于睫状体扁平部炎（21%）、Costs 病（16%）、视网膜脱离修复术后（12%）等。

图点评 2：视网膜色素变性发生 VPT 的病理生理尚不明确，可能与该疾病进展过程中的视网膜血管衰减继发慢性视网膜缺血、视网膜血管功能不全及 RPE 慢性损伤有关。有学者推测视网膜色素变性的疾病过程可能促进了色素上皮和血管增生，其继发的 VPT 可能是色素上皮增生或反应性胶质增生血管化表达的结果。

● 治疗建议

VPT 的治疗尚未有共识。对没有明显视力威胁的小的周边 VPT 病变可定期观察，当有进展迹象或出现视网膜脱离、黄斑水肿等相关并发症时，需要进行一种或多种治疗。已用于 VPT 的治疗方式包括激光光凝术、经瞳孔温热疗法、光动力疗法、抗 VEGF、冷冻疗法、巩膜放射敷贴器治疗，以及在牵拉性视网膜脱离、玻璃体积血等情况下选择玻璃体手术。

（苏永悦　文　峰）

第六节　视网膜和视网膜色素上皮联合错构瘤

● 视网膜和视网膜色素上皮联合错构瘤（combined hamartoma of the retina and retinal pigment epithelium，CHRRPE）是一种罕见的先天或发育性良性眼底肿物。CHRRPE 包含增生紊乱的神经胶质细胞、血管组织和视网膜色素上皮细胞。部分患者可出现系统性合并症，如神经纤维瘤病等。

● 患者常于青少年期发病，多累及单眼。病变早期，瘤体胶质细胞增殖主要影响视网膜内层。随着时间推移，瘤体延伸至视网膜外层，包括外丛状层、外界膜及视网膜色素上皮，同时影响视网膜血管和神经元成分。

● 最常见的症状为无痛性视力下降，其次为斜视，还有一些患者无自觉症状，在常规查体时发现。部分患眼可继发 CNV，进一步损害其视功能。

● 眼底检查或眼底照相可见 CHRRPE 通常位于视盘和黄斑周围（77%），呈炭灰色轻度隆起，病灶表面视网膜血管迂曲，伴不同程度的色素增生和视网膜前增殖膜（图 6-6-1）。

● CHRRPE 可合并黄斑水肿（14%）、视网膜渗出（8%）、CNV（6%）、视网膜脱离（4%）、黄斑裂孔（4%）、玻璃体积血（4%）等。

● OCT 可见视网膜增厚及各层次结构紊乱、病灶区视网膜前纤维化、视网膜锯齿状改变、变性囊腔、光感受器不规则增厚及 RPE 局灶隆起等表现。

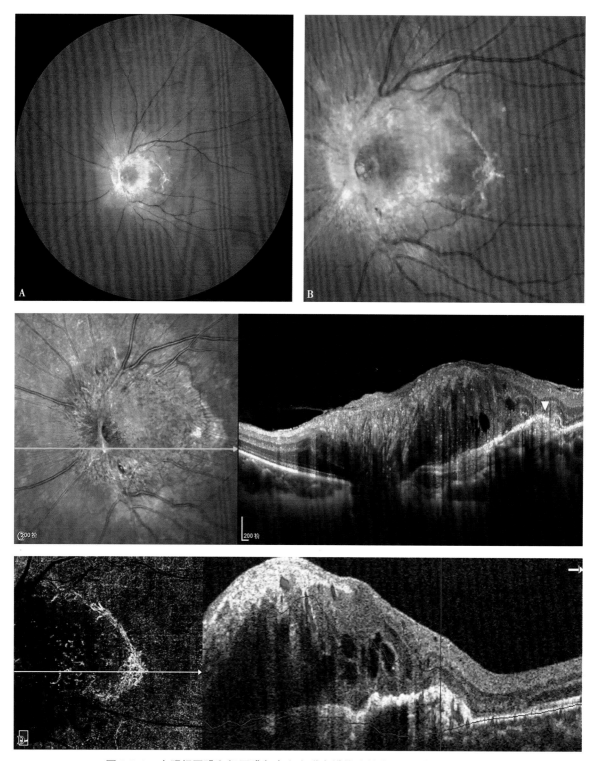

图 6-6-1 左眼视网膜和视网膜色素上皮联合错构瘤并发 CNV 的多模式影像

患者，男，31 岁，左眼视物变形 2 年，加重 1 月余，既往体健，否认眼部手术史、外伤史、眼遗传病史；眼部检查：VOD 1.0，VOS 0.05；眼压：右眼 11.3mmHg，左眼 13mmHg。眼前节检查未见明显异常；A. 左眼广角眼底照相可见视盘与黄斑及周围区域灰黄色轻隆起灶，边缘模糊，视网膜前增殖膜牵拉黄斑区血管扭曲变形，伴灰黑色的色素增生；B. 局部放大图见黄斑区水肿伴散在黄白色渗出；C. OCT 见视网膜前增殖、视网膜内层折叠、各层次结构不清、视网膜内囊腔及突破视网膜色素上皮层的 CNV 性中高反射（黄色箭头示）；D. OCTA 外层视网膜 en face 图像显示脉络膜新生血管网，OCTA B 扫描中见相对应的异常血流信号，证实 CHRRPE 并发 CNV。

图点评1：根据病灶的位置、颜色、边缘和累及层次特点，可在一定程度上将CHRRPE与其他累及视盘及周围的类似病变，如视盘色素细胞瘤、视网膜前膜、脉络膜黑色素瘤、视网膜母细胞瘤等进行初步鉴别。

图点评2：根据CHRRPE发生位置和特征不同，可对CHRRPE进行分区分级，以指导治疗及随访方案的选择。①根据病变部位分为3区：1区即黄斑和视盘周围（以视神经和黄斑为中心，从视盘和中心凹处延伸1.5mm），2区累及中周部（1区到赤道），3区在周边部（赤道之前）。②根据眼底解剖特征分为3级：1级视网膜未受到牵拉，2级发生了视网膜牵拉或视网膜劈裂，3级出现视网膜脱离。③根据OCT累及的解剖层次分3类：A类仅累及视网膜前，B类部分视网膜受累，C类完全累及视网膜和RPE。1级及2级的病灶可定期观察评估进展，3级的患眼需手术干预。根据广角眼底照相可判断本患眼病灶属于1区2级，OCT及OCTA证实继发了CNV。

● 治疗建议

对位于黄斑及视盘区域的CHRRPE，须谨慎评估视力预后。玻璃体切除术联合视网膜前膜剥离可以解除视网膜牵拉扭曲，使部分患者的视功能得到改善。手术适应证及手术时机的选择尚未有共识或标准。对出现牵拉性视网膜脱离者可考虑手术干预治疗。未出现视网膜牵拉，已出现视网膜牵拉或劈裂但视力较稳定的CHRRPE者，可定期观察评估。视网膜前膜增殖明显的儿童可考虑早期手术治疗防止弱视的发生。对继发CNV的患眼行抗VEGF治疗可取得较好的效果。

（苏永悦　文　峰）

第七节　先天性视网膜色素上皮肥大

● 先天性视网膜色素上皮肥大（congenital hypertrophy of the retinal pigment epithelium，CHRPE）是一种起源于视网膜色素上皮的扁平状色素沉着良性病变。

● CHRPE患者多单眼发病，通常于眼底检查时偶然发现，可表现为单个孤立或多个成群的病灶，病灶一般不进展，若未累及黄斑区，视功能常无明显影响。

● 孤立型CHRPE为局限性的视网膜色素上皮增厚，多呈淡灰青色至黑色的圆形斑块，色素斑内色素可稀密不匀，外缘可围绕"光环"样脱色素晕圈。色素斑可位于视盘附近或周边部眼底（图6-7-1、图6-7-2）。

● 群集型CHRPE表现为多个群簇性、边界清晰的平坦病灶，尺寸较孤立型小，病灶斑点大小不等，成群成组排列如"兽迹状"。通常没有光环样或间隙样的脱色素区。病灶可以是色素性或无色素性（图6-7-3）。

● 孤立型或群集型CHRPE的FFA表现为与色素斑大小和范围一致的荧光遮蔽区，其表面或周围可见脱色素灶所致的斑点状透见荧光。

● OCT上CHRPE的色素沉着部分表现为不规则增厚的扁平RPE层，脱色素斑呈RPE层萎缩或缺失。

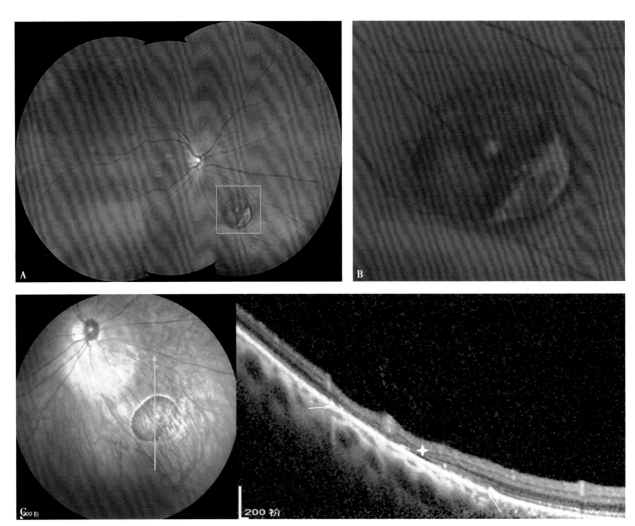

图 6-7-1　孤立型 CHRPE 患者广角眼底照相与广角 OCT

患者，男，52 岁，体检发现右眼视盘鼻下方圆形病灶；眼部检查：VOD 1.0，VOS 1.0，双眼前节检查未见明显异常；A. 广角真彩眼底成像可见视盘鼻下方一 3PD 大小的黑色圆形色素斑（蓝色方框内），边界清楚，不隆起，其内可见脱色素斑，病灶表面视网膜血管未见明显异常；B. 对应 A 中的病灶区局部放大图；C. 左侧 IR 图示色素斑区域呈低反射，其内脱色素斑为高反射，右侧 OCT 图可见色素斑对应区域 RPE 层增厚、反射增强，外层视网膜结构消失（黄箭示），其下方可见视网膜下空腔（subretinal cleft，白色星号示）。

　　图点评 1：眼底的色素有两个来源，即视网膜色素上皮细胞的色素与脉络膜大黑素细胞和小黑素细胞的色素。CHRPE 是来自视网膜色素上皮细胞的黑色素颗粒增多所导致的色素沉着病变。本例患眼为一例孤立型 CHRPE，广角真彩眼底成像清晰地显示了孤立的圆形色素沉着斑块位于视盘鼻下方周边部视网膜区域。研究表明，69% 的孤立型 CHRPE 病灶位于赤道部及赤道部以前的周边部视网膜，而广角真彩眼底成像具有成像范围大、图像清晰的优势，有助于发现位于周边部的 CHRPE 病灶并进行随访观察。

　　图点评 2：CHRPE 应留意与脉络膜色素痣及脉络膜黑色素瘤进行鉴别，CHRPE 的 OCT 显示色素病变位于 RPE 层及边界清楚为其主要鉴别要点。

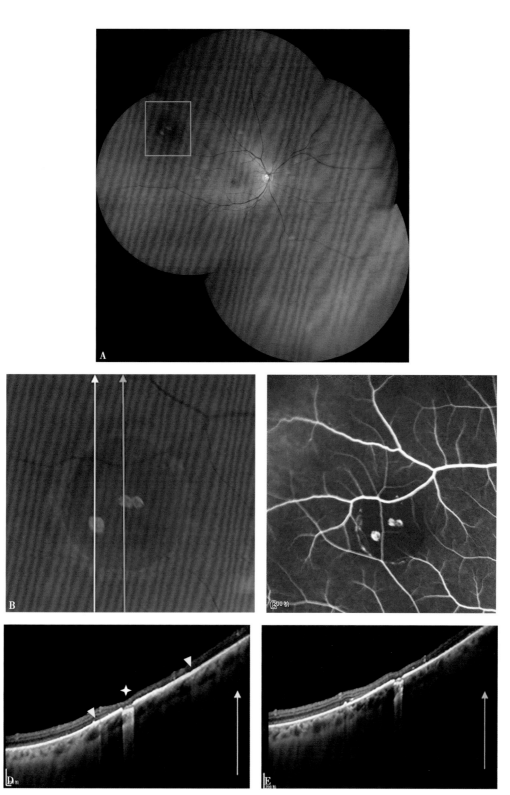

图 6-7-2 孤立型 CHRPE 患者广角眼底照相及多模式眼底影像

患者，女，60 岁，体检发现右眼颞上方中周部圆形病灶；眼部检查：VOU 1.0，双眼前节检查未见明显异常；A. 广角眼底照相可见颞上方中周部视网膜 2.5PD 大小的黑色圆形色素斑（蓝色方框内），境界清，不隆起，其内可见脱色素斑，病灶表面视网膜血管未见明显异常；B. A 中的病灶区局部放大图，圆形色素斑内可见黄白色脱色素病灶，色素斑边缘围绕"光环"样脱色素晕；C. FFA 见与色素斑大小和范围一致的荧光遮蔽区，其内可见斑点状透见荧光，对应眼底照相中的脱色素部位；D、E. OCT 可见色素沉积灶对应区域 RPE 层增厚、反射增强（黄色三角示）、脱色素部位 RPE 及外层视网膜结构萎缩、缺失（白色星号示）。

图点评 1：OCT 中色素斑对应区域的 RPE 层增厚，但外层视网膜变薄及光感受器细胞丢失是 CHRPE 的特征之一。外层视网膜变薄通常起于视网膜外核层，偶尔会伴有视网膜下腔隙形成。CHRPE 一般不累及脉络膜，脉络膜厚度亦正常。

图点评 2：OCT 上 CHRPE 的色素沉着部分表现为扁平 RPE 的不规则增厚，脱色素部位呈 RPE 层萎缩或缺失。FFA 表现为与色素斑大小和范围一致的荧光遮蔽区，无荧光素渗漏，附近若有斑点脱色素或色素稀疏病灶，可呈斑点状透见荧光。

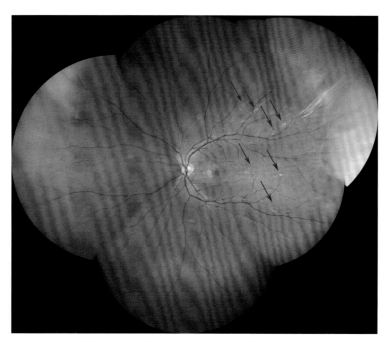

图 6-7-3　群集型 CHRPE 患者广角眼底照相

患者，女，57 岁，双眼视力下降 1 个月；眼部检查：VOD FC/50cm，VOS 0.6；双眼前节检查未见明显异常；左眼广角真彩眼底成像可见视网膜中周部无色素性 RPE 增殖，呈小点状、群簇样排列分布，病灶表面视网膜血管未见明显异常。

图点评 1：群集型 CHRPE 病灶可以为无色素性，本例患者为一例以双眼老年性黄斑变性首诊，在广角真彩眼底成像检查下发现周边部视网膜病灶而诊断为左眼群集型 CHRPE。

图点评 2：尽管位于周边部的 CHRPE 一般不影响视力，但有研究显示，CHRPE 与家族性腺瘤性息肉病（familial adenomatous polyposis，FAP）相关，是 FAP 最早期的肠外表现。广角真彩眼底成像有助于早期发现周边部 CHRPE 病灶，提示患者须进行排查相关 FAP 风险。既往研究显示，以 CHRPE 作为 FAP 筛查替代指标的灵敏度范围在 72.88%～96.9%。与 FAP 相关的 CHRPE 表现为：双侧发生，出现于多个象限，呈豌豆状，边界不规则。识别与 FAP 相关的 CHRPE 表现有助于早期发现并治疗携带 FAP 基因的患者，以降低患癌风险。

● 治疗建议

CHRPE 属良性病变，无需特殊治疗，定期随诊观察即可。对于具有与家族性腺瘤性息肉病相关的 CHRPE 眼底表现患者，应注意询问其家族史，必要时建议其行 FAP 相关基因检测。

（张怡宁　文　峰）

第八节　脉 络 膜 痣

- 脉络膜痣(choroidal nevus)是一种来源于脉络膜组织不典型的良性黑素细胞局限聚集形成的良性肿瘤,一般情况下主要累及外层脉络膜,脉络膜毛细血管通常不受累。脉络膜痣在小儿中罕见,青春期逐渐增多。

- 常于偶然眼底检查时发现,一般无症状,少数因继发 CNV 和视网膜下液而致视力下降、视野缺损等,极少数有转化为恶性脉络膜黑色素瘤的风险。

- 眼底表现为扁平或轻度隆起的棕色或黑色病变,边界清晰(图 6-8-1),约 90% 位于赤道部后,在各象限分布相对一致。基底直径一般为 0.5~10.0mm,高度一般不超过 2mm。脉络膜痣表面可散在玻璃疣。

- 直径>10.0mm 的巨大脉络膜痣,发病率约 8%,常易被误诊为脉络膜黑色素瘤。巨大脉络膜痣有进展为脉络膜黑色素瘤的风险,1 年、5 年、10 年发生恶变率分别为 1.2%、5.8%、13.9%;此外,当脉络膜痣靠近中心凹及超声检查有空洞信号时,其恶变率增加。

- 有学者根据临床表现将脉络膜痣分为:色素型、无色素型、混合型,其中色素型最常见。

- 按病理特征分类:圆形或椭圆形痣细胞型、梭形痣细胞型、纺锤形或树枝状痣细胞型、气球样痣细胞型、细胞无异型。

- 眼底血管造影表现:FFA 显示脉络膜痣在造影期间表现为边界清晰的遮蔽荧光。如果痣位于脉络膜深层,可呈正常荧光。ICGA 于造影期间为边界清晰的类圆形弱荧光(图 6-8-2),范围边界显示比 FFA 更清楚。

- B超表现:与脉络膜黑色素瘤常见的"挖空征"不同,脉络膜痣的反射信号较脉络膜黑色素瘤强。

- 2021 年有学者提出 MOLES 评分,纳入评分的特性包括:出现"蘑菇"样形状(mushroom shape)、橘色色素(orange pigment)、病灶大小(large tumor size)、随访过程中病灶是否扩大(enlarging tumor)、是否存在视网膜下液(subretinal fluid)(图 6-8-3)。不明显计分为 0、明显计分为 2,介于两者之间计分为 1。总分 0 为普通痣,1 为低风险痣,2 为高风险痣,>3 为可疑脉络膜黑色素瘤。评分细则见表 6-8-1。

- 广角眼底照相有助于周边部脉络膜痣的识别,并且对于不同恶变风险的脉络膜痣病灶能较好地随访观察。

表 6-8-1　MOLES 评分细则

评分特性	0	1	2
"蘑菇"形状	无	初期 (RPE 在肿瘤上的侵蚀,可能伴有肿瘤隆起)	显著 (有明确的凸起)
橘色色素	无	不显著	融合
大小	小 (直径<3DD,厚度<1mm)	两者之间 (直径 3~4DD,厚度 1~2mm)	大 (直径>4DD,厚度>2mm)
扩大	无	不确定	确定 (每年增长>1/3DD)
视网膜下液	无	不显著 (仅凭 OCT 才能检出)	显著 (眼底照相、检眼镜可见)

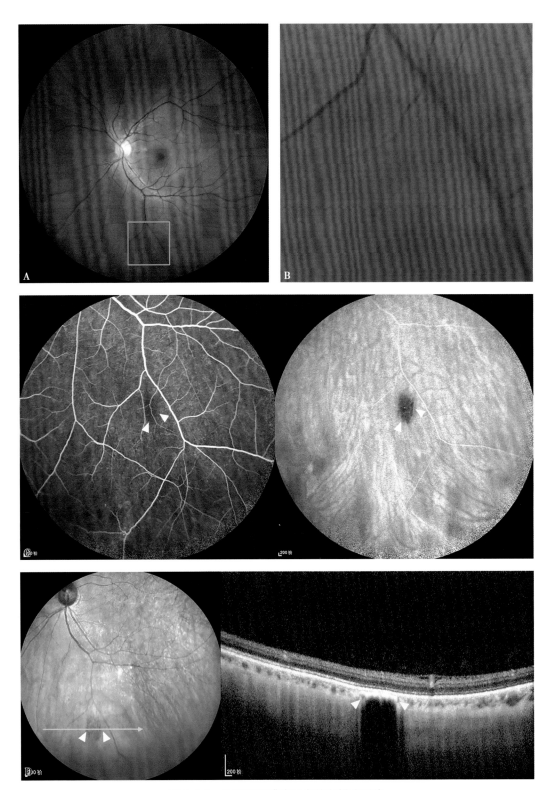

图 6-8-1　左眼脉络膜痣患者的多模式影像

患者，女，49 岁，体检发现左眼类圆形灰黑色病灶；既往体健，否认全身性疾病史、外伤史；眼部检查：VOD 1.0，VOS 1.0；双眼前节检查未见明显异常；A. 广角眼底照相，左眼下方中周部边界清晰的扁平灰黑色病灶（蓝色方框内）；B. A 图中扁平灰黑色病灶的局部放大图；C. 右图 FFA 08 分 08 秒于左眼下方中周部隐约可见灰黑色病灶（黄色箭头示）；左图 ICGA 12 分 20 秒于左眼下方中周部可见类圆形的灰黑色病灶，边界清晰（黄色箭头示）；D. OCT 示类圆形脉络膜病灶部位呈高反射伴其后方阴影（黄色箭头示）。

图点评 1：传统眼底照相多为 45°/60° 拍摄视角，既往发现的脉络膜痣在视盘周缘发病率较高，但应用广角眼底成像有助于发现更周边的脉络膜痣及其他并发病变。

图点评 2：脉络膜痣应注意与先天性 RPE 肥大、RPE 色素增生及脉络膜黑色素瘤进行鉴别。脉络膜痣在生长发育过程中逐渐获得色素，出生时并不明显，病灶周围常无环绕的脱色素区，亦少并发视网膜脉络膜萎缩，但脉络膜痣表面常散在玻璃疣。先天性 RPE 肥大为局限性的 RPE 增厚，其色素斑内色素可稀密不匀，外缘常有脱色素晕圈。RPE 色素增生常有外伤或眼内炎症病史，病灶呈深黑色，多合并病变部位胶质增生与原发疾病改变。相较于脉络膜黑色素瘤，脉络膜痣隆起度不高，一般<2mm，且较少并发渗出性视网膜脱离。

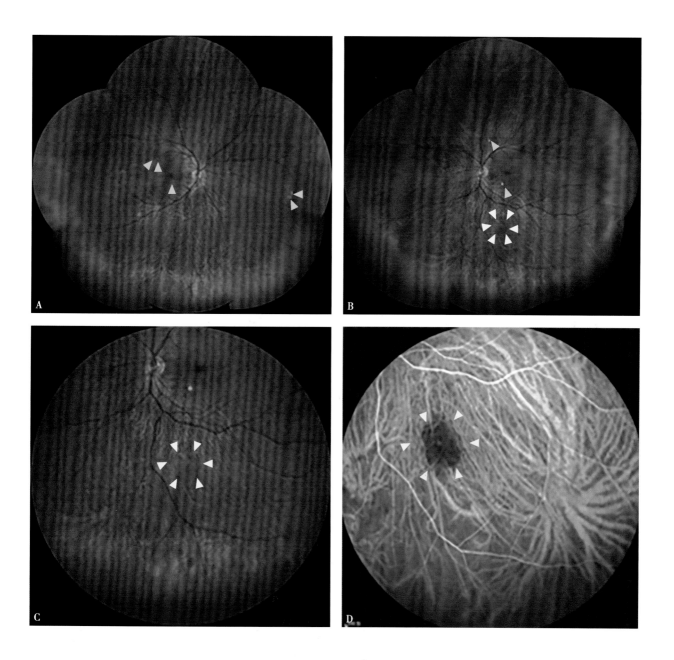

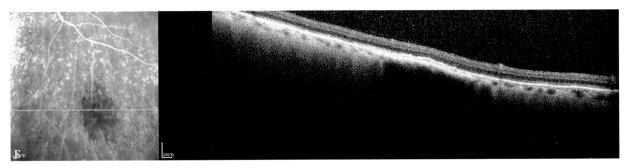

图 6-8-2　双眼干性 AMD，左眼并发脉络膜痣患者的多模式影像

患者，男，53 岁，既往体健，否认全身性疾病史、外伤史；眼部检查：VOD 1.0，VOS 1.0；双眼前节检查未见明显异常；A. 广角眼底照相，右眼可见黄斑区及鼻侧远中周部散在点簇状玻璃疣（绿色箭头示）；B. 广角眼底照相，左眼后极部散在点状玻璃疣（绿色箭头示）伴下方中周部边界较清的类圆形扁平灰黑色病灶（黄色箭头示）；C. 广角眼底照相，左眼下方中周部见边界较清的类圆形扁平灰黑色病灶（黄色箭头示）；D. ICGA 早期，左眼下方中周部呈边界清晰的类圆形弱荧光（黄色箭头示）；E. OCT 示类圆形脉络膜病灶部位呈高反射伴其后方阴影。

图点评 1：广角真彩眼底成像可清晰显示脉络膜痣的范围、边界，与 ICGA 显示的病灶大小一致，结合 OCT 上病灶部位呈高反射伴其后方阴影，可以明确该病灶为脉络膜痣。

图点评 2：年龄越大的患者，越容易发生脉络膜痣。因此，常在 AMD 患者行 ICGA 检查时，意外发现中周部同时存在脉络膜痣。

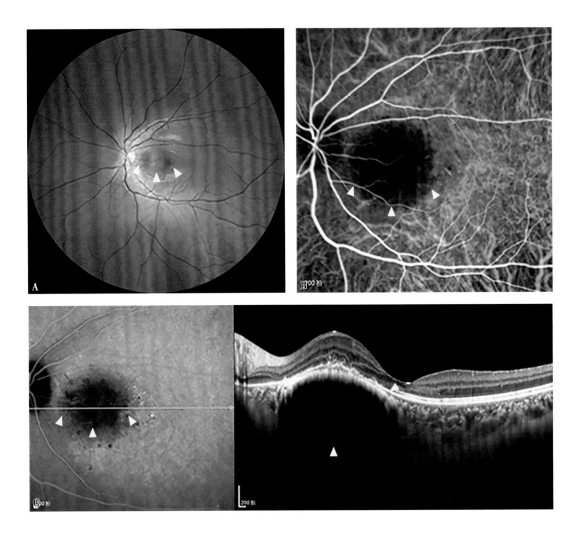

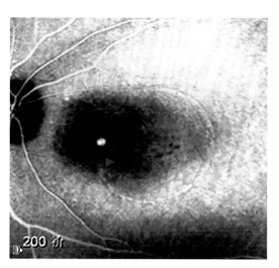

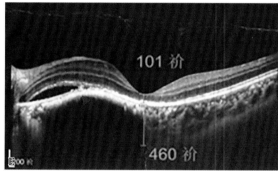
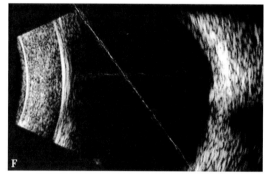

图6-8-3 左眼黄斑区脉络膜痣并发视网膜下液患者的多模式影像

患者，女，32岁，左眼视力下降4年余，否认全身性疾病史、外伤史；眼部检查：VOD 1.2，VOS 0.6；双眼前节检查未见明显异常；A. 广角眼底照相，左眼视盘颞侧见约1.5PD大小视网膜下青灰色病变（黄色箭头示）；B. ICGA早期，病灶呈弱荧光（黄色箭头示）；C. 左侧为ICGA晚期，病灶范围缩小（黄色箭头示），其右侧为OCT图像，可见病灶处脉络膜轻度隆起，后方有明显的遮蔽效应，且见隆起灶压迫脉络膜毛细血管，伴RPE色素脱失及少量视网膜内液及视网膜下液（黄色箭头示）；D. 4年前患者在外院的检查结果显示，左眼ICGA中期病灶内可见墨迹样渗漏灶（红色箭头示），病灶周围可见该处既往神经上皮层浅脱离轮廓（绿色箭头示）；E. D图对应部位OCT，RPE小破口伴视网膜下液（红色箭头示）；F. B超提示病灶高1.7mm，宽2.8mm。

图点评1：广角眼底照相清晰显示了病灶所累及的范围及病灶的颜色。该患者4年前即存在脉络膜痣并发视网膜下液，并予以3次光动力治疗（photodynamic therapy，PDT）治疗。本次检查显示视网膜下液已基本吸收。脉络膜痣合并视网膜下液时需要仔细鉴别是否发生恶变。2009年，Shields等人对2 514例脉络膜痣转化为脉络膜黑色素瘤的病例进行评估，总结出肿瘤厚度≤3mm的小的脉络膜黑色素瘤的危险因素，并将这些特性用英文简称转化为助记符：To Find Small Ocular Melanoma Using Helpful Hints Daily — TFSOMUHHD（每天使用有用的提示寻找小的眼黑色素瘤），当出现这些特性时表明其有发生恶变的可能（表6-8-2）。

图点评2：眼电图（EOG）有助于脉络膜痣与早期脉络膜黑色素瘤的鉴别诊断：脉络膜黑色素瘤的EOG明显异常，而脉络膜痣的EOG表现正常。

表6-8-2 肿瘤厚度≤3mm的小的脉络膜黑色素瘤的危险因素

首字母	记忆	特性	特性	危险比	因素存在时,痣生长为黑色素的病例	因素不存在时,痣生长为黑色素的病例
使用记忆"每天使用有用的提示寻找小的眼黑色素瘤"						
T	To	thickness>2mm	厚度>2mm	2	19%	5%
F	Find	fluid	液体	3	27%	5%
S	Small	symptoms	症状	2	23%	5%
O	Ocular	orange pigment	橘色色素	3	30%	5%
M	Melanoma	margin≤3mm to disc	边缘距视盘≤3mm	2	13%	4%
UH	Using Helpful	ultrasonographic hollowness	超声空洞	3	25%	4%
H	Hints	halo absence	无环	6	7%	2%
D	Daily	drusen absence	无玻璃疣	—	—	—

● 治疗建议

脉络膜痣是良性肿瘤,通常比较稳定,一般不予以治疗。出现上述 TFSOM-DIM 危险因素时,建议每半年至一年复诊一次。当脉络膜痣发生视网膜下液时,PDT 有助于液体吸收及视力改善。当并发 CNV 时,须及时抗 VEGF 治疗。另外,有学者研究发现脉络膜痣可能与肥胖相关,建议减肥及补充维生素 C 以防止恶变。

(何桂琴 文 峰)

第九节 脉络膜骨瘤

● 脉络膜骨瘤(choroidal osteoma,CO)是一种少见的良性脉络膜骨化瘤变,由成熟骨及血管通道组成。多见于年轻健康女性,约 20% 为双侧发生。脉络膜骨瘤发病机制尚不清楚,部分学者认为与眼内炎症、外伤、钙代谢及内分泌激素异常有关。

● 脉络膜骨瘤形成初期患者常无任何临床症状,观察数年后常可见病灶扩大(成骨细胞活动),平均生长率为 0.37mm/ 年。随病情进展,骨瘤脱钙(破骨细胞活动)随之而来,随访 10 年间的骨瘤脱钙率约为 46%,脱钙通常与 RPE 损害和脉络膜毛细血管萎缩同时发生。

● 脉络膜骨瘤脱钙发生后引起的 RPE 和光感受器萎缩、视网膜下液及继发性 CNV 可致患者无痛性视力下降、视物变形以及眼前固定性黑影。

● 眼底检查或眼底照相示视盘周围、黄斑区或其他后极部位视网膜下黄白色至橘红色病灶(图 6-9-1)。脉络膜骨瘤的颜色与钙化程度有关,病灶表面可有不同程度的棕色、橘黄色、黑色色素沉着(图 6-9-2、图 6-9-3)。典型的肿瘤形态多为圆形或椭圆形,有时呈分叶状,边界清晰。骨瘤直径多为 2~22mm,厚度常在 0.5~2.5cm 之间。

● FFA 因骨瘤累及 RPE 和脉络膜毛细血管的程度不同而出现不同表现。若骨瘤表面的 RPE 完好,相应区域的 FFA 可无改变或仅轻度改变。若骨瘤已出现 RPE 损害，FFA 早期可显示斑点状强荧光，后期荧光增强（图 6-9-2、图 6-9-3）。当伴发 CNV 时，出现 CNV 性荧光表现（图 6-9-2）。

● B 超检查示脉络膜骨瘤呈特征性高回声反射（图 6-9-1）。CT 示脉络膜骨瘤为特征性的骨样密度影。

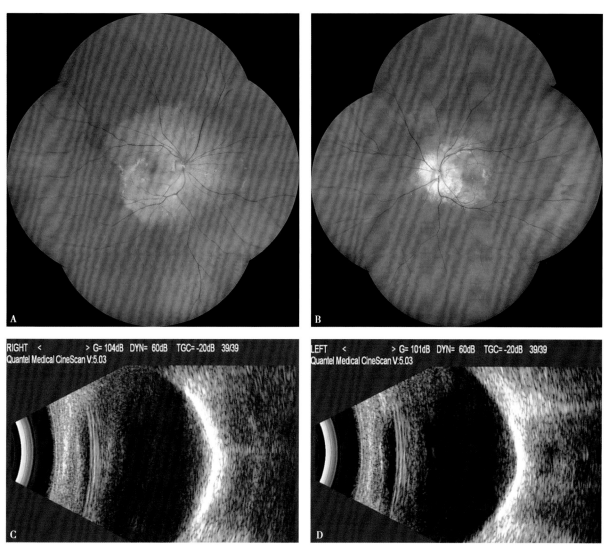

图 6-9-1 双眼脉络膜骨瘤广角眼底照相及 B 超图像

患者，女，31 岁，左眼视力下降 3 周，既往体健，否认全身性疾病史、外伤史、眼遗传病史；眼部检查：VOD 1.0, VOS 0.8；双眼前节检查未见明显异常；A. 右眼广角眼底照相可见后极部及近中周部以视盘为中心的橘红色边界清晰的视网膜下微隆起病灶；B. 左眼广角眼底照相可见，后极部及鼻侧中周部以视盘为中心的边界清晰的椭圆形视网膜下微隆起病灶，位于视盘周围的病灶区域呈黄白色，并伴有表面灰黑色的色素沉着，病灶的其余区域呈橘红色；C. 右眼 B 超见球壁上长条形17.3mm 的强光斑；D. 左眼 B 超见球壁上长条形 12mm 的强光斑，强光斑后可见声影。

图点评 1：广角眼底照相完整显示了病灶所累及的范围及病灶的颜色。该患者的双眼脉络膜骨瘤不仅累及后极部，并扩展至部分中周部。右眼骨瘤呈现较为均匀的橘红色外观，表明钙化良好，即使骨瘤范围较大且累及中心凹，但患者仍能保持较好的视力。部分学者认为，橘红色的骨瘤外观是病灶仍进展的象征。左眼病灶中心出现黄白色的外观颜色，并累及黄斑区，此为脉络膜骨瘤发生脱钙区域，骨组织塌陷并累及相应的脉络膜毛细血管和 RPE，进而影响患眼视力。

图点评 2：B 超及 CT 显示有特征性的骨性病灶改变，有助于脉络膜骨瘤的诊断。

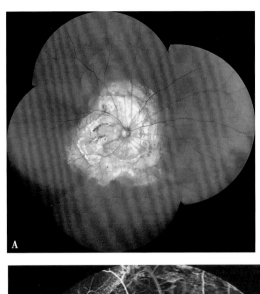
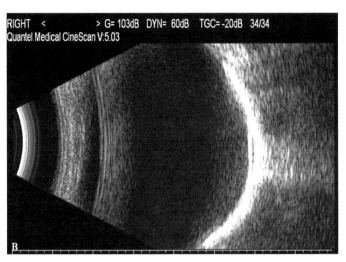
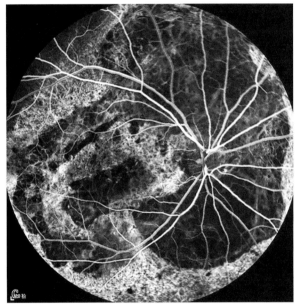
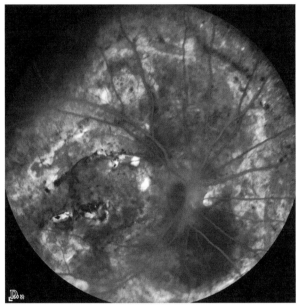

图 6-9-2　右眼脉络膜骨瘤并发纤维血管性 CNV 的多模式影像

患者，女，27岁，右眼视力下降 2 月余，既往体健，否认全身性疾病史、外伤史、眼遗传病史；眼部检查：VOD FC/30cm，眼前节检查未见明显异常；A. 右眼广角眼底照相可见后极部连上方、鼻侧、下方中周部边界清晰的黄白色至橘红色视网膜下微隆起病灶，黄斑区可见黄白色片状纤维血管性瘢痕伴灰黑色的点状及长条状色素沉着；B. 右眼 B 超见球壁条状强光斑，强光斑后可见声影；C. 右眼 FFA 0 分 24 秒于后极部及中周部可见视网膜下不规则大片弱荧光隆起灶，其边缘可见带状透见荧光，黄斑区可见脉络膜新生血管网（红色箭头示）；D. 右眼 FFA 18 分 42 秒骨瘤部分区域荧光增强，黄斑区脉络膜新生血管网着染（红色箭头示），伴色素增生性遮蔽荧光。

　　图点评 1：广角眼底照相可同时清晰显示面积较大的脉络膜骨瘤所累及的范围和黄斑区的纤维血管性瘢痕。

　　图点评 2：该病例显示除骨瘤的边缘区域及黄斑区的部分区域呈现偏橘红色的外观外，其余部分呈脱钙状态的黄白色。这种由于骨瘤不同钙化程度所产生的颜色差异与 FFA 所显示的 RPE 损害程度相对应。骨瘤偏橘红色的区域于 FFA 显示为 RPE 色素脱失的透见荧光，而偏黄白色的部分于 FFA 显示为 RPE 萎缩或伴有脉络膜毛细血管的萎缩。此病例中，CNV 出现在黄斑区 RPE 损害较重的区域，提示在伴有黄斑区脱钙的脉络膜骨瘤患眼中应注意继发性 CNV 的发生。

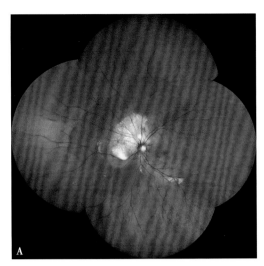

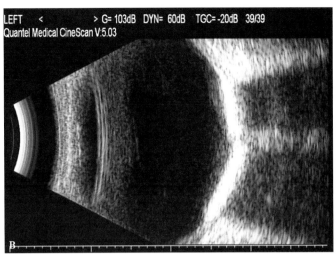

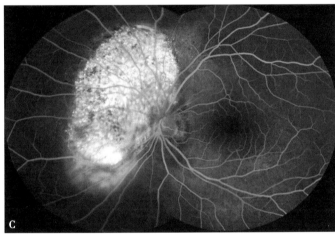

图 6-9-3　与图 6-9-2 同一患者的左眼脉络膜骨瘤的多模式影像

患者左眼无明显自觉症状；眼科检查：VOS 0.8，眼前节检查未见明显异常；A. 左眼广角眼底照相可见后极部连鼻上中周部以视盘为中心的边界清晰的视网膜下微隆起病灶，黄斑区及周围区域呈橘红色，视盘鼻上区域呈黄白色，伴点状色素沉着；B. 左眼 B 超见球壁条状强光斑，强光斑后可见声影；C. 左眼 FFA 9 分 08 秒见视盘鼻上方大片强荧光灶，部分呈点状 RPE 渗漏，黄斑区及周围的骨瘤呈浅淡的透见荧光。

图点评 1：广角眼底照相所呈现的脉络膜骨瘤不同颜色外观与脱钙所致的 RPE 损害程度相对应。该患眼的 RPE 损害出现在视盘鼻上区域，而黄斑区的 RPE 相对完好，故该患眼未有明显的视力损害。

图点评 2：脉络膜骨瘤的脱钙区域易继发 CNV 及局灶性脉络膜凹陷，眼底影像上需要仔细辨别。

● 治疗建议

脉络膜骨瘤位于黄斑中心凹之外及骨瘤位于中心凹尚未脱钙的患眼，可长期保持较好的视力。脉络膜骨瘤患者需要定期观察，治疗主要针对继发性 CNV 和视网膜下液。对合并视网膜下液的患眼，可采用光凝治疗以促进视网膜下液的吸收。经瞳孔温热疗法，也可获得较好疗效。对合并 CNV 的患眼，建议尽早行抗 VEGF 治疗，以改善患者视功能，平均抗 VEGF 注射总次数为 1.8 次。氩和氪激光光凝仅适用于中心凹外病变且效果有限，脉络膜骨瘤中 RPE 退化是导致热激光光凝术效果欠佳的原因。光动力疗法是一种较少依赖 RPE 的治疗方式，治疗脉络膜骨瘤继发的中心凹外和中心凹下 CNV 具有较好疗效。手术切除脉络膜骨瘤并发 CNV 并未获得较好的视力预后。

（苏永悦　文　峰）

第十节　原发性玻璃体视网膜淋巴瘤

- 原发性玻璃体视网膜淋巴瘤（primary vitreoretinal lymphoma，PVRL）属于原发性中枢神经系统淋巴瘤的一种，通常累及视网膜和／或玻璃体，伴或不伴视神经受累，病理类型以弥漫大 B 细胞淋巴瘤多见。

- 发病时约 1/3 的患者同时伴有中枢神经系统受累，但 50%～90% 的患者在一年内会出现大脑或脊髓部位的病变，早期识别 PVRL 及进行中枢神经系统的定期检查在 PVRL 患者中非常重要。

- 超过 80% 的 PVRL 患者双眼受累，常见的表现包括伴有飞蚊症的非特异性慢性复发性葡萄膜炎、无痛性中度视力下降。

- 玻璃体混浊是 PVRL 重要的眼部体征，有时可为唯一的征象。眼底检查可见大量玻璃体细胞碎片，有时呈现"面纱样"（图 6-10-1）或"北极光样"外观，少部分患眼呈珍珠串样玻璃体混浊。面纱样或北极光样玻璃体混浊被认为与玻璃体液化及脱水的程度相关，玻璃体结构保留较多的患眼可能会按纤维均匀排列，而液化较多的患眼可能更多地表现为非特异性玻璃体混浊。

- PVRL 常见的眼底表现包括多灶性黄白色／奶油色视网膜下病灶，部分融合（图 6-10-2）。

- PVRL 的 FFA 可表现为视网膜下沉积物染色、RPE 脱色素导致的透见荧光（呈"豹斑"外观）、弥漫性 RPE 染色。ICGA 上多表现为弥漫散在点状弱荧光。AF 可见视网膜下病灶呈强自发荧光，或呈颗粒状强弱交替的自发荧光外观（图 6-10-3）。

- OCT 表现多样，可以在同一个时间点或者疾病的不同阶段出现在同一只患眼内。常见的 OCT 表现包括：内层和外层视网膜浸润、RPE 下浸润、外层结构的丢失、椭圆体带的破坏等。这些表现一般认为是肿瘤细胞渗透到 RPE 之间，在视网膜下、RPE 下的 Bruch 膜内侧大量沉积所致（图 6-10-4）。

- 广角荧光素眼底血管造影发现，高达 77% 的患眼出现周边视网膜血管炎，另外可观察到小的视网膜下浸润灶周围伴小血管渗漏，为早期诊断性玻璃体抽吸提供更多影像支持。

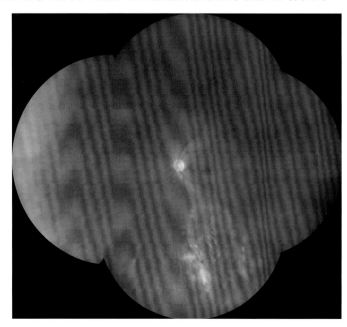

图 6-10-1　存在玻璃体混浊的 PVRL 患者的广角眼底照相

患者，女，43 岁，因左眼视力下降，伴眼前黑影飘动 5 月余，双眼前节检查未见明显异常；左眼玻璃体呈现"面纱样"混浊外观；经房水检测及基因重排，确诊为 PVRL。

图点评1：玻璃体混浊是 PVRL 常见的眼底表现。在玻璃体液化及脱水程度较轻的患者中，存在较好的玻璃体纤维，细胞碎片沿着纤维排列，玻璃体可出现较为特异的"面纱样"或"北极光样"混浊外观。但部分患者也可出现非特异性的玻璃体混浊表现。当患者同时存在眼底的视网膜下黄白色病灶时，应高度怀疑 PVRL 的可能。

图点评2：当患者存在迁延不愈的玻璃体混浊，且 FFA 检查找不到引起玻璃体混浊的原因时，需要警惕是否存在 PVRL 的可能。

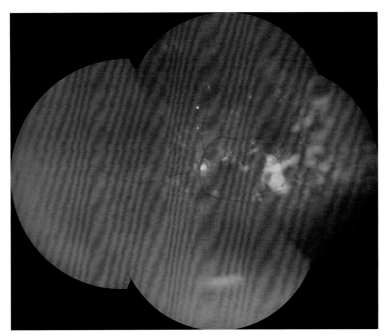

图 6-10-2　PVRL 患者广角眼底照相图像

患者，女，82 岁，左眼视物遮挡 1 月余，双眼前节检查未见明显异常；左眼
后极部及上方、颞侧中周部可见大片视网膜下黄白色病灶；经房水检测及
基因重排，确诊为 PVRL。

图点评1：视网膜下大片奶油色黄白色病灶是 PVRL 的典型眼底表现。但需要留意的是，这些病灶可能会呈现"此消彼长"的生长状态，即一个部位的黄白色病灶可出现自发的消退，甚至发生 RPE 萎缩，而在眼底的其他部位又出现类似的黄白色病灶。

图点评2：多模式影像表现为 PVRL 的可能诊断提供进一步筛查的依据。对于出现"此消彼长"的视网膜下奶油色黄白色病灶患者，应积极行多模式影像检查，必要时须行房水或玻璃体液活检、细胞学及基因检测，以尽快明确 PVRL 的诊断，并进行积极治疗。

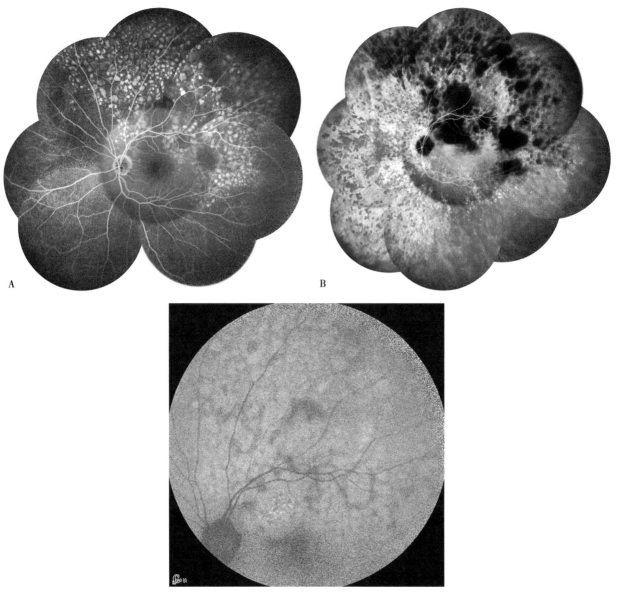

图6-10-3　PVRL患者的FFA拼图、ICGA拼图及短波长AF图像

A. PVRL患者的左眼FFA拼图，可见视网膜上方、颞上及颞侧中周部多发类圆形大小不一强荧光病灶；B. 同一患眼ICGA拼图，可见对应部位多发类圆形大小不一弱荧光病灶，部分病灶融合；C. 该患眼的AF图像示多发病灶处呈稍强自发荧光。

图点评1：FFA显示"豹斑样"改变，ICGA表现为散在圆点、小斑状弱荧光，眼底自发荧光呈现颗粒状强弱自发荧光及OCT提示RPE或RPE下方弥散大小不一的结节性高反射性病灶的患眼，应进入PVRL的可能诊断与筛查流程中。

图点评2：结合该患者的年龄、眼底照相及FFA表现，ICGA显示鼻侧的强荧光实际为玻璃疣的强荧光，部分可见融合，并不是淋巴瘤的浸润灶。在判断眼底图像时，需要多模式影像结合病史综合分析，并不能只通过单独一张图像来作出最后诊断。

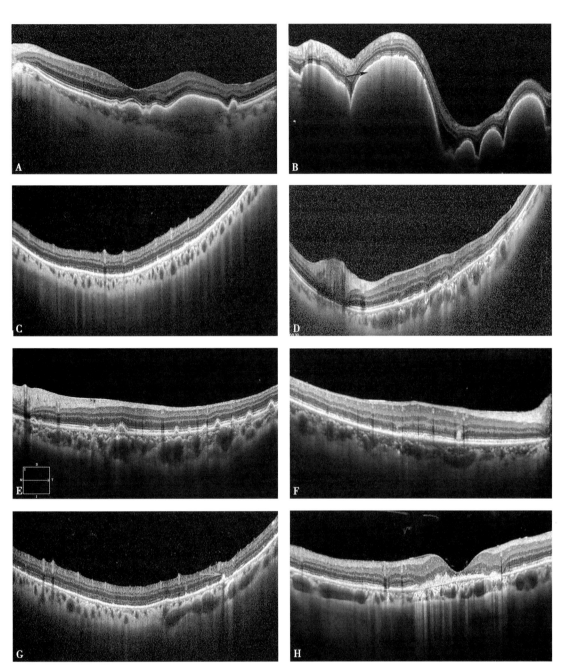

图 6-10-4　PVRL 患眼的 OCT 表现

A. RPE 下均匀的中等反射沉积物；B. RPE 下的中高反射沉积，可表现为多发隆起，类似山丘的外观，RPE 上方（红箭示）可见视网膜下的浸润，亦呈现均匀的中高反射沉积；C. RPE 下轻微的中高反射物质沉积，RPE 与 Bruch 膜分离，散在点状视网膜下沉积；D. 外层视网膜光带中断及 RPE 萎缩；E. 大量小灶的 PED；F. 橙色箭头处可见外丛状层和 RPE 之间的垂直高反射条带；G. 视网膜内条状浸润可累及视网膜全层（绿箭示）；H. 视网膜下纤维瘢痕形成。

图点评 1：PVRL 的 OCT 表现较为多样，从视网膜内浸润到视网膜下及 RPE 下浸润，都是 PVRL 可能的 OCT 表现。其中 RPE 和 Bruch 膜之间均质的中高反射沉积是较为特征性的表现，造成该表现的原因可能是该肿瘤细胞可表达与 RPE 同源的趋化因子的配体有关。PVRL 引起的外层视网膜病变需要注意与急性梅毒性后极部鳞状脉络膜视网膜炎、非感染性脉络膜炎、玻璃疣相鉴别。

图点评 2：PVRL 在 OCT 上的表现并非一成不变。随着病程的进展，原有部位的病灶可能会消退，遗留 RPE 萎缩，别的部位出现新的病灶。文献报道，视网膜内的垂直高反射条带，在治疗后可消退，最后遗留局部光感受器缺失。此外,如果治疗有效,病灶也会消退,因此OCT是监测PVRL治疗效果最为方便且有效的手段。

● 治疗建议

当PVRL出现中枢神经系统受累时,需要肿瘤学科或血液科医生制订全身相关的治疗方案。仅单眼受累的PVRL患者通常只采用局部治疗,包括玻璃体腔药物注射及放疗。玻璃体腔药物注射最常用的方案为甲氨蝶呤玻璃体腔注射,剂量为400mg/0.1mL,每周2次,持续4周;每周1次,持续8周;每个月1次,持续9个月,总共注射25次。也有报道玻璃体腔注射利妥昔单抗,或利妥昔单抗联合甲氨蝶呤的组合可取得一定疗效。对于双眼受累的PVRL患者,有建议采用静脉内甲氨蝶呤(最初每2周8mg/m²)联合玻璃体腔注射甲氨蝶呤治疗。对于仅有眼内受累的患者,是否需要预防性全身化疗,预防中枢神经系统受累,尚无明确定论。

(吉宇莹)

第十一节　脉络膜转移癌

● 脉络膜转移癌指身体其他部位恶性肿瘤通过血行转移到眼内脉络膜。脉络膜转移癌多数来源于女性的乳腺癌和男性的肺癌(图6-11-1),少见于来自消化道、肾、甲状腺、胰腺、前列腺(图6-11-2)和其他器官的原发性恶性肿瘤。

● 少部分脉络膜转移癌患者并无全身性癌症病史,且经系统检查检测不到明确的原发肿瘤,可能原发癌病灶较隐匿。

● 患者可以无症状或出现无痛性视力下降、眼前黑影、视野缺损等,少数患者因继发青光眼引起眼痛。

● 脉络膜转移癌通常表现为单灶或多灶的黄色、轻度隆起的均质病变(来自黑色素瘤的转移通常为灰色或棕色),见于单眼或双眼,常出现在黄斑区及周围,并可引起相邻组织结构病损,如RPE损害、继发性视网膜脱离及脉络膜脱离等(图6-11-1、图6-11-2)。

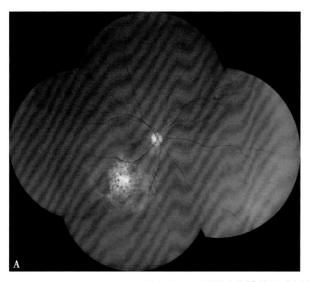
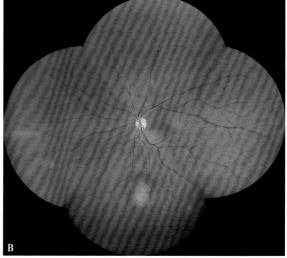

图 6-11-1　双眼脉络膜转移癌(肺癌转移)患者的广角眼底照相

患者,男,50岁,右眼上方固定黑影2周,肺腺癌1年余,有脑、骨转移;A. 右眼广角眼底照相可见颞下血管弓及其下方灰黄色轻度隆起病灶,其表面可见边界清楚的散在金棕色色素斑块沉着,继发下方视网膜浅脱离,累及黄斑区;B. 左眼广角眼底照相可见下方及鼻下中周部灰黄色轻度隆起的均质病灶,表面可见少量散在棕色色素斑块沉着。

图点评 1：在脉络膜转移癌中，广角眼底照相具有发现周边病灶、显示肿瘤颜色及继发性病变全貌的优势。大多数脉络膜转移癌通常通过病史结合临床影像可作出诊断，眼底表现为一个或多个灰黄色病变伴表面散在色素斑块沉着，借助眼底血管造影、B 超、MRI 等可与脉络膜其他肿瘤进行鉴别。

图点评 2：部分患者在原发癌被诊断之前因视力下降首诊于眼科。亦有极少数患者，尤其是男性，其早期原发癌病灶不清。此时，多模式眼底影像（如眼底照相显示灰黄色病变伴色素沉着。FFA 后期病灶弥散点状 RPE 染色）有助于提示患者须积极进行全身检查，以寻找原发癌病灶。

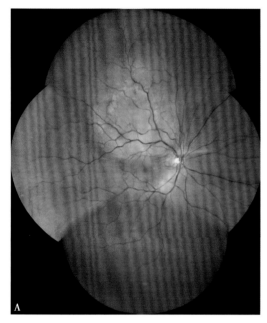
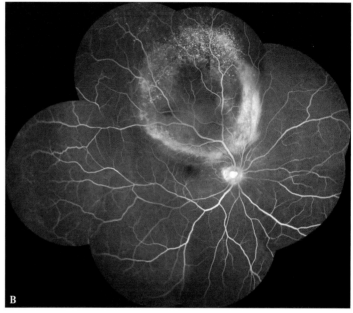

图 6-11-2　右眼脉络膜转移癌继发视网膜浅脱离患者的广角眼底照相及广角 FFA 图像

患者，男，60 岁，右眼视力下降 1 月余，转移性激素敏感性前列腺癌确诊 1 年余；VOD HM/30cm，右眼眼睑及眶周未见及未触及明显肿物，结膜充血水肿，角膜透明，晶状体皮质混浊；A. 右眼广角眼底照相可见后极部连上方中周部视网膜下较大灰黄色隆起病灶，累及黄斑区，病灶表面伴散在棕色色素斑块沉着，下方及颞侧远中周部视网膜浅脱离；B. 广角 FFA 后期像可见隆起灶呈强荧光，伴弥散点状 RPE 染色，下方及颞侧远中周部的视网膜微小血管轻渗漏。

图点评 1：广角眼底照相能够同时清晰对焦，并将隆起程度较高的肿瘤病灶及非隆起的眼底区域拼图，同时显示黄斑区及周边继发病变。根据患者病史、眼底特点及结合多模式影像可进行肿瘤初步鉴别。

图点评 2：该患者因右眼眼底肿瘤较大，且继发病变累及黄斑区引起患者视力下降来诊。FFA 后期病灶呈弥散点状 RPE 染色提示脉络膜转移癌可能性大，须积极寻找原发癌病灶。

● 治疗建议

治疗选择因具体临床情况而异。无症状的小肿瘤、对化疗反应良好的肿瘤可不须立即治疗，定期随访。较大、有症状的肿瘤需要眼科干预（如放射敷贴、激光、冷冻等）。乳腺癌转移患者通常预后较好，而肺癌转移或黑色素瘤转移患者预后常较差。

（苏永悦　文　峰）

第十二节　脉络膜血管瘤

- 脉络膜血管瘤（choroidal hemangioma）是一种先天性血管畸形所形成的错构瘤，为一种良性肿瘤，可出现于视盘周围、后极部（孤立性）或分布在整个葡萄膜组织（弥漫性）。Sturge-Weber 综合征的部分患者眼底可出现弥漫性脉络膜血管瘤眼底表现，伴有面部或全身其他部位病变。

- 早期症状多不明显，或仅表现为眼前黑影。随病情进展，继发渗出性视网膜脱离时可出现视力下降、视物变形、视野缺损或甚至失明。

- 脉络膜血管瘤根据血管形态可分为毛细血管型、海绵窦型及混合型。由于脉络膜血管瘤的影响，视网膜神经上皮层可发生广泛性囊样病变，后逐渐融合，形成继发性视网膜劈裂，后期易形成渗出性视网膜脱离。

- 发生于后极部的孤立性脉络膜血管瘤常有症状而促使患者就诊，近视盘或黄斑区见到圆形或椭圆形的黄色或橙红色隆起病灶，边界清楚，表面可有色素沉着，多伴有不同程度的渗出性视网膜脱离，部分患眼可发生视网膜水肿、出血、渗出。

- 弥漫性脉络膜血管瘤在后极部可见到广泛的扁平、无边界的橙红色增厚，其上视网膜色素紊乱，多合并广泛的渗出性视网膜脱离，可并发青光眼、白内障、虹膜红变等病变。

- ICGA 可清楚显示富含脉络膜血管瘤体的边界及范围大小，勾勒视网膜脱离范围。孤立性脉络膜血管瘤在 ICGA 刚显影的几秒可见瘤体内脉络膜粗大血管网团，其后瘤体内微小血管迅速充盈，呈现团状强荧光，中晚期瘤体内血管中的染料随全身代谢浓度下降，瘤体荧光弥漫性减弱（可弱于或等同于瘤体外区域荧光），仅渗漏引起的瘤体外囊样腔隙可见染料残留，血管性瘤体或血管囊样扩张早期强荧光晚期荧光消退，称为"冲刷现象"。弥漫性脉络膜血管瘤 ICGA 刚显影的几秒可见广泛弥漫扩张的脉络膜血管网迅速充盈，造影晚期荧光减弱，可伴有弥漫性强荧光斑点，因缺乏正常区域对比，其"冲刷现象"常不典型（图 6-12-1）。

- A 超可见到脉络膜血管瘤特征性的呈高反射的规则均质结构。彩色多普勒血流成像可见肿瘤组织内丰富的动静脉血流。

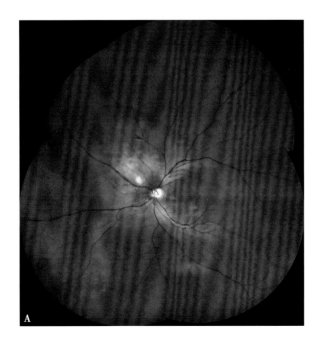

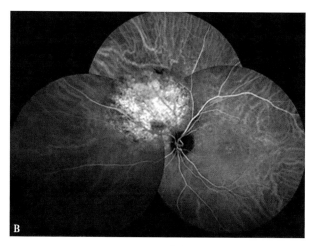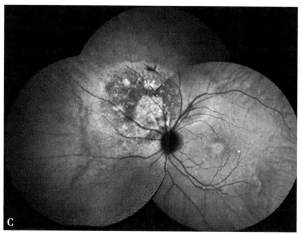

图 6-12-1 脉络膜血管瘤的广角眼底照相及 ICGA 拼图

患者,男,47 岁,左眼视力下降伴视物变形 3 月余,既往体健;眼部检查:VOD 0.5,VOS 0.1;双眼前节检查未见明显异常;A. 左眼广角眼底照相于视盘鼻上方可见一视网膜下橘红色隆起病灶,伴周围及下方视网膜脱离;B. 左眼 ICGA 早期拼图示瘤体内脉络膜血管网迅速充盈,随后呈现团状强荧光;C. 左眼 ICGA 晚期拼图示"冲刷现象",瘤体内荧光弥漫性消退,局灶积液处可见染料残留,呈现桑葚状强弱相间的外观。

图点评 1:该广角真彩成像可清晰显示视盘鼻上方视网膜下橘红色的隆起病灶和病灶周围及下方中周部视网膜浅脱离轮廓。ICGA 造影早期刚显影时显示整个瘤体由形态、走行不规则的脉络膜血管网团组成,造影晚期出现"冲刷现象",对脉络膜血管瘤的诊断与鉴别诊断起到重要作用。

图点评 2:ICGA 对孤立性及弥漫性脉络膜血管瘤的诊断具有较高的灵敏度与特异度,亦可发现早期无症状的隐匿性脉络膜血管瘤。因此,临床怀疑脉络膜血管瘤的患者,首先考虑的影像学检查是 ICGA。

● 治疗建议

对于无症状的脉络膜血管瘤患者可定期随访观察,继发性视网膜脱离及并发黄斑水肿出现视力下降的患者应积极治疗。PDT 治疗对孤立性脉络膜血管瘤可取得较好疗效。氩激光光凝对存在视网膜下液的患眼也有一定疗效,存在复发并须多次激光治疗,且不适宜用于黄斑中心凹下脉络膜血管瘤及存在广泛性视网膜下液的患者。经瞳孔温热疗法(TTT)对视网膜下液的吸收具有一定的疗效,可重复治疗。近年来,ICG 增强的经瞳孔温热疗法作为 PDT 的代替疗法进入临床,可有效减少视网膜下液及肿瘤体积,但应注意避开视盘及黄斑中心凹部位。巩膜外放射治疗及巩膜敷贴疗法对弥漫性脉络膜血管瘤的治疗有较好的疗效。随着抗 VEGF 药物的临床应用,脉络膜血管瘤继发黄斑水肿及视网膜下液的患眼,抗 VEGF 治疗可减轻黄斑水肿及视网膜下液,同时结合 PDT 及 TTT 治疗,可有效改善患者预后。

(杨燕郡 张雄泽 文 峰)

第十三节 脉络膜黑色素瘤

● 脉络膜黑色素瘤(uveal melanoma,UM)是葡萄膜恶性肿瘤中最多的一种,约占 90%,也是成人最常见的眼内恶性肿瘤。*GNAQ*、*GNA11* 基因突变被认为是诱发脉络膜黑色素瘤发病的主要原因。

● 发病年龄在 50 岁左右。多单眼发病,双眼发病者罕见。多为单个病灶。

● 位于周边部的脉络膜黑色素瘤患眼早期可无任何自觉症状,随着肿瘤扩大或引起并发症时,患者可主诉视力下降、视野缺损或眼前黑影飘动等症状。

● 眼内可见占位性实性病变,较小的肿瘤表现为边界清楚的结节性棕黄色(图 6-13-1)或棕黑色脉络膜隆起病灶,当瘤体增大突破 Bruch 膜时形成特征性的蘑菇样肿物。少数为弥漫生长型,眼底不易看清隆起的肿物,常易漏诊。

● 按病理特征分类:梭形细胞型、上皮样细胞型、混合细胞型、坏死型、气球样细胞型。

● 分期及分级:根据临床病程分为眼内期、青光眼期、眼外蔓延期、全身转移期。美国癌症联合委员会(American Joint Committee on Cancer,AJCC)结合脉络膜黑色素瘤的瘤体直径与厚度将其分为 T_1、T_2、T_3、T_4 四级,详见表 6-13-1。

● FFA 表现:当脉络膜黑色素瘤表面 RPE 完整时,其 FFA 可显示正常。当 RPE 破坏,则显示典型的荧光造影改变。有丰富内在滋养血管的蘑菇形脉络膜恶性黑色素瘤出现诊断特异性的"双循环征"(图 6-13-2):动脉期或静脉早期显示瘤体内脉络膜粗大滋养血管影,视网膜血管完全充盈时见脉络膜滋养血管与视网膜血管同时充盈。因瘤体的色素含量、内在滋养血管数量及是否存在坏死等不同,瘤体荧光变异较大。瘤体在 FFA 上可出现以下荧光表现:①斑驳状荧光(最常见);②斑点状荧光;③不显荧光,主要由肿瘤大面积坏死遮蔽荧光或瘤体血管闭塞所致。

● ICGA 表现:由于瘤体色素多少不一,脉络膜黑色素瘤的 ICGA 变异较大。造影早期瘤体内可见异常滋养血管,造影后期出现血管渗漏或管壁染色。肿瘤越厚,肿瘤滋养血管特征越明显。瘤体较扁平时常不能显示肿瘤内的小滋养血管,造影期间一直为弱荧光或表现相对正常荧光。若发生出血、坏死及局限性色素增生,则瘤体内呈弱荧光。瘤体滋养血管与正常脉络膜血管于 ICGA 上的表现区别在于:①肿瘤滋养血管随机分布;②较大滋养血管旁有不规则的细小分支;③肿瘤滋养血管管壁染色;④肿瘤滋养血管呈现斑驳状不规则的染料渗漏,可积存于肿瘤内及发生视网膜下液。

● B 超表现:典型超声图像呈现与球壁相连的半球形或蘑菇状实性肿物,边界清楚,周围伴不同程度视网膜脱离。瘤体内呈挖空征。瘤体基底部缺乏回声,与周围球壁强回声对比形成无回声的球壁凹陷。

● MRI 检查:表现为顺磁现象,在 T_1WI 中肿瘤相对于玻璃体高信号,T_2WI 相对于玻璃体为低信号,可被增强剂加强。

● 广角眼底照相及广角 FFA、广角 ICGA 在诊断脉络膜黑色素瘤方面有显著优势,其病灶范围往往较广且常累及周边部,广角影像能清晰显示患眼高度隆起突入玻璃体腔的瘤体、瘤体周缘的渗出性视网膜脱离轮廓(图 6-13-3),帮助临床医生更好地评估周边病灶情况。

表 6-13-1　美国癌症联合委员会(AJCC)的脉络膜黑色素瘤分类

脉络膜黑色素瘤体厚度 /mm	脉络膜黑色素瘤基底部直径 /mm						
	≤3.0	3.1 ~ 6.0	6.1 ~ 9.0	9.1 ~ 12.0	12.1 ~ 15.0	15.1 ~ 18.0	>18.0
>15	4	4	4	4	4	4	4
12.1~15.0	3	3	3	3	3	4	4
9.1~12.0	3	3	3	3	3	3	4
6.1~9.0	2	2	2	2	3	3	4
3.1~6.0	1	1	1	2	2	3	4
≤3.0	1	1	1	1	2	2	4

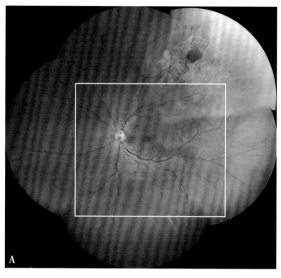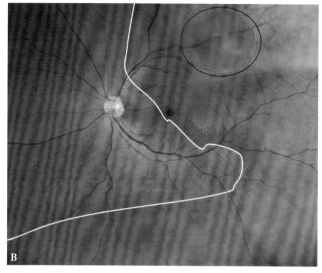

图 6-13-1　左眼脉络膜黑色素瘤患者的广角眼底照相

患者，男，56岁，VOD 1.0，VOS 0.3，左眼视力下降2月余；A. 广角眼底照相，左眼颞上血管弓处可见半球形棕黄色隆起病灶，表面光滑伴视网膜血管爬行，突向玻璃体腔，隆起病灶基底宽边界清，周围见散在色素沉积，其颞侧视网膜及下方视网膜浅脱离并累及黄斑区；B. A图局部放大图，沿黄线可见视网膜浅脱离边界，视网膜脱离区内散在色素沉着，红线内为隆起的肿物。

图点评 1：广角眼底照相完整显示隆起的瘤体病灶大小、颜色及其周围的渗出性视网膜脱离范围。如本病例所示，除了清晰显示瘤体及周围病灶，还完整显示累及颞上方的远中周部的渗出性视网膜脱离，有利于评估患者病情及指导治疗。

图点评 2：该患者隆起的脉络膜黑色素瘤为棕黄色，须结合病史、眼底多模式影像、B 超、CT 及 MRI 等检查结果，与陈旧性视网膜下出血、脉络膜转移癌、脉络膜黑色素细胞瘤、脉络膜结核瘤、脉络膜脱离、脉络膜骨瘤、视网膜和 RPE 联合错构瘤、脉络膜痣等进行鉴别。

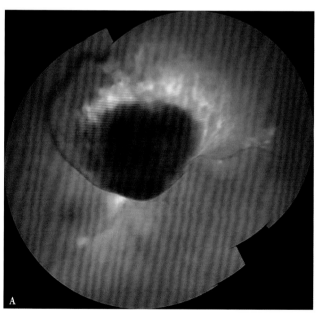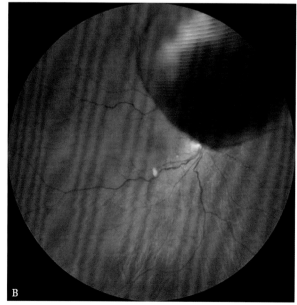

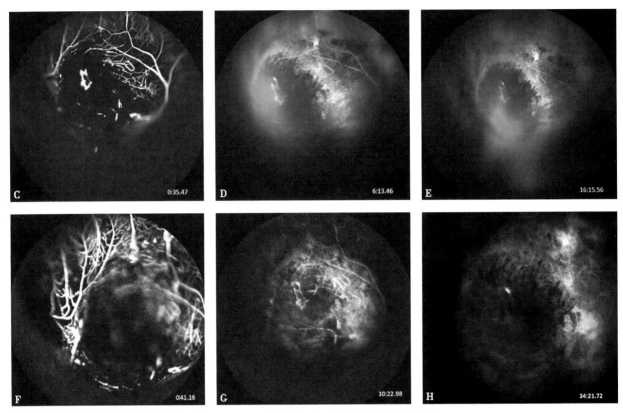

图6-13-2　右眼脉络膜黑色素瘤患者的多模式影像

患者，男，61岁，VOD 0.8，VOS 1.0，右眼眼前固定黑影遮挡半年；A. 广角眼底照相对焦瘤体，右眼视盘鼻上方可见突入玻璃体腔高度隆起的表面光滑的半球形肿物，视网膜血管爬行其上，顶端含大量色素，肿物基底宽边界清，伴周围视网膜脱离；B. 广角眼底照相对焦黄斑区，右眼黄斑区尚未累及；C. FFA静脉期，右眼视盘鼻上方视网膜大团隆起性弱荧光脉络膜占位，视网膜血管爬行其上，其内见粗大滋养血管显影，呈"双循环"征；D. FFA造影期间，占位灶内渐有染料渗漏；E. FFA晚期，占位灶呈大片强荧光，伴其表面色素增生性遮蔽荧光；F. ICGA早期，右眼视盘鼻上方大团隆起性弱荧光脉络膜占位，视网膜血管爬行其上，其内可见粗大滋养血管显影；G. ICGA中期，占位病灶内渐有不均匀染料着染，伴其表面色素增生性遮蔽荧光；H. ICGA晚期，病灶整体呈弱荧光，病灶内及周缘仍有斑片状染料积存。

图点评1：广角真彩眼底成像可清晰立体呈现患眼高度隆起突入玻璃体腔的瘤体，并显示瘤体周缘的渗出性视网膜脱离轮廓。

图点评2：脉络膜黑色素瘤在眼内期有两种生长方式，结节性和弥漫性。①结节性生长：起于脉络膜大中血管层，初期沿脉络膜蔓延生长，呈圆形或类圆形肿块，其表面的视网膜结构尚正常。随病程进展，受肿瘤侵犯的脉络膜逐渐增高、增厚，以致表面的RPE萎缩或增殖。RPE被突破后，肿瘤在视网膜神经上皮层下快速生长，形成蘑菇状团块，其颈部出现浆液性视网膜脱离。②弥漫性生长：沿脉络膜扁平生长，常被误诊为脉络膜痣。该患眼瘤体高度隆起呈蘑菇状，瘤体颈部见浆液性视网膜脱离，为结节性生长。

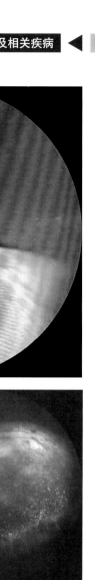
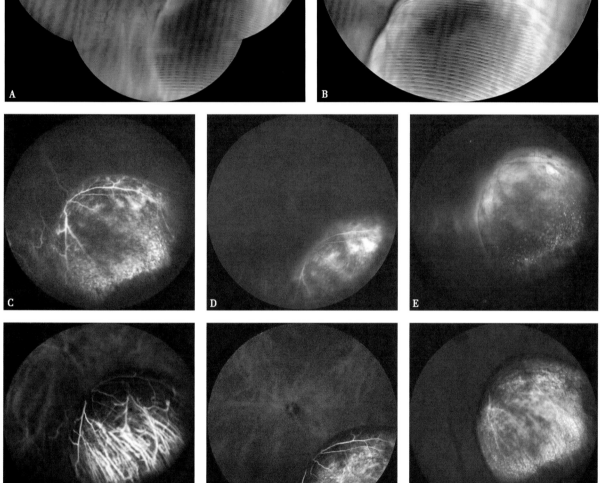

图 6-13-3 左眼脉络膜黑色素瘤患者的广角多模式影像

患者，男，54 岁，VOD 1.0，VOS 0.5，左眼眼前固定黑影遮挡 3 个月；A. 广角眼底照相对焦黄斑区，左眼颞下方可见突入玻璃体腔高度隆起、表面光滑的半球形肿物，瘤体表面可见视网膜血管爬行，顶端含大量色素，肿物基底边界清，伴未累及黄斑的视网膜脱离；B. 广角眼底照相对焦瘤体，左眼颞下方可见突入玻璃体腔高度隆起、表面光滑的半球形肿物，瘤体表面可见视网膜血管爬行，顶端含大量色素；C. 广角 FFA 静脉期，左眼颞下中周部视网膜可见大团隆起性弱荧光脉络膜占位，视网膜血管爬行其上，其内粗大滋养血管显影，呈"双循环"征；D. 广角 FFA 期间，占位灶内渐有染料渗漏；E. 广角 FFA 晚期，瘤体内及周缘呈大片强荧光，伴其表面色素增生性遮蔽荧光；F. 广角 ICGA 早期，左眼于颞下中周部可见大团隆起性弱荧光脉络膜占位，视网膜血管爬行其上，其内可见粗大滋养血管；G. 广角 ICGA 中期，占位灶渐有不均匀染料渗漏，伴其表面色素增生性遮蔽荧光；H. 广角 ICGA 晚期，瘤体病灶内斑片状染料积存。

图点评1：广角眼底照相、广角FFA及广角ICGA对周边瘤体病灶的显示具有显著优势，可以清晰勾画出患眼高度隆起突入玻璃体腔的瘤体、瘤体周缘的渗出性视网膜脱离轮廓，帮助临床医生更好地全面评估瘤体病灶及伴发的周边病灶情况。

图点评2：2020年Welch等的研究结果表明，在4 441例无色素性脉络膜肿瘤患者中，1 941例（约34.7%）为无色素性脉络膜恶性黑色素瘤，平均年龄为57岁。尽管国人无色素性脉络膜恶性黑色素瘤可能没有欧美国家高，但在临床工作中如发现无色素的脉络膜肿物时，仍需要结合病灶大小、形态、多模式影像特征等进行仔细观察，排除无色素性脉络膜恶性黑色素瘤的可能。

● 治疗建议

根据患者视力、瘤体所在部位、瘤体大小、瘤体生长方式及并发症等进行个体化综合治疗。小肿瘤予以定期观察或做局部切除，也可考虑激光光凝和放射疗法。中等大小的肿瘤持续进展者，或累及视神经者，或瘤体较大已导致失明者，或伴发继发性青光眼或视网膜脱离者可行放射疗法或眼球摘除术。放射治疗是该瘤体目前最常用的治疗方法，尤以放射性巩膜敷贴最常采用。其适应证为：①观察到肿瘤生长；②有可能保存视力的大部分中等大小或部分大肿瘤；③如果为独眼患者，即使视力很差，也应使用放射治疗。当瘤体直径超过15mm，厚度超过10mm，则宜行眼球摘除。肿瘤向眼外蔓延者，行放射治疗或眼眶内容物摘除术。

（何桂琴　文　峰）

参 考 文 献

1. PENG MY，AGARWAL A，MCDONALD HR. Multimodal imaging findings in a retinal astrocytic hamartoma. Ophthalmology，2021，128（1）：99.

2. ARORA AK，FABIAN ID，COHEN VM. Subretinal hemorrhage associated with astrocytic hamartoma. Ophthalmology，2017，124（4）：571.

3. DOBYNS WB，MICHELS VV，GROOVER RV，et al. Familial cavernous malformations of the central nervous system and retina. Ann Neurol，1987，21（6）：578-583.

4. SINGH AD，NOURI M，SHIELDS CL，et al. Retinal capillary hemangioma：A comparison of sporadic cases and cases associated with von Hippel-Lindau disease. Ophthalmology，2001，108（10）：1907-1911.

5. SINGH AD，NOURI M，SHIELDS CL，et al. Treatment of retinal capillary hemangioma. Ophthalmology，2002，109（10）：1799-1806.

6. LANE CM，TURNER G，GREGOR ZJ，et al. Laser treatment of retinal angiomatosis. Eye（Lond），1989，3（PT1）：33-38.

7. WON YK，LEE MW，SHIN YI，et al. Clinical results of various treatments for retinal capillary hemangioma. Korean J Ophthalmol，2020，34（2）：133-142.

8. 崔雪皓，李筱荣. 视网膜母细胞瘤诊断和治疗的研究进展. 眼科新进展，2022，42（8）：634-638.

9. 陆烨，童剑萍. 视网膜母细胞瘤的发生机制及诊断和治疗进展. 现代肿瘤医学，2016，24（6）：1007-1014.

10. KAEWKHAW R，ROJANAPORN D. Retinoblastoma：etiology，modeling，and treatment. Cancers（Basel），2020，12（8）：2304.

11. DIMARAS H，CORSON TW. Retinoblastoma，the visible CNS tumor：A review. J Neurosci Res，2019，97（1）：29-44.

12. SHIELDS CL，MASHAYEKHI A，AU AK，et al. The International classification of retinoblastoma predicts chemoreduction

success. Ophthalmology，2006，113（12）：2276-2280.

13. WANG W，CHEN L. Cavernous hemangioma of the retina：A comprehensive review of the literature（1934-2015）. Retina，2017，37（4）：611-621.

14. GASS JD. Cavernous hemangioma of the retina. A neuro-oculo-cutaneous syndrome. Am J Ophthalmol，1971，71（4）：799-814.

15. DE LAEY JJ，HANSSENS M，BRABANT P，et al. Vascular tumors and malformations of the ocular fundus. Bull Soc Belge Ophtalmol，1990，225 Pt 1：1-241.

16. VELAZQUEZ-MARTIN JP，DOMVILLE D，FULDA E，et al. Peripheral capillary nonperfusion and vitreolesional adhesion in retinal cavernous hemangioma. Retina，2013，33（3）：666-667.

17. MAZZINI C，VICINI G，NICOLOSI C，et al. Multimodal imaging of a retinal cavernous hemangioma. Eur J Ophthalmol，2020，4：1120672120971549.

18. SHIELDS CL，KALIKI S，AL-DAHMASH S，et al. Retinal vasoproliferative tumors：Comparative clinical features of primary vs secondary tumors in 334 cases. JAMA Ophthalmol，2013，131（3）：328-334.

19. SHIELDS CL，SHIELDS JA，BARRETT J，et al. Vasoproliferative tumors of the ocular fundus. Classification and clinical manifestations in 103 patients. Arch Ophthalmol，1995，113（5）：615-623.

20. DAMATO B.Vasoproliferative retinal tumour. Br J Ophthalmol，2006，90（4）：399-400.

21. BROMEO AJ，LERIT SJ，VELOSO A，et al. Retinal vasoproliferative tumour secondary to retinitis pigmentosa sine pigmento. BMJ Case Rep，2021，14（5）：e240878.

22. GARCIA-ARUMI J，DISTEFANO LN，FONOLLOSA A，et al. Management of vision-threatening complications of vasoproliferative tumors of the retina. Ophthalmic Res，2015，54（1）：34-40.

23. CRESPO CARBALLÉS MJ，SASTRE-IBÁÑEZ M，PRIETO DEL CURA M，et al. Retinal vasoproliferative tumor（Retinal reactive astrocytic tumor）. J Fr Ophtalmol，2019，42（10）：e455-e458.

24. GASS JD. An unusual hamartoma of the pigment epithelium and retina simulating choroidal melanoma and retinoblastoma. Trans Am Ophthalmol Soc，1973，71：171-185.

25. SHIELDS CL，THANGAPPAN A，HARTZELL K，et al. Combined hamartoma of the retina and retinal pigment epithelium in 77 consecutive patients visual outcome based on macular versus extramacular tumor location. Ophthalmology，2008，115（12）：2246-2252.

26. GUPTA R，FUNG AT，LUPIDI M，et al. Peripapillary versus macular combined hamartoma of the retina and retinal pigment epithelium：Imaging characteristics. Am J Ophthalmol，2019，200：263-269.

27. INOUE M，NODA K，ISHIDA S，et al. Successful treatment of subfoveal choroidal neovascularization associated with combined hamartoma of the retina and retinal pigment epithelium. Am J Ophthalmol，2004，138（1）：155-156.

28. ARRIGO A，CORBELLI E，ARAGONA E，et al. Optical coherence tomography and optical coherence tomography angiography evaluation of combined hamartoma of the retina and retinal pigment epithelium. Retina，2019，39（5）：1009-1015.

29. DEDANIA VS，OZGONUL C，ZACKS DN，et al. Novel classification system for combined hamartoma of the retina and retinal pigment epithelium. Retina，2018，38（1）：12-19.

30. LEDESMA-GIL G，ESSILFIE J，GUPTA R，et al. Presumed natural history of combined hamartoma of the retina and retinal pigment epithelium. Ophthalmol Retina，2021，5（11）：1156-1163.

31. AREPALLI S，PELLEGRINI M，FERENCZY SR，et al. Combined hamartoma of the retina and retinal pigment epithelium：findings on enhanced depth imaging optical coherence tomography in eight eyes. Retina，2014，34（11）：2202-2207.

32. 张承芬. 眼底病学. 2版. 北京：人民卫生出版社，2010.

33. SHIELDS CL，MATERIN MA，WALKER C，et al. Photoreceptor loss overlying congenital hypertrophy of the retinal pigment epithelium by optical coherence tomography. Ophthalmology，2006，113（4）：661-665.

34. FUNG AT，PELLEGRINI M，SHIELDS CL. Congenital hypertrophy of the retinal pigment epithelium：Enhanced-depth imaging optical coherence tomography in 18 cases. Ophthalmology，2014，121（1）：251-256.

35. DEIBERT B，FERRIS L，SANCHEZ N，et al. The link between colon cancer and congenital hypertrophy of the retinal pigment epithelium（CHRPE）. Am J Ophthalmol Case Rep，2019，15：100524.

36. CHAPMAN PD，CHURCH W，BURN J，et al. Congenital hypertrophy of retinal pigment epithelium：A sign of familial adenomatous polyposis. BMJ，1989，298（6670）：353-354.

37. SHIELDS CL，MASHAYEKHI A，HO T，et al. Solitary congenital hypertrophy of the retinal pigment epithelium：clinical features and frequency of enlargement in 330 patients. Ophthalmology，2003，110（10）：1968-1976.

38. REHAN S，AYE K. In patients with a positive family history of familial adenomatous polyposis can the condition be diagnosed from the presence of congenital hypertrophy of the retinal pigment epithelium detected via an eye examination：A systematic review. Clin Exp Ophthalmol，2020，48（1）：98-116.

39. CHIEN JL，SIOUFI K，SURAKIATCHANUKUL T，et al. Choroidal nevus：A review of prevalence，features，genetics，risks，and outcomes. Curr Opin Ophthalmol，2017，28（3）：228-237.

40. SHIELDS CL，DALVIN LA，ANCONA-LEZAMA D，et al. Choroidal nevus imaging features in 3，806 cases and risk factors for transformation into melanoma in 2，355 cases：The 2020 Taylor R. Smith and Victor T. Curtin Lecture. Retina，2019，39（10）：1840-1851.

41. SHIELDS CL，FURUTA M，MASHAYEKHI A，et al. Clinical spectrum of choroidal nevi based on age at presentation in 3422 consecutive eyes. Ophthalmology，2008，115（3）：546-552.

42. 刘文，文峰，易长贤. 临床眼底病·内科卷. 北京：人民卫生出版社，2015.

43. AL HARBY L，SAGOO MS，O'DAY R，et al. Distinguishing choroidal nevi from melanomas using the MOLES algorithm：Evaluation in an ocular nevus clinic. Ocul Oncol Pathol，2021，7（4）：294-302.

44. GASS JD，GUERRY RK，JACK RL，et al. Choroidal osteoma. Arch Ophthalmol，1978，96（3）：428-435.

45. SHIELDS CL，SUN H，DEMIRCI H，et al. Factors predictive of tumor growth，tumor decalcification，choroidal neovascularization，and visual outcome in 74 eyes with choroidal osteoma. Arch Ophthalmol，2005，123（12）：1658-1666.

46. ALAMEDDINE RM，MANSOUR AM，KAHTANI E. Review of choroidal osteomas. Middle East Afr J Ophthalmo，2014，21（3）：244-250.

47. SINGH AD，TALBOT JF，RUNDLE PA，et al. Choroidal neovascularization secondary to choroidal osteoma：successful treatment with photodynamic therapy. Eye（Lond），2005，19（4）：482-484.

48. BROWNING DJ. Choroidal osteoma：observations from a community setting. Ophthalmology，2003，110（7）：1327-1334.

49. CARBONELL D，MAHAJAN S，CHEE SP，et al. Consensus recommendations for the diagnosis of vitreoretinal lymphoma. Ocul Immunol Inflamm，2021，29（3）：507-520.

50. DEAK GG，GOLDSTEIN DA，ZHOU M，et al. Vertical hyperreflective lesions on optical coherence tomography in vitreoretinal lymphoma. JAMA Ophthalmol，2019，137（2）：194-198.

51. LAVINE JA，SINGH AD，SHARMA S，et al. Ultra-widefield multimodal imaging of primary vitreoretinal lymphoma. Retina，2019，39（10）：1861-1871.

52. LEE J，KIM SW，KIM H，et al. Differential diagnosis for vitreoretinal lymphoma with vitreoretinal findings，immunoglobulin

clonality tests，and interleukin levels. Retina，2019，39（6）：1165-1176.

53. PULIDO JS，JOHNSTON PB，NOWAKOWSKI GS，et al. The diagnosis and treatment of primary vitreoretinal lymphoma：A review. Int J Retina Vitreous，2018，4：18.

54. SAITO T，OHGURO N，IWAHASHI C，et al. Optical coherence tomography manifestations of primary vitreoretinal lymphoma. Graefes Arch Clin Exp Ophthalmol，2016，254（12）：2319-2326.

55. SOBOLEWSKA B，CHEE SP，ZAGUIA F，et al. Vitreoretinal lymphoma. Cancers（Basel），2021，13（16）：3921.

56. SOUSSAIN C，MALAISE D，CASSOUX N. Primary vitreoretinal lymphoma：A diagnostic and management challenge. Blood，2021，138（17）：1519-1534.

57. TAKHAR J，DOAN T，GONZALES JA. Vitreoretinal lymphoma：A literature review and introduction of a new diagnostic method. Asia Pac J Ophthalmol（Phila），2021，10（1）：93-98.

58. MARCHESE A，MISEROCCHI E，GIUFFRE C，et al. Aurora borealis and string of pearls in vitreoretinal lymphoma：patterns of vitreous haze. Br J Ophthalmol，2019，103（11）：1656-1659.

59. SHIELDS CL，SHIELDS JA，GROSS NE，et al. Survey of 520 eyes with uveal metastases. Ophthalmology，1997，104（8）：1265-1276.

60. SHAH SU，MASHAYEKHI A，SHIELDS CL，et al. Uveal metastasis from lung cancer：Clinical features，treatment，and outcome in 194 patients. Ophthalmology，2014，121（1）：352-357.

61. HARBOUR JW，DE POTTER P，SHIELDS CL，et al. Uveal metastasis from carcinoid tumor. Clinical observations in nine cases. Ophthalmology，1994，101（6）：1084-1090.

62. FORMISANO M，DI PIPPO MC，SCUDERI L，et al. Current concepts on diffuse choroidal hemangioma in Sturge Weber syndrome. Ophthalmic Genet，2021，42（4）：375-382.

63. LORENZO D，PADRON-PEREZ N，CAMINAL JM. Optical coherence tomography-angiography in circumscribed choroidal hemangioma. J Fr Ophtalmol. 2021，44（6）：900.

64. SEN M，HONAVAR SG. Circumscribed choroidal hemangioma：An overview of clinical manifestation，diagnosis and management. Indian J Ophthalmol，2019，67（12）：1965-1973.

65. SHIELDS CL，DALVIN LA，LIM LS，et al. Circumscribed choroidal hemangioma：Visual outcome in the pre-photodynamic therapy era versus photodynamic therapy era in 458 cases. Ophthalmol Retina，2020，4（1）：100-110.

66. KALIKI S，SHIELDS C L. Uveal melanoma relatively rare but deadly cancer. Eye（Lond），2017，31（2）：241-257.

67. 文峰. 眼底病临床诊治精要. 北京：人民军医出版社，2011.

68. SHIELDS C L，MANALAC J，DAS C，et al. Choroidal melanoma clinical features，classification，and top 10 pseudomelanomas. Curr Opin Ophthalmol，2014，25（3）：177-185.

69. 魏文斌，陈积中. 眼底病鉴别诊断学. 北京：人民卫生出版社，2012.

70. VADER MJC，MADIGAN MC，VERSLUIS M，et al. *GNAQ* and *GNA11* mutations and downstream YAP activation in choroidal nevi. Br J Cancer，2017，117（6）：884-887.

71. MAHESHWARI A，FINGER PT. Cancers of the eye. Cancer Metastasis Rev，2018，37（4）：677-690.

72. WELCH RJ，NEWMAN JH，HONIG SE，et al. Choroidal amelanotic tumours：Clinical differentiation of benign from malignant lesions in 5 586 cases. Br J Ophthalmol，2020，104（2）：194-201.

73. 中国医药教育协会眼科专业委员会，中华医学会眼科学分会眼整形眼眶病学组，中国抗癌协会眼肿瘤专业委员会. 中国葡萄膜黑色素瘤诊疗专家共识（2021 年）. 中华眼科杂志，2021，57（12）：886-897.

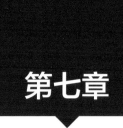

第七章

其 他 疾 病

第一节 玻璃体黄斑交界面疾病与视网膜前膜

- 玻璃体黄斑交界面疾病是指一类由于玻璃体视网膜交界面的病理改变而引起的退行性病变,包括黄斑前膜(图7-1-1)、黄斑裂孔、玻璃体黄斑牵引综合征等,发病率约为2.3%。
- 玻璃体黄斑交界面疾病的发病机制较复杂,目前多认为是由于异常的玻璃体后脱离加之玻璃体视网膜交界面异常细胞增生,产生的黄斑区前后和切线方向的牵拉力,从而引起该界面复杂的病理改变。
- 该类疾病的临床症状主要为中心视力下降和视物变形,病变严重者可影响患者的生活质量,随着玻璃体视网膜手术平台及技术的提高,其诊断与治疗评估也日益成为关注的焦点。

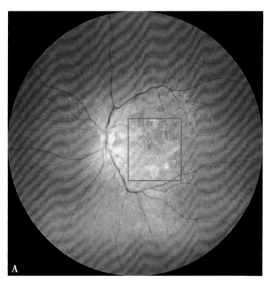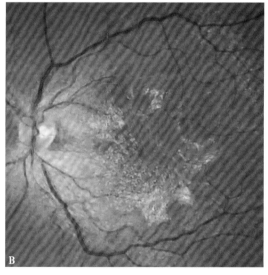

图 7-1-1 左眼老年特发性黄斑前膜患者的广角眼底照相

患者,女,69岁;A. 左眼广角眼底照相可见黄斑区视网膜表面"玻璃纸样反光",小血管扭曲变形,中心凹颞上方及鼻上方可见多个黄白色点状玻璃疣;B. 图A中的黄斑区局部放大图,清晰呈现黄斑前膜的"玻璃纸样反光"或"湿绸样反光"。

图点评1:黄斑前膜是由未知特发或已知继发原因导致的视网膜内界膜完整性破坏,致视网膜内的胶质细胞成分向视网膜内表面迁徙增生而形成的纤维细胞膜。黄斑前膜通过眼底检查可见"玻璃纸样反光"或"湿绸样反光"及黄斑区形态扭曲变形。黄斑前膜在OCT上显示为与黄斑部视网膜内层相连的中高增强增宽的光带,OCT已成为临床诊断黄斑前膜最重要的工具。

图点评2:黄斑前膜可分为特发性和继发性两种类型,对于继发性的黄斑前膜,如眼外伤、视网膜脱离、视网膜血管性疾病等，广角眼底照相能提供较大范围的视网膜图像，有助于发现继发因素。某些特发性黄斑前膜患眼，常常在手术中发现存在视网膜周边病变，如视网膜裂孔、视网膜格子样变性、视网膜萎缩灶、机化条索或者玻璃体牵引等。研究显示，在黄斑前膜的患者中，广角眼底成像能够检测出约87%的周边部视网膜病变。此外，广角眼底照相能够比较直观地反映黄斑前膜范围与黄斑及视盘的相对位置关系，有助于病情记录及与患者沟通。因此，广角眼底照相在黄斑前膜的诊断与指导治疗中具有重要价值，起到与OCT相互补充的作用。

● 治疗建议

目前玻璃体视网膜手术是解决黄斑前膜的有效治疗手段，术中剥除黄斑前膜可以有效缓解增殖膜对黄斑区的牵拉，恢复其正常形态，进而为视力的恢复创造条件。针对是否联合内界膜剥离目前仍存在争议。而黄斑前膜的最佳手术时机也还在探索中，需要综合患者的视力水平、视觉体验、生活工作需求，以及黄斑区结构和功能的破坏程度等来进行较全面的术前评估。

(孙艺梦 文 峰)

第二节 视网膜周边变性

● 视网膜周边变性（retinal peripheral degeneration）是指周边部视网膜结构因退行性变、血管损害或机械性牵拉所致的病理改变。格子样变性是最常见的视网膜周边变性，蜗牛迹样变性则被认为是格子样变性的特别表现形式或早期改变。此类病变须定期观察或预防性处理防止出现裂孔及视网膜脱离。而霜样变性、铺路石样变性、囊样变性、非压迫性发白等，没有显著的临床意义，无须特殊处理。

● 格子样变性的发生率为6%～10.7%，而在近视患者中，其发生率更高，对于眼轴长于30mm的近视患者，格子样变性的发生率可升高至15%。

● 由于视网膜周边变性不直接影响中心视力，因其隐匿多不易被早期发现，往往发现之时，部分视网膜已经发生不可逆的损伤，具有潜在危害性（图7-2-1）。

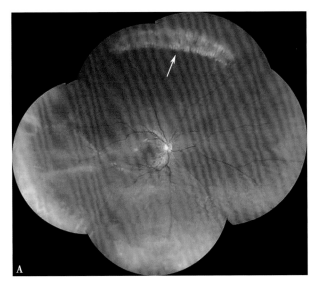 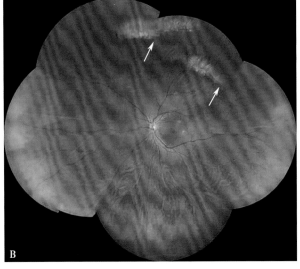

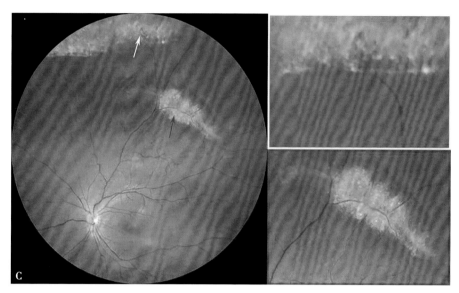

图 7-2-1 视网膜周边变性的广角眼底照相

患者，男，38岁，VOD 0.2，VOS 0.8，右眼眼前黑影飘动4天；A. 右眼广角眼底照相可见
11∶00 至 1∶00 位周边部视网膜带状格子样变性区（白箭示），边界清楚，变性区内可见白
线样改变，其上可见色素沉着，视网膜明显变薄，9∶00 位可见大小约 1.5PD 的视网膜裂
孔，颞侧及下方可见视网膜脱离；B. 左眼广角眼底照相可见颞上方赤道部及上方周边部
多个带状格子样变性区（白箭示）；C. 左眼眼底照相变性区内可见萎缩样小孔（黄箭示），
变性区内黄白色点状物质堆积，合并霜样变性（红箭示）。

　　图点评 1：广角眼底照相可以看到格子样变性位于赤道部以前的周边部视网膜，多数呈现与赤道平
行的卵圆形、圆形或带状病灶。所谓格子样，即变性区内呈现白色网格样，这些改变是由于血管闭塞所
致，可伴视网膜变薄及色素改变。当视网膜表面覆以黄白色颗粒，可称为霜样变性。格子样变性 34%～
48% 为双眼发病。对于已经发生视网膜脱离的患者，其对侧眼发生格子样变性的概率为 9.2%～35%。因
此，临床医生针对这类患者一定要详细检查双眼，以尽早发现病变，并定期进行观察或行预防性激光光
凝治疗，避免疾病进一步发展。血管旁或放射状格子样变性引起视网膜裂孔或发生视网膜脱离的可能性
更高，更需要引起临床医生的警惕。

　　图点评 2：既往我们采用 Goldman 三面镜等眼底检查设备观察眼底，对视网膜周边变性具有较好的
检出率。但该类方法对患者的眼表条件、眼压、前房、屈光介质等有着较高的要求，且熟练操作需要一定
时长的实践。有研究显示，在高度近视患者中利用三面镜和广角眼底照相检测视网膜周边变性，发现二
者的检出率相当。但也有研究表明，广角眼底照相在反映视网膜上方及下方的周边病变有所欠缺，可能
是由于拍照时眼睑的遮挡所致，提示操作者在进行广角眼底拍照时须充分暴露，减少遮挡，这将有助于
提升图像成像质量及范围，提高视网膜周边部病变的检出率。根据 2019 年美国眼科年会发布的《玻璃体
后脱离、视网膜裂孔和格子样变性眼科临床指南》的建议，对于无症状的格子样变性、有裂孔和无裂孔的
患者均建议每年复诊。对于对侧眼有视网膜裂孔的患者，该侧眼如果有格子样变性、萎缩性裂孔或者无
症状的马蹄样裂孔，其随访间隔为 6～12 个月。

● 治疗建议

　　由于格子样变性区处的视网膜变薄，同时伴有此处的玻璃体液化，加之周边部的玻璃体与视网膜黏
附紧密，因此变性区中常发生裂孔。20%～30% 的孔源性视网膜脱离患者存在格子样变性。如果患者一

只眼睛已经发生了视网膜脱离，而对侧眼睛也发现了视网膜周边变性，其发生视网膜脱离的概率将大幅增加。因此，及早发现变性区并给予预防性处理对防止孔源性视网膜脱离的发生有着重要意义。虽然根据 2019 年美国眼科年会发布的《玻璃体后脱离、视网膜裂孔和格子样变性眼科临床指南》，目前尚无随机对照临床试验支持对格子样变性中无症状视网膜裂孔进行治疗，但是在临床实践中，我们需要意识到，当出现玻璃体牵引的迹象时，应当警惕随后出现裂孔及视网膜脱离的风险，此时我们应当给予患者预防性的激光治疗并定期随访观察。

（孙艺梦　文　峰）

第三节　外伤性黄斑裂孔

- 外伤性黄斑裂孔（图 7-3-1）是一种较少见的临床疾病，其发生主要与钝挫伤有关。
- 发病机制尚有争议。可能与外伤继发的突发性玻璃体脱离有关，或由震荡导致的瞬时视网膜撕裂引起，也可以由外伤后继发囊样黄斑变性所致。
- 激光损伤也可能导致黄斑裂孔的形成，当激光能量过强时，其热效应可以损伤视网膜色素上皮层而形成黄斑裂孔。
- 外伤性黄斑裂孔一般小于 1PD，常比特发性黄斑裂孔更大，可伴有其他外伤表现。
- 裂孔可自行闭合，也可通过手术成功闭合。根据黄斑中心凹损伤程度不同，视力预后差异较大。

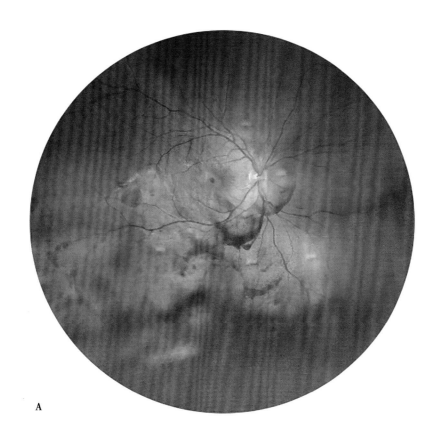

A

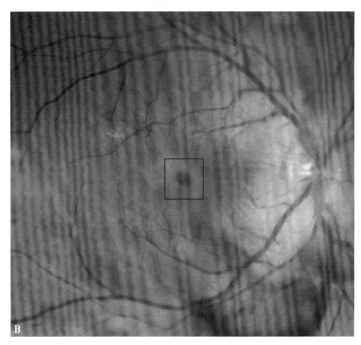
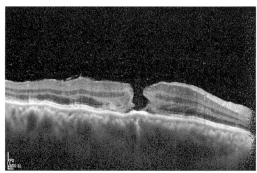
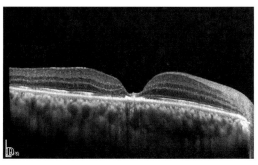

图 7-3-1 外伤性黄斑裂孔的广角眼底照相及 OCT 图像

患者,男,21 岁,右眼被拳头击伤后视力下降 3 小时;眼部检查:VOD 0.01,VOS 1.0;A. 广角眼底照相可见右眼黄斑裂孔伴玻璃体积血;B. 放大图可见黄斑裂孔直径约 1/4PD(红框示),裂孔周围黄斑区视网膜放射状皱褶;C. OCT 可见黄斑中心凹处全层裂孔;D. 经药物保守治疗,患者于 1 个半月后复查提示右眼黄斑裂孔已自行闭合,视力提升至 0.2。

图点评 1:外伤性黄斑裂孔须与假性黄斑裂孔及黄斑囊肿等鉴别。前者常由围绕黄斑中心凹的胶质性视网膜前膜收缩造成,边界清楚但多不整齐,若中心凹不受累,视力大多正常或稍有影响。后者指黄斑部视网膜内、外层均完整但伴有视网膜内积液,当 Müller 细胞变性液化、神经元变性等发生时可形成黄斑囊肿,后期可进展为黄斑裂孔。

图点评 2:由于外伤除了累及黄斑区,其他部位也可发生损伤或并发其他病损。因此,广角真彩眼底成像能够清晰呈现外伤性黄斑裂孔并与其他疾病进行鉴别,且有助于发现其他外伤性眼部表现,如周边部脉络膜破裂、视网膜裂孔及玻璃体积血等。

● 治疗建议

半数外伤性黄斑裂孔在 6 个月后会自发闭合,尤其是年轻患者。若 6 个月后裂孔仍未闭合,则须行玻璃体切除术(pars plana vitrectomy,PPV)联合内界膜剥离及气体填充术。PPV 治疗成功率为 45%~92.5%。然而,由于外伤性黄斑裂孔往往伴有视网膜损伤,如黄斑下出血和脉络膜破裂,术后视功能恢复常不理想。

(庄雪楠 张雄泽 文 峰)

第四节 孔源性视网膜脱离

● 孔源性视网膜脱离(rhegmatogenous retinal detachment,RRD)是由于视网膜发生了裂孔(breaks),玻璃体腔内的液体进入视网膜下腔所引起的视网膜分离。根据病因,可以分为原发性 RRD 和继发性 RRD。

- 发生 RRD 的三要素：玻璃体变性、视网膜受到牵拉和存在视网膜裂孔。主要的易感人群有高度近视眼、白内障手术后、老年人及眼外伤者。
- 广角眼底照相可清晰显示各种形态的裂孔以及裂孔周边明显的变性区（图 7-4-1）。OCT 可见视网膜神经上皮广泛高度隆起（图 7-4-2）。

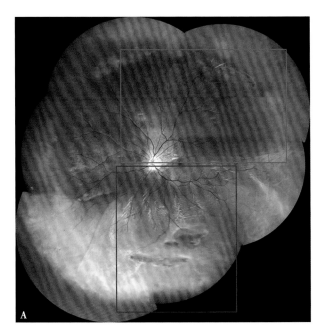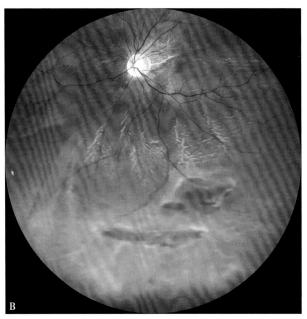

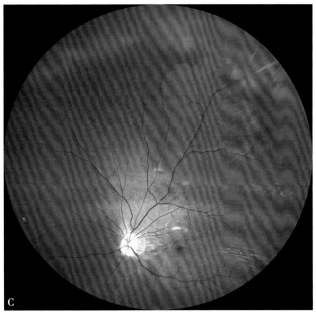

图 7-4-1　左眼孔源性视网膜脱离患者的广角眼底照相

患者，男，25 岁，左眼视力下降伴眼前黑影遮挡 7 天，VOS 0.05；A. 广角眼底照相可见下方中周部多个视网膜裂孔，透过裂孔隐约可见其下的 RPE 和脉络膜结构，裂孔周围呈大范围灰白色的波浪状视网膜隆起，未受累的视网膜呈豹纹状眼底表现；B. 图 A 红色方框放大图，清晰呈现下方多个视网膜裂孔；C. 图 A 蓝色方框放大图，可见上方及鼻侧中周部格子样变性区。

　　图点评 1：该患眼广角真彩眼底成像清晰显示视网膜裂孔主要集中在下方中周部，且较完整勾勒出视网膜脱离的范围，对于判断视网膜脱离的类型及确定手术方式有重要价值。

图点评2：随着广角眼底成像技术的进步，尤其是无创性眼底成像（如广角真彩眼底成像、广角OCT及OCTA成像）技术的革新，无论对于发现视网膜脱离前期危险病变，还是早期诊断视网膜脱离，或术后评估手术疗效，都具有重要的临床意义。

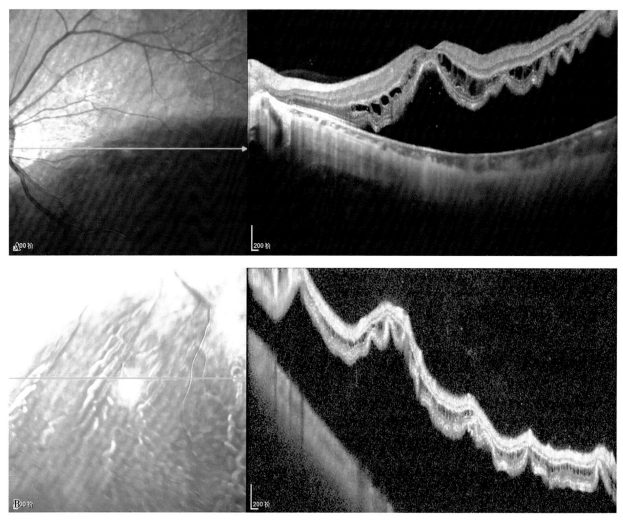

图7-4-2　左眼孔源性视网膜脱离患者的OCT图像

A. 黄斑区OCT图像可明显观察到视网膜神经上皮和色素上皮广泛分离；B. 脱离的视网膜神经上皮可见层间劈裂，周边视网膜神经上皮的高高隆起导致成像聚焦不良。

图点评1：该患眼OCT清晰显示视网膜神经上皮和RPE的广泛分离，但由于周边视网膜神经上皮的高高隆起，导致聚焦不良，成像质量较差，难以观察到导致视网膜脱离的裂孔，但可观察到视网膜的层间劈裂。

图点评2：OCT对于早期、轻度的孔源性视网膜脱离的诊断价值较高，可较早发现视网膜神经上皮和RPE的分离，但对于寻找视网膜裂孔的价值不如广角眼底照相。

● 治疗建议

RRD 的治疗原则是识别和关闭所有裂孔，以手术治疗为主。治疗的关键是查明和解决原发性视网膜脱离的病因。RRD 有多种手术方式，需要个性化制订不同的手术方式，应尽量同时满足三个条件：①一次手术实现视网膜复位；②避免或减少可能引起威胁术后视功能恢复的并发症；③首选局麻。

现较为常见的 RRD 治疗方式主要有：①巩膜扣带术，巩膜扣带术被认为是 RRD 的最佳手术治疗，巩膜扣带术的解剖复位率可高达 97.3%。②巩膜结扎术，巩膜环扎术常用于确保涉及多个孔或无明显裂孔的大面积视网膜脱离患眼的成功复位，如果裂孔位置合适，巩膜结扎术还可起到一定的预防作用。③巩膜外压迫，目的是以最小的手术创伤封闭裂孔，提高复位率并减少手术并发症。④巩膜冷凝术，具有操作简单、疗效确切等优点，是视网膜脱离时最常用的视网膜裂孔封闭的外路手术方式。冷凝是一种安全有效的密封方法，巩膜冷凝可导致细胞死亡和组织的无菌性坏死，从而可引起脉络膜和视网膜中的局部炎症反应，最终引起感光细胞层黏附到 RPE 上并形成密封视网膜裂孔的瘢痕组织。⑤巩膜电凝术，涉及向巩膜的关键区域施加高电热或透热疗法，从而导致炎症反应、瘢痕粘连和视网膜裂孔闭合。过度电凝更易产生广泛的巩膜坏死、巩膜扩张和葡萄肿，增加了再次手术的难度。目前巩膜冷凝术已取代电凝术并得到广泛应用。⑥视网膜激光光凝术，使用激光是治疗和预防视网膜脱离的重要方法，主要用于治疗周边视网膜变性和封闭视网膜裂孔，可预防变性区域的视网膜脱离，促进视网膜修复。激光光凝与冷凝具有相同的解剖学复位率，但视网膜损伤程度较低，并发症较少。⑦充气视网膜固定术，充气视网膜固定术是侵入性最小的 RRD 手术形式，可降低复发率并缩短恢复时间，但手术后患者必须保持在某些位置以确保视网膜固定。⑧视网膜下引流，视网膜下引流可以定位视网膜裂孔，从而为大的巩膜脊提供空间并防止高眼压。手术中的风险包括低眼压、爆发性脉络膜上腔出血、意外巩膜穿孔、医源性破裂和视网膜嵌顿等。⑨联合玻璃体视网膜手术，睫状体平坦部玻璃体切除术（PPV）是复杂视网膜脱离（如后极部视网膜裂孔、玻璃体积血和 PVR）的首选手术方法。该手术不仅去除了视网膜上的玻璃体牵引，还去除了任何不透明的间充质，从而优化了检查和治疗的条件。⑩药物治疗，药物主要用于视网膜脱离的辅助治疗，用于治疗的西药包括替奈普酶、乙酰唑胺和曲安奈德，中药主要有康王灵、利水方、望肤汤等。

（陈雪琳 文 峰）

第五节 视网膜震荡

● 视网膜震荡（commotio retinae，CR）也称 Berlin 水肿（Berlin's edema），是一种眼球受到顿挫伤而引起短暂性视网膜混浊为主要表现的眼底病变，多具有自限性。

● 常表现一过性视力下降，预后一般较好，但严重的视网膜震荡可导致黄斑板层或全层裂孔的发生。

● 视网膜震荡的病理机制包括机械性损伤和血流动力学改变。病情较轻时，因外力作用引起光感受器外节以及色素上皮层细胞的损伤导致视网膜混浊（图 7-5-1）。严重患者可并发视网膜血流动力学改变，包括视网膜动脉痉挛和血流减少，或黄斑无血管区扩大与血管密度下降。

● 视网膜震荡眼底表现为片状黄白色混浊灶，一般围绕在黄斑区周边。FFA 常无血管性渗漏。OCT 显示震荡区域椭圆体带增厚及反射增强，光感受器外节和色素上皮层亦呈现反射增强。

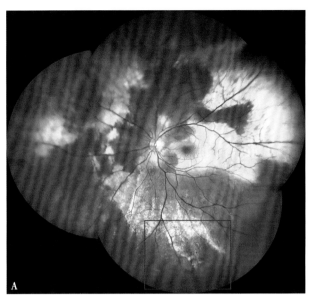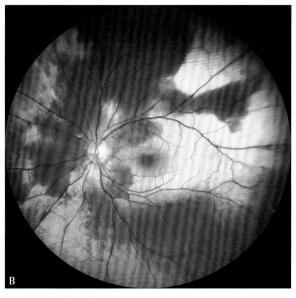

图 7-5-1 左眼视网膜震荡患者的广角眼底照相

患者,男,40 岁,左眼被铁丝戳伤 1 天,VOS 0.25,行左眼眼睑裂伤缝合术 + 结膜裂伤缝合术;A. 左眼广角眼底照相可见黄斑区及中周部各象限视网膜血管下多发散在斑片状融合黄白色混浊灶,中心凹反光欠清,视盘及余象限视网膜及视网膜血管未见明显异常,部分融合,颞下中周部可见少量出血灶(红色框示);B. 局部放大可见左眼视盘颞下、鼻下大片黄白色点状病灶。

图点评 1:广角真彩眼底成像清晰全面地显示了患眼眼底后极部及各象限中周部广泛分布着大片的黄白色视网膜混浊灶,而后极部及各象限中周部视网膜血管以及视盘未见明显异常。视网膜震荡患者眼底出现的黄白色混浊灶并非由视网膜细胞水肿引起,而是由于闭合性外伤导致视网膜的椭圆体带受损增厚,致使部分视网膜透明度下降。

图点评 2:视网膜震荡出现的黄白色混浊损害主要集中在黄斑区。这与黄斑区的解剖结构相关。黄斑区只有视锥细胞分布,且目前在动物实验上发现黄斑区的视锥细胞胞体比黄斑外的视锥细胞胞体长 2 倍,且黄斑区的视锥细胞不是垂直分布。这些黄斑区特有的解剖学结构可能是黄斑区的视网膜易罹受外伤冲击损伤的原因。此外,视网膜各层次中光感受器外节受外伤的影响最大。因此,视网膜震荡患眼的 OCT 表现是黄斑区更容易发生椭圆体带和外节的反射增强。该患眼的视网膜震荡损伤分布范围较广,于后极部及中周部均可见散在大片黄白色混浊灶,且黄斑区的病损更为明显,体现了视网膜震荡的疾病特点。

● 治疗建议

视网膜震荡一般具有自限性,大部分患者不需要特殊治疗,待视网膜混浊消退后,视力即可逐渐恢复。病变早期可用糖皮质激素、维生素 C、血管扩张剂、营养神经药物等促进视功能恢复。无活动性出血时,亦可采取高压氧治疗。如并发黄斑裂孔或玻璃体积血,可予玻璃体手术治疗。

(陈雪琳 文 峰)

第六节 脉络膜破裂

- 脉络膜破裂是外伤冲击力引起 RPE、Bruch 膜和脉络膜毛细血管层复合体破裂所致的病损。Bruch 膜的弹性低于视网膜，抗拉强度低于巩膜，使其最容易发生创伤性破裂。80% 的脉络膜破裂是间接损伤所致，通常与眼挫伤有关。

- 眼底表现为淡黄色的以视盘为圆心的曲线或新月形病变。这是由于眼球受到挫伤时，冲击力轴性传导至后极部，而视神经位置相对固定，致使后极部的冲击力以视盘为圆心的同心圆方式扩散。

- FFA 早期，脉络膜破裂呈弱荧光（充盈缺损），晚期荧光增强（脉络膜毛细血管染料渗漏）。脉络膜破裂急性期由于视网膜下出血遮挡，在 FFA 上常不易显示，可行 ICGA 或 OCT 等辅助判断。在 ICGA 上，脉络膜破裂通常全程呈弱荧光。OCT 即使在视网膜下出血存在的情况下，也能显示 RPE、Bruch 膜和脉络膜毛细血管层复合体的不连续。OCTA 有助于脉络膜破裂并发 CNV 的诊断（图 7-6-1）。

- 视力预后取决于是否累及黄斑和是否发生并发症。

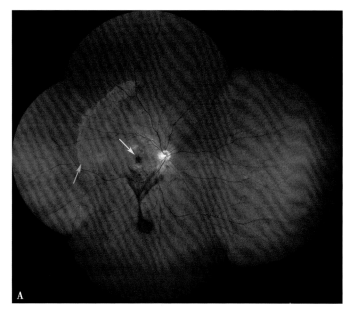

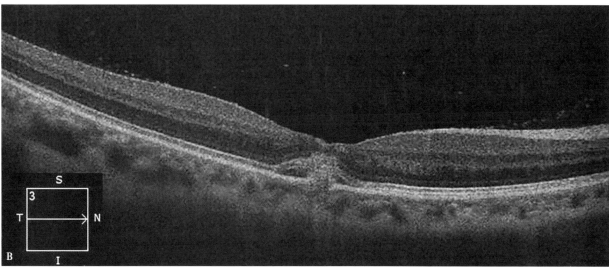

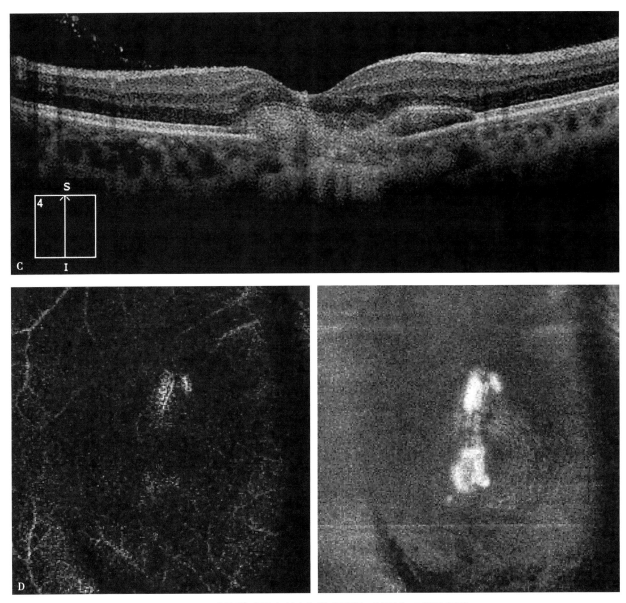

图 7-6-1 脉络膜破裂患者广角眼底照相、OCT 和 OCTA 图像

患者，女，37 岁，右眼被拳头击伤 1 周，VOD FC/50cm，VOS 1.0；A. 右眼广角眼底照相显示黄斑中心凹下半弧形黄白色病灶伴出血（黄箭示），为脉络膜破裂，伴颞侧中周部视网膜片状苍白水肿（绿箭示），为视网膜震荡，下方中周部可见玻璃体后界膜下出血；B. OCT 水平扫描，左眼黄斑中心凹下可见 Bruch 膜破裂口；C. OCT 纵向扫描，左眼黄斑区视网膜下出血呈高反射；D. OCTA 无血管层，未见 CNV 形成，可见视网膜下出血形成的投射伪影，在 en face OCT（右图）中更加明显。

图点评 1：视网膜震荡和脉络膜破裂均为眼球钝挫伤所致，两者眼底表现不同是由于累及层次不同。视网膜震荡为光感受器外节与 RPE 复合体之间的损伤（内层视网膜弹性比外层视网膜好），而脉络膜破裂为 RPE-Bruch 膜 - 脉络膜毛细血管复合体的损伤。两者常可合并发生，广角眼底成像可更完整地显示和评估病变范围。

图点评 2：如果脉络膜破裂累及中心凹，其并发 CNV 的风险就会增高，须密切随访观察，以便早期发现并发的 CNV，并及时给予抗 VEGF 治疗。

● 治疗建议

　　脉络膜破裂本身尚无特殊疗法。相关并发症如房角后退性青光眼、视网膜脱离和 CNV 需要治疗干预。CNV 为晚期并发症，大部分患者在 1 年内发生，发生率为 5%～12%。距离中心凹越近，其发生风险越高。玻璃体腔抗 VEGF 治疗可取得较好疗效。

（李妙玲）

第七节　先天性视盘血管襻

● 先天性视盘血管襻是位于视盘周围，由视网膜分支动脉或静脉发出的先天性血管异常（图 7-7-1）。

● 临床上单眼多见，多为动脉性血管襻，可并发视网膜分支动脉阻塞或玻璃体积血。

● 视盘静脉性血管襻多为后天由于视网膜血管性疾病（如 CRVO）形成。

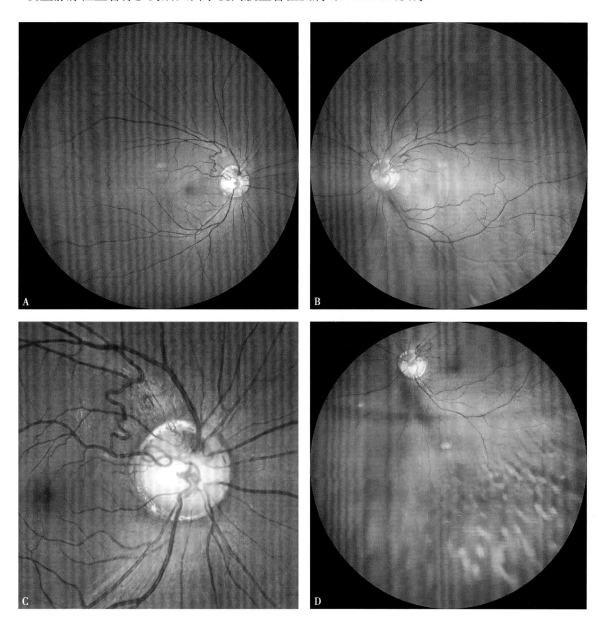

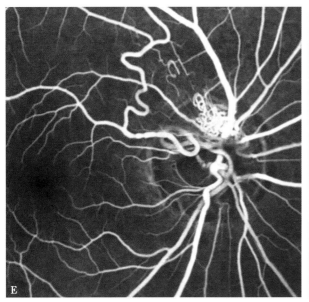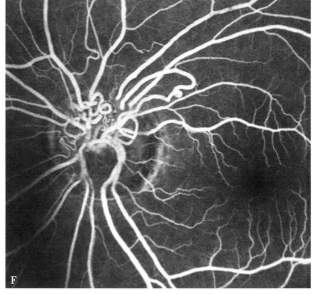

图 7-7-1 先天性视盘动脉血管襻患者双眼广角眼底照相及 FFA

患者，女，49 岁，左眼前黑影飘动 2 个月；A、B. 患者双眼视盘处均有动脉性血管扭曲；C. 右眼视盘处局部放大图可见上半视盘成团的扭曲血管，管径较细，视盘颞上方见管径较粗的迂曲视网膜小动脉；D. 该患者左眼血管襻与右眼类似，并伴有玻璃体血性混浊；E、F. 双眼 FFA 示视盘上半表面多发小动脉襻，无伴荧光素渗漏。

图点评 1：应注意将先天性视盘血管襻与其他视网膜血管性疾病所致的血管扭曲相鉴别。最常见需要鉴别的病变为视网膜静脉阻塞所致的视盘静脉侧支循环或动静脉吻合。视网膜静脉阻塞所致的侧支循环等往往伴有相应血管损害。广角眼底照相可全面细致地显示后极部及周边部视网膜血管是否有损害，为二者鉴别提供更多信息，同时也有助于发现先天性视盘血管襻患者是否存在并发症。

图点评 2：先天性视盘血管襻应注意与 CRVO 后期的视盘侧支血管相鉴别，前者的异常扭曲血管超过视盘边界，而后者的侧支扭曲血管一般在视盘内。此外，存在先天性视盘血管襻患者应尽量避免头部剧烈运动或撞击，以减少异常血管襻发生自发性视网膜出血或玻璃体积血。

● 治疗建议

未出现并发症时无需处理。常见的并发症包括玻璃体积血、视网膜前及视网膜下出血、视网膜分支动脉阻塞。剧烈运动时可能会导致玻璃体积血，一般出血程度轻，可自行吸收。玻璃体浓厚积血或反复积血者少见，视情况可行玻璃体切除术。并发视网膜分支动脉阻塞者按相应常规治疗。

（曾运考　张雄泽　文　峰）

第八节　视网膜有髓神经纤维

● 视网膜有髓神经纤维（retinal myelinated nerve fibers，RMNF）是一种发育异常性疾病。正常发育情况下，视神经髓鞘纤维在胚胎发育第 5 个月起由中枢神经开始向周围生长，并于第 8 个月终止于视盘筛板后端。若存在发育异常，神经纤维髓鞘的少突胶质细胞可越过筛板继续生长，达到视网膜甚至更周边的眼底，形成视网膜有髓神经纤维。

- 患病率 0.57%～1%，男性发生率较高，约为女性 2 倍，80% 患者为单眼发病。

- 患者通常无明显症状，且不进展或退化。由于光线无法正常透过视网膜有髓神经纤维分布区域来刺激视细胞，故该区为一盲区，如与视盘相连则为生理盲点扩大。

- 常伴有屈光不正，以近视为主，偶伴有弱视、斜视等异常表现。

- 眼底检查常见由视盘边缘向外扩张并沿着神经纤维分布的羽毛状不透明白斑（图 7-8-1），多位于视网膜上、下血管弓附近，浓厚处可遮蔽视网膜血管，有时可引起视网膜毛细血管扩张等血管异常改变。

- 较少累及黄斑中心凹，偶见远离视盘，发生于周边视网膜的有髓神经纤维，多呈扇形或三角形不规则分布。

- FFA 上视网膜有髓神经纤维呈遮蔽荧光，病灶较厚者可完全遮蔽其下视网膜血管。有髓神经纤维可压迫其内血管引起视网膜微血管病变，FFA 有时可表现为视网膜毛细血管轻度扩张渗漏（图 7-8-2）。

- OCTA 于有髓神经纤维内可见视网膜深层毛细血管丛密度下降，常伴视网膜浅层毛细血管扩张。

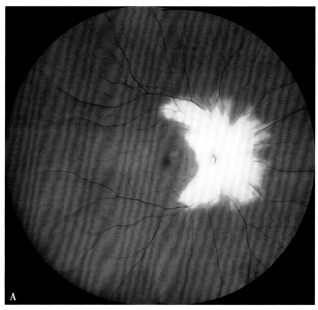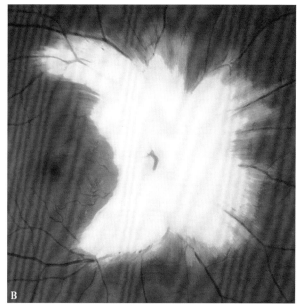

图 7-8-1　视网膜有髓神经纤维的广角眼底照相

患者，男，60 岁，体检提示眼底黄白色病灶，既往体健；眼部检查：VOD 0.8，VOS 1.0，双眼前节检查未见明显异常；A. 广角眼底照相可见右眼巨大视网膜有髓神经纤维；B. 放大图可见病灶边缘呈羽毛状，颞侧视网膜微小血管走行迂曲，伴有少量点状渗出。

图点评 1：广角真彩眼底成像显示该视网膜有髓神经纤维主要位于视盘周围，放大图像清晰显示羽毛状的边缘有走行清晰的神经纤维。

图点评 2：临床上少部分视网膜有髓神经纤维可发生于远离视盘的部位。当有髓神经纤维远离视盘时，利用广角真彩眼底成像高清广角的优势，有助于将周边部视网膜有髓神经纤维与棉绒斑、视网膜坏死、脉络膜视网膜炎、视网膜分支动脉阻塞、视网膜母细胞瘤等相鉴别。

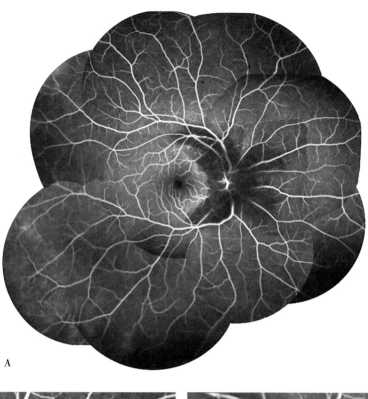

A

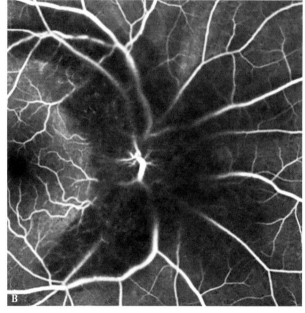

B

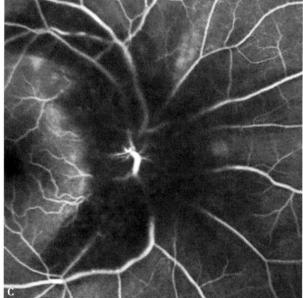

C

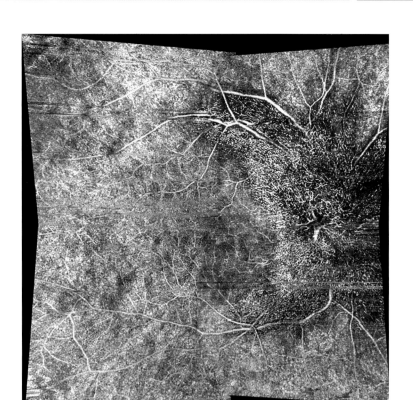

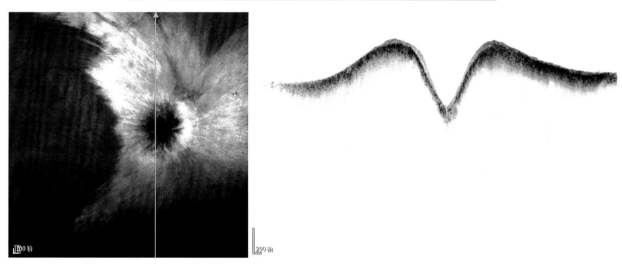

图7-8-2 视网膜有髓神经纤维患者的FFA、OCTA及OCT图像

A. 与图7-8-1同一患眼FFA静脉期像于视盘及其周围可见羽毛状遮蔽荧光,其颞侧微小血管走行稍迂曲伴有少量毛细血管轻扩张;B. 视盘及周围的FFA静脉期像;C. 视盘及周围的FFA晚期像可见扩张的毛细血管有轻微染料渗漏;D. OCTA可见视网膜有髓神经纤维处血管密度降低,伴浅层血管网扩张;E. OCTB扫描可见视网膜有髓神经纤维边界欠清,对应的视网膜神经纤维层增厚。

图点评1:FFA全程于视盘周围羽毛状病灶呈遮蔽荧光是视网膜有髓神经纤维的特征表现。该患者眼底照相可见病灶颞侧微小血管扩张并伴有少量点状渗出,FFA显示病灶颞侧视网膜微小血管轻度染料渗漏。因此,FFA是评估视网膜有髓神经纤维是否并发视网膜微血管变化的敏感检查手段。

图点评2:视网膜有髓神经纤维不仅可使神经纤维本身结构发生变化,增厚的神经纤维层也可对视网膜血管造成压迫,引起血管密度降低、毛细血管扩张等表现,OCTA能清楚地从微观层面展示视网膜结构及微血管改变。

● 治疗建议

对于不典型的视网膜有髓神经纤维,进行初步诊断时应与肿瘤浸润等疾病相鉴别,由于后者的眼底病灶往往会发生变化,而视网膜有髓神经纤维为先天静止性病变,因此定期随访观察有利于明确病灶性质。视网膜有髓神经纤维通常伴有生理盲点扩大,但一般不明显影响视力,且无明显进展,一般无须特殊治疗。若合并近视、弱视或斜视等表现,则须积极治疗并发症以优化视觉效果。若患者具有明显的视力缺陷,则应进行视野检查等以排除可能伴随的视神经疾病。当出现严重的视网膜血管并发症如明显视网膜微血管扩张渗漏或继发视网膜新生血管时,则可以采取抗 VEGF 治疗等对症手段。

(庄雪楠　张雄泽　文　峰)

第九节　头孢呋辛相关毒性视网膜病变

● 头孢呋辛相关毒性视网膜病变(toxic retinopathy associated with cefuroxime)是白内障术后第一天出现的以黄斑区水肿伴视网膜神经上皮大范围浆液性脱离为特征的眼底病变,2010 年 Buyukyildiz 首次报道相关病例。

● 在 2013 年欧洲白内障和屈光外科医师协会指南推荐白内障摘除手术术毕前房注射 10g/L 头孢呋辛 0.1mL 作为常规白内障摘除手术后预防眼内炎的标准流程后,陆续可见散在病例或相关系列病例报道。目前认为,白内障术后早期黄斑水肿伴视网膜神经上皮脱离与过量的头孢呋辛进入眼后段或患者个体耐受差异有关。

● 超广角眼底照相可显示眼底全貌,表现为黄斑区及其周围轻度灰白水肿。发病初期 OCT 检查是诊断头孢呋辛相关毒性视网膜病变的关键手段,表现为黄斑区外核层"劈裂"样的水肿,常伴后极部大范围浆液性视网膜神经上皮脱离。FFA 检查常无视网膜血管渗漏或 RPE 渗漏,这有助于与其他原因导致的视网膜水肿相鉴别(图 7-9-1)。

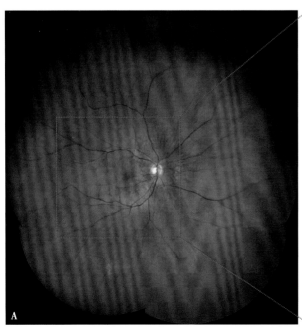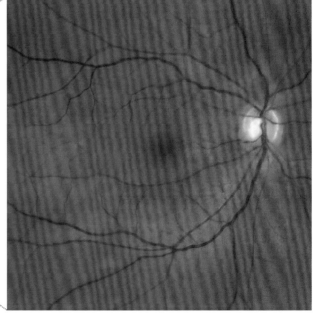

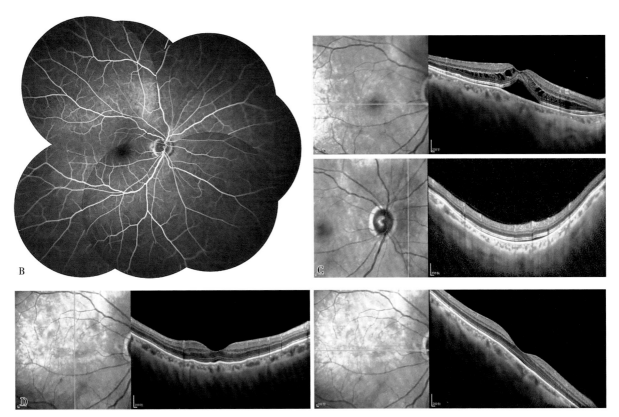

图 7-9-1 头孢呋辛相关毒性视网膜病变的多模式影像

患者,女,67 岁,右眼白内障术后视力差,术后第 3 天来诊,既往高血压病史 10 余年;眼部检查:VOD 0.05,矫正无提高,VOS 1.0;右眼裂隙灯检查见角膜轻水肿,IOL 透明、在位,左眼晶状体混浊,余无特殊;A. 右眼超广角眼底照相可见后极部视网膜轻灰白色水肿;B. FFA 提示造影全程未见明显视网膜血管渗漏或 RPE 渗漏;C. OCT 水平及垂直扫描显示右眼黄斑区视网膜外核层水肿、黄斑区及其周围视网膜神经上皮浆液性浅脱离;D. 术后 1 周 OCT 垂直扫描及水平扫描示黄斑水肿自行消退,视网膜下液完全吸收。

图点评 1:OCT 是诊断头孢呋辛相关毒性视网膜病变的重要手段,有 2 个显著特点,①黄斑区外核层"劈裂"样的水肿,其分布与 Henle 纤维走行一致;②大范围视网膜神经上皮浆液性脱离范围可至上、下血管弓之外。如本病例所示,该患者虽为起病第 3 天,除黄斑区异常体征外,OCT 依然可见视盘周围神经上皮层浆液性浅脱离。

图点评 2:FFA 全程无明显异常荧光,提示眼底视网膜内及视网膜下液的积聚并非由视网膜血管内屏障或 RPE 外屏障破坏所致。

- 发生机制:尚不清楚。目前推测头孢呋辛相关毒性视网膜病变的发生可能与 Müller 细胞或 RPE 一过性的功能障碍有关。生理情况下,玻璃体腔进入视网膜内的水与 Müller 细胞及 RPE 转运排出的水处于动态平衡之中,前房内注入的头孢呋辛进入玻璃体腔后往视网膜方向弥散,最先抵达内界膜,即 Müller 细胞的基底膜。而头孢呋辛分子量较大(424.39),在体内几乎以原形从尿液中排出,生理情况下不能自由进入视网膜内,故 RPE 受累可能性相对较小,结合影像学检查,笔者推测术后第一天视网膜内及视网膜下液的积聚与可能 Müller 细胞水转运功能异常关联更大。

- 鉴别诊断:头孢呋辛相关毒性视网膜病变于白内障术后第一天出现,有自限性,通常 1 周左右自行恢复。临床上须与人工晶状体眼黄斑囊样水肿(Irvine-Gass 综合征)相鉴别,后者常发生于白内障术后 2 周~2 个月,是由于眼内炎症、玻璃体牵引等多种因素破坏视网膜血管内屏障,液体外渗导致黄斑区液体积聚,虽部分患者具有自限性,但一般持续时间较长。二者OCT表现有显著差异,详见图7-9-2。

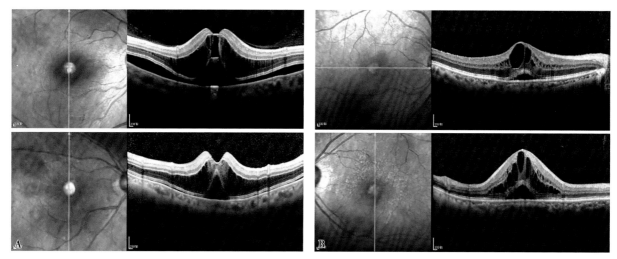

图7-9-2 头孢呋辛相关毒性视网膜病变和人工晶状体眼黄斑囊样水肿OCT改变

A.头孢呋辛相关毒性视网膜病变2例,均为白内障术后第一天OCT改变;B.人工晶状体眼黄斑囊样水肿2例,分别为白内障术后1个月和3个月OCT改变。

图点评1:头孢呋辛相关毒性视网膜病变OCT表现为黄斑区甚至后极部外核层"劈裂"样的水肿,其分布与Henle纤维走行一致,常伴广泛浆液性神经上皮脱离,部分患者脱离区可达视盘鼻侧、视网膜颞侧血管弓外区域。可能的危险人群包括术中后囊膜破裂者、悬韧带松弛者、PPV术后等,以上因素均有利于头孢呋辛更多进入眼后段,从而可能增加其发生率。

图点评2:人工晶状体眼黄斑囊样水肿患者黄斑区囊样改变,可伴中心凹神经上皮浆液性脱离,但脱离范围局限,因视网膜血管屏障破坏,FFA表现为视网膜微小血管渗漏,造影后期黄斑花瓣样染料积存,并常伴视盘轻水肿。

● 治疗建议

头孢呋辛相关毒性视网膜病变具有自限性,通常1周左右可自行恢复,对症治疗即可。前房内注射头孢呋辛作为预防用药,须注意其用量及浓度,临床上对于白内障术后第一天出现的黄斑区视网膜"劈裂"样水肿伴神经上皮层较大范围浆液性脱离的患者,须考虑头孢呋辛相关毒性视网膜病变的可能,尤其术中给予过量或过高浓度头孢呋辛的患者。

(米 兰)

第十节 鱼雷样黄斑病变

● 鱼雷样黄斑病变(torpedo maculopathy,TM)是一种先天性的视网膜色素上皮层的低色素改变,病变多位于黄斑中心凹颞侧,尖端指向黄斑中心凹,呈现特征性的鱼雷样外观,多单眼发病,较少影响中心视力。

● TM的发病机制尚不明确,目前多认为TM的RPE细胞发育异常可能与神经纤维层发育或脉络膜血管发育异常相关。

- 患者无明显临床症状，多于体检中偶然发现，部分患者可能出现对应区域的视野缺损，当合并视网膜神经上皮层脱离、脉络膜新生血管等其他病变时，可出现视力下降、视野缺失、视物变形等相应临床症状。
- 微视野检查可见到与 OCT 低反射条带对应的相对暗点。
- TM 在眼底的表现为指向黄斑中心凹的，视网膜血管下、黄斑中心凹颞侧的孤立扁平、边界清晰、颜色苍白的鱼雷样病变（图 7-10-1）。病灶表面的视网膜血管走行正常。自发荧光表现为弱自发荧光病灶伴强自发荧光边缘。
- 根据 TM 的 OCT 表现可分为三型：I 型，仅表现为轻微的视网膜外层结构紊乱不伴有视网膜下液；II 型，有视网膜下液（神经上皮层浅脱离）；III 型，伴有局灶性脉络膜凹陷。
- OCTA 检查可发现病变区域深层视网膜毛细血管结构紊乱，脉络膜大血管层扩张。当合并视网膜下间隙形成时脉络膜血管密度下降。
- FFA 呈鱼雷样透见荧光表现，其内可有斑点色素遮蔽荧光。当合并脉络膜新生血管及中心性浆液性脉络膜视网膜病变时可表现为相应的造影改变。ICGA 上病变区域呈弱荧光改变。

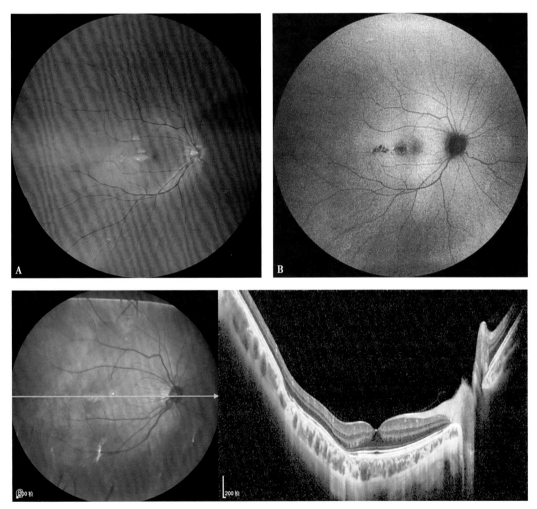

图 7-10-1 鱼雷样黄斑病变

患者，女，26 岁，体检发现右眼黄斑区病变来诊，既往体健，眼部检查：VOD 1.0，VOS 1.0，双眼前节检查未见明显异常；A. 右眼广角眼底照相可见黄斑中心凹颞侧孤立的、边界清晰的、脱色素鱼雷样病变，中心凹反光可见，豹纹状眼底；B. 右眼自发荧光可见黄斑中心凹颞侧鱼雷样病灶中心呈弱自发荧光，并伴强自发荧光边缘；C. 右眼 OCT 图像示黄斑中心凹颞侧鱼雷样病灶处椭圆体带消失、外层视网膜结构轻度紊乱，无伴视网膜内腔隙形成。

图点评1：从该广角图像可见到，患者左眼黄斑中心凹颞侧脱色素的孤立且边界清晰的鱼雷样病灶，其尖端指向黄斑中心凹，从颜色、位置及形态上可与先天性 RPE 肥大、弓形体视网膜脉络膜病变、创伤性损伤及 Gardner 综合征相关的 RPE 肥大相鉴别。

图点评2：自发荧光可见鱼雷样病灶呈弱自发荧光，可能与 RPE 色素缺乏有关，而边缘的强自发荧光则可能与代谢应激的交界处 RPE 细胞内脂褐质聚集相关。

● 治疗建议

鱼雷样黄斑病变一般不进展，随访观察为主。并发脉络膜新生血管患者，可行抗 VEGF 治疗，合并中心性浆液性脉络膜视网膜病变时可进行对症治疗。

（杨蓤郡　张雄泽　文　峰）

参 考 文 献

1. DUKER J S，KAISER P K，BINDER S，et al. The international vitreomacular traction study group classification of vitreomacular adhesion，traction，and macular hole. Ophthalmology，2013，120（12）：2611-2619.

2. SIGLER E J，RANDOLPH J C，CALZADA J I. Incidence，morphology，and classification of epimacular membrane rip. Retina，2013，33（6）：1158-1165.

3. ULFIK-DEMBSKA K，TEPER S，DEMBSKI M，et al. Peripheral retinal degenerations and idiopathic epiretinal membrane：analysis with ultra-wide-field scanning laser ophthalmoscopy. J Clin Med，2021，10（17）：3876.

4. LIU L，WANG F，XU D，et al. The application of wide-field laser ophthalmoscopy in fundus examination before myopic refractive surgery. BMC Ophthalmol，2017，17（1）：250.

5. FLAXEL C J，ADELMAN R A，BAILEY S T，et al. Idiopathic epiretinal membrane and vitreomacular traction preferred practice pattern®. Ophthalmology，2020，127（2）：P145-P183.

6. WILKINSON C P. Interventions for asymptomatic retinal breaks and lattice degeneration for preventing retinal detachment. Cochrane Database Syst Rev，2014，2014（9）：CD003170.

7. ZUDAIRE E，GAMBARDELLA L，KURCZ C，et al. A Computational tool for quantitative analysis of vascular networks. PLoS ONE，2011，6（11）：e27385.

8. LEWIS H. Peripheral retinal degenerations and the risk of retinal detachment. Am J Ophthalmol，2003，136（1）：155-160.

9. ZHOU Q，FENG H，LV H，et al. Vitrectomy vs. Spontaneous closure for traumatic macular hole：A systematic review and meta-analysis. Frontiers in Medicine，2021，8：735968.

10. GUENTHER S R，SCHUMANN R G，ZAYTSEVA Y，et al. Cell composition at the vitreomacular interface in traumatic macular holes. Graefe's Archive for Clinical and Experimental Ophthalmology，2022，260（3）：873-884.

11. PICHI F，CIARDELLA A P，TORRAZZA C，et al. A spectral-domain optical coherence tomography description of ND：YAG laser hyaloidotomy in premacular subhyaloid hemorrhage. Retina，2012，32（4）：861-862.

12. CHEN H，CHEN W，ZHENG K，et al. Prediction of spontaneous closure of traumatic macular hole with spectral domain optical coherence tomography. Scientific Reports，2015，5：12343.

13. YAMASHITA T，UEMARA A，UCHINO E，et al. Spontaneous closure of traumatic macular hole. American Journal of Ophthalmology，2002，133（2）：230-235.

14. HOOGEWOUD F，CHRONOPOULOS A，VARGA Z，et al. Traumatic retinal detachment—the difficulty and importance of correct diagnosis. Surv Ophthalmol，2016，61（2）：156-163.

15. 刘文，文峰，易长贤，临床眼底病　内科卷. 北京：人民卫生出版社，2015.

16. BANDA H K，SHAH A，SHAH G K. Application of wide-field infrared reflectance imaging in retinoschisis，retinal detachments，and schisis detachments. Int J Retina Vitreous，2019，5（Suppl 1）：42.

17. NAGPAL M，MEHROTRA N，SHARMA A，et al. Non-inferiority of fundus photos using wide-field imaging to charting drawings in rhegmatogenous retinal detachment. Indian J Ophthalmol，2022，70（6）：2197-2198.

18. FOGLIATO G，BORRELLI E，IULIANO L，et al. Comparison between ultra-widefield pseudocolor imaging and indirect ophthalmoscopy in the detection of peripheral retinal lesions. Ophthalmic Surg Lasers Imaging Retina，2019，50（9）：544-549.

19. MANSOUR A M，GREEN W R，HOGGE C. Histopathology of commotio retinae. Retina，1992，12（1）：24-28.

20. SIPPERLEY J O，QUIGLEY H A，GASS D M. Traumatic retinopathy in primates. The explanation of commotio retinae. Arch Ophthalmol，1978，96（12）：2267-2273.

21. XIA H，KE X，CHEN L J，et al. Reduced photoreceptor outer segment layer thickness in mild commotio retinae without ellipsoid zone disruption. Graefe's Archive for Clinical and Experimental Ophthalmology，2020，258（7）：1437-1442.

22. KOHNO T，MIKI T，HAYASHI K. Choroidopathy after blunt trauma to the eye：A fluorescein and indocyanine green angiographic study. Am J Ophthalmol，1998，126（2）：248-260.

23. MENDES S，CAMPOS A，CAMPOS J，et al. Cutting edge of traumatic maculopathy with spectral—domain optical coherence tomography—a review. Med Hypothesis Discov Innov Ophthalmol，2015，4（2）：56-63.

24. HASHIMOTO R，HIROTA A，MAENO T. Choroidal blood flow impairment demonstrated using laser speckle flowgraphy in a case of commotio retinae. Am J Ophthalmol Case Rep，2016，4：30-34.

25. MUKAI R，MATSUMOTO H，AKIYAMA H. Choroidal alterations during the clinical course of commotio retinae. Graefes Arch Clin Exp Ophthalmol，2022，260（1）：65-71.

26. LESHNO A，ALHALEL A，FOGEL-LEVIN M，et al. Pediatric retinal damage due to soccer-ball-related injury：Results from the last decade. Eur J Ophthalmol，2021，31（1）：240-244.

27. NG C C，CARRERA W，PENG M Y，et al. Ocular injuries associated with elastic exercise bands. Retin Cases Brief Rep，2022，16（6）：786-792.

28. LUPIDI M，MUZI A，CASTELLUCCI G，et al. The choroidal rupture：Current concepts and insights. Surv Ophthalmol，2021，66（5）：761-770.

29. AMENT C S，ZACKS D N，LANE A M，et al. Predictors of visual outcome and choroidal neovascular membrane formation after traumatic choroidal rupture. Arch Ophthalmol，2006，124（7）：957-966.

30. VENKATESH R，BAVAHARAN B，YADAV N K. Predictors for choroidal neovascular membrane formation and visual outcome following blunt ocular trauma. Ther Adv Ophthalmol，2019，11：2515841419852011.

31. MANSOUR，A M，KOZAK I，SAATCI A O，et al. Prepapillary vascular loop—a new classification. Eye（London），2021，35（2）：425-432.

32. ISH S，SHARMA D，PATHAK A，VERMA R，et al. Prepapillary vascular loop—A rare cause of vitreous hemorrhage. Indian Journal of Ophthalmology，2020，68（11）：2497-2499.

33. KODAMA T，HAYASAKA S，SETOGAWA T. Myelinated retinal nerve fibers：Prevalence，location and effect on visual acuity. Ophthalmologica，1990，200（2）：77-83.

34. BORRELLI E, BANDELLO F, QUERQUES G. Retinal telangiectasias associated with myelinated nerve fibers. JAMA Ophthalmol, 2020, 138 (8): e194829.

35. CARAMOY A, FAUSER S, KIRCHHOF B, et al. Retinal vascular abnormalities associated with myelinated nerve fibers. Retina, 2011, 31 (6): 1234-1235.

36. RAMKUMAR H L, VERMA R, FERREYRA H A, et al. Myelinated retinal nerve fiber layer (RNFL): A comprehensive review. Int Ophthalmol Clin, 2018, 58 (4): 147-156.

37. ANDREEV A N, SVETOZARSKIY S N. Serous retinal detachment after phacoemulsification with intracameral cefuroxime (a case-control report). Vestn Oftalmol, 2018, 134 (3): 73-77.

38. BUYUKYILDIZ H Z, GULKILIK G, KUMCUOGLU Y Z. Early serous macular detachment after phacoemulsification surgery. J Cataract Refract Surg, 2010, 36 (11): 1999-2002.

39. CHANG R Q, DU Y, PENG Z, et al. Acute uveal effusion during phacoemulsification with preoperative central serous chorioretinopathy: A case report. BMC Ophthalmol, 2017, 17 (1): 137.

40. KONTOS A, MITRY D, ALTHAUSER S, et al. Acute serous macular detachment and cystoid macular edema after uncomplicated phacoemulsification using standard dose subconjunctival cefuroxime. Cutan Ocul Toxicol, 2014, 33 (3): 233-234.

41. LONGO A, REIBALDI M, UVA M G, et al. Acute serous macular detachment and edema after uncomplicated phacoemulsification: A case series. Can J Ophthalmol, 2015, 50 (6): 476-479.

42. SPACKMAN W, RAMAN W. Acute exudative serous macular detachment with intraretinal oedema following uncomplicated phacoemulsification cataract surgery. BMJ Case Rep, 2022, 15 (5): e247772.

43. WONG E N, FRASER-BELL S, HUNYOR A P, et al. Novel optical coherence tomography classification of torpedo maculopathy. Clin Exp Ophthalmology, 2015, 43 (4): 342-348.

44. HUGO J, BEYLERIAN M, DENION E, et al. Multimodal imaging of torpedo maculopathy including adaptive optics. Eur J Ophthalmology, 2020, 30 (2): NP27-NP31.

45. SOMAN M, ARUN S, GEHLOT A, et al. Indocyanine green angiography and multimodal imaging in a case of torpedo maculopathy. Indian J Ophthalmology, 2020, 68 (7): 1448-1449.

46. WILLIAMS P J, SALEK S, PRINZI R A, et al. Distribution patterns of torpedo maculopathy: Further evidence of a congenital retinal nerve fiber layer-driven etiology. Saudi J Ophthalmology, 2019, 33 (3): 260-267.